« Partage du savoir » est une collection qui tend à rendre compte des réalités complexes, des préoccupations humaines et contemporaines. Elle a vocation à dépasser le seul cadre disciplinaire de la recherche universitaire. Il s'agit ici de rétablir les passerelles entre la science et le citoyen.

EDGAR MORIN

COLLECTION « PARTAGE DU SAVOIR »

Parrainée par Edgar Morin

Parce que l'Université n'a pas seulement vocation à transmettre et créer des savoirs, mais également à les faire partager au plus grand nombre, nous avons décidé, en 1997, de créer le prix Le Monde de la recherche universitaire, soutenus par la Fondation de France, la Fondation Charles Léopold Mayer, l'Office universitaire de France et le ministère de la Recherche.

Notre ambition commune est triple : décloisonner les lieux de production du savoir et encourager la recherche universitaire en lui offrant un autre canal de valorisation, une audience élargie au grand public ; créer une dynamique d'échange entre le monde éditorial et les universités et impulser un débat d'idées permanent autour des savoirs ; encourager, enfin, les chercheurs à aborder des problématiques de recherche visant à réduire les clivages entre l'espace de production des connaissances et les besoins des hommes.

Le prix est ouvert aux titulaires d'un doctorat ayant soutenu, au sein d'une université française ou étrangère, une thèse rédigée en français et non publiée. Les travaux font l'objet d'une sélection effectuée par un comité de lecture rassemblant une centaine de personnalités des communautés scientifique et culturelle. Un jury final attribue la possibilité à cinq jeunes docteurs d'être publiés aux Presses Universitaires de France dans cette collection que nous avons souhaitée grand public, « Partage du savoir ».

En lançant cette collection, nous avons voulu signifier très fortement combien les chercheurs sont impliqués dans l'élaboration de la société de demain. Ils inventent au jour le jour, parfois dans la solitude, de nouveaux savoirs dont les prolongements pourront être essentiels pour l'humanité. Cette collection, destinée à faire découvrir à un large public les nouveaux territoires de la pensée contemporaine, est donc, avant tout, un hommage rendu à leur travail.

JEAN-MARIE COLOMBANI
Directeur du Monde

Infirmières, le savoir de la nuit

COLLECTION
« PARTAGE DU SAVOIR »

CATHERINE BACHELARD-JOBARD
L'eugénisme, la science et le droit

ELISE GRUNSPAN-JASMIN
Lampião, vies et morts d'un bandit brésilien

ANNE PERRAUT-SOLIVERES
Infirmières, le savoir de la nuit

ALEXIS ROY
Les experts face au risque :
le cas des plantes transgéniques

MAHNAZ SHIRALI
La jeunesse iranienne :
une génération en crise

ANNE PERRAUT SOLIVERES

Infirmières, le savoir de la nuit

PRÉFACE
ISABELLE STENGERS

Presses Universitaires de France

ISBN 2 13 052252 1

Dépôt légal — 1re édition : 2001, novembre
2e édition : 2002, janvier

6, avenue Reille, 75014 Paris

Préface

Lisant le texte d'Anne Perraut Soliveres, je me prenais à rêver à un avenir, improbable mais possible, où ce serait l'une des vocations les plus essentielles de l'Université que de proposer à des praticiens l'aventure que l'Université de Paris 8 – Saint-Denis a permis à son auteur de mener à bien.

Anne Perraut Soliveres est infirmière, et ce livre devrait en apprendre plus sur ce que cela signifie « être infirmière » que mille et une études répondant aux normes de la scientificité. Et en faire penser bien d'autres. Je pense aux enseignants, évidemment, mais aussi aux médecins ou aux avocats, à tous ceux qui, comme les infirmières, sont exposés aux dangers d'un métier très particulier : tous ont, d'une manière ou d'une autre, à jouer un rôle important dans la vie de personnes qui ne sont pas des « clients », des « consommateurs », ou des « commanditaires », parce que, le plus souvent, ils ne sont pas là par choix ; et tous ont à affronter le divorce entre un idéal qui n'est pas mensonger – leur rôle est vraiment très important –, et des conditions d'exercice qui peuvent les acculer au désespoir, au cynisme, ou à ce qu'on appelle gentiment la « démotivation ». Et ils y sont acculés un par un, chacun pour soi. Rien dans leur formation, qui leur parle d'idéal et de rationalité comme si leur métier allait les faire converger « normalement », ne leur a donné les mots et les appétits qui leur permettraient de construire ensemble les moyens de penser et de chercher, c'est-à-dire de résister.

Pour trouver ces mots, nourrir cet appétit, Anne Perraut Soliveres a dû apprendre à résister à un autre type d'idéal, celui auquel les sciences humaines identifient trop souvent le sérieux scientifique. Elle n'a pas voulu en passer par une « rupture épistémologique » d'avec ce que l'on appelle le « sens commun », et qui aurait, dans ce cas, été le savoir des infirmières tel que « la nuit » lui permet de balbutier, de résonner à lui-même, de faire lien et de cultiver ce qui est la véritable condition de ce lien : l'estime de soi, sans laquelle il n'y a pas d'estime des autres. La nuit prend beaucoup de sens différents dans le texte d'Anne Perraut Soliveres, mais celui là est le principal : les longues heures où l'organisation hiérarchique se fait floue, où le « personnel de garde » a la possibilité et la respon-

sabilité de penser et agir hors mots d'ordre, et où il faut parler, plaisanter, s'écouter et écouter les autres lorsque la léthargie menace, lorsque tout le corps réclame le sommeil. Anne Perraut Soliveres sait ce qu'est un travail d'équipe qui n'a de véritable compte à rendre qu'aux malades traversant, avec ceux qui veillent, les tourments de la nuit. Elle a compris que la « rupture » demandée la renverrait vers la clarté du jour, vers le suivi des consignes. Voire vers le type de rationalité qu'elle a prise en horreur : celui de la découpe des besoins des malades, et des « tâches ciblées » qui leur correspondent, une découpe qui, sous prétexte d'expliciter, de résister à la confusion du sens commun, exige du personnel soignant qu'il collabore à la construction d'une version de son métier qui n'est pas seulement mensongère mais assure sa vulnérabilité à toutes les « rationalisations » aveugles à leurs effets.

On ne trouvera donc pas, dans cet ouvrage, de soumission à la méthodologie qui impose à un chercheur d'énoncer les hypothèses puis de les vérifier « objectivement ». Au nom de la science à construire, le « terrain » n'est pas sommé de se laisser découper selon des hypothèses testables, permettant statistiques et corrélations. Le terrain se fait pensée, et la pensée se fait voix anonyme, mais l'anonymat ne désigne pas ici l'idéal d'une séparation nette entre la personne et les « faits ». Ce sont les voix, les rires, les hontes, les révoltes, les résignations, les silences, surtout les silences, de ceux et celles avec qui vit et travaille Anne Perraut Soliveres, de ceux et celles avec qui elle s'est entretenue et qui l'ont accompagnée, qui ont trouvé un « porte-parole ».

Bien sûr, chacun pourra s'interroger sur la fidélité de ce porte-parole. Là où les sciences ont affaire à des « faits » effectivement capables de les mettre en risque, à savoir dans les disciplines authentiquement expérimentales, cette question de fidélité est le pain quotidien des interrogations : ce collègue a-t-il vraiment réussi à ce que ses « faits » l'autorisent à cette conclusion ? A-t-il réussi à monter le dispositif qui en fasse des témoins fiables sur ce point ? Mais ces questions ne s'identifient pas à la nécessité d'une rupture, elles sont parties prenantes d'une dynamique de création. Les sciences humaines, lorsqu'elles identifient scientificité et respect d'une méthodologie assurant la rupture avec ce qu'elles appellent le sens commun, résolvent la question de la fidélité de manière drastique : la fidélité du porte-parole ne pose pas problème puisqu'aucune parole n'est portée, puisque toutes sont coupées, renvoyées précisément à ce sens commun dont il s'agit de se détacher.

Anne Perraut Soliveres, qui a beaucoup lu, à la recherche de ce qui pourrait la soutenir dans les risques qu'elle prenait « hors méthodologie », a découvert chez Gilbert Simondon le concept de transduction. Simondon entendait montrer que ce que s'attribue un individu doit toujours être compris comme issu d'un processus d'individuation, où se constituent inséparablement l'individu et l'environnement avec lequel il est en rapport. Et le travail qu'elle présente ici est en effet une individuation : nul ne peut plus savoir non pas « qui parle » – la personne est présente, au fil des pages nous la découvrons –, mais ce qui la fait parler, ce qui l'oblige à penser, les cris, silences, rires, révoltes, impuissances, hontes multiples qu'elle porte désormais en elle, et qui la portent.

*Certes, on pourra objecter qu'une telle transduction n'apporte pas les garanties que l'on associe à un résultat scientifique. C'est pourquoi Anne Perraut Soliveres a tout à fait raison de se présenter comme « praticienne-chercheuse », et de revendiquer un rôle d'« éclaireur ». Sa production d'elle-même, les transformations sourdes, difficilement identifiables mais importantes qu'a suscitées son travail là où elle l'a produit, et les transformations qu'il pourra susciter ailleurs, annoncent et éclairent les devenirs indissociablement politiques, sociaux, culturels et organisationnels qui conditionnent de telles garanties. Il n'y a pas de court-circuit méthodologique qui permette à un chercheur de prétendre rapporter un savoir pertinent et fiable sans que ce savoir ait été mis en risque par ce qu'il concernait. Et une telle mise en risque impose que ce qui est concerné ait les moyens de faire la différence entre les propositions qui le concernent. Lorsqu'il s'agit d'expérimentation, il appartient au dispositif expérimental de faire exister des « faits » capables de faire cette différence. Lorsqu'il s'agit de sciences humaines, cette capacité ne peut provenir que des processus d'individuation, comme dirait Gilbert Simondon, ou des processus d'*empowerment, *comme disent les activistes politiques, processus qui rendent l'individu praticien capable de prendre position au nom de sa pratique et non de sa subjectivité personnelle.*

Viendra peut-être un jour le temps des chercheurs-praticiens, mais ce temps ne viendra que lorsque les pratiques qui, d'une manière ou d'une autre, ont pour défi de faire converger sur un mode non mensonger l'idéal dont elles sont porteuses et l'organisation d'un métier, reconnaîtront, et se verront reconnaître, que cette convergence ne préexiste nulle part, c'est-à-dire que, sur un mode plus ou moins déployé, chacun(e) y est appelé(e) à jouer un rôle d'éclaireur. Lorsqu'il est question de sciences, chaque société a les savoirs « qu'elle mérite », fiables lorsque la fiabilité est une nécessité, aveugles lorsque ce qui est effectivement demandé à ceux et celles qui en font l'objet est la soumission.

Isabelle STENGERS
Université Libre de Bruxelles

Introduction

C'est à partir de la nuit, dans sa matérialité comme dans sa symbolique, que ce livre a vu le jour. Il se voudrait l'écho de paroles d'infirmières qui trouvent rarement porte de sortie et qui restent de ce fait inaudibles et de surcroît impensées. Cet inestimable contenu de la réalité soignante est refoulé dans la nuit d'une institution de soin dont le moins que l'on puisse dire est qu'elle est mal en point, pour ne pas utiliser le vocable « malade » que je préfère réserver à ce qui engendre directement et individuellement de la souffrance.

« Les malades » sont, par conséquent, les destinataires de cette recherche mais n'en sont pas le sujet, bien qu'en permanence évoqués dans les propos des infirmières. Cette mise en perspective est intentionnelle, non que la maladie échappe à mes préoccupations, mais parce que je considère comme préalable à toute évocation de la qualité des soins la question de l'équilibre des personnes soignantes, paramètre toujours esquivé dans les réformes, comme s'il allait de soi. Il me paraît ainsi totalement illusoire d'espérer envisager la notion de qualité des soins, largement pervertie par des réformateurs technocrates, sans considérer les conditions d'exercice des infirmières (ce qui inclut la sélection et les conditions de formation), d'exiger d'elles une attention grandissante à l'autre quand elles sont elles-mêmes de moins en moins écoutées.

Ces questions, auxquelles je vous convie à ajouter les vôtres, voudraient contribuer à la prise de conscience par l'ensemble des citoyens concernés, c'est-à-dire nous tous, de l'urgence à instaurer un débat concernant la santé qui ose mettre en perspective la totalité des paramètres. Je veux parler ici de la place faite à la faiblesse dans la société, qu'elle soit engendrée par les conditions de vie délétères, le vieillissement ou la maladie, de l'éthique des soins, de la philosophie de la médecine ainsi que de l'incidence de la misère sociale sur le coût global de la « santé ».

Il n'est en effet pas question ici de proposer un manuel de « bonnes pratiques » comme les infirmières ont l'habitude d'en consommer, mais de convier chacun, soignant, soigné, ou quiconque aurait à un moment ou à un autre de sa vie à assumer l'une ou l'autre fonction, à partager un angle de réflexion à partir de ma propre expérience d'infirmière, de cadre infirmière de nuit, mais aussi de malade.

Enracinées dans la pratique des soins, la réflexion puis la pensée nécessitent divers cadres pour se produire, s'épanouir et se confronter afin de se développer. Mais, plus encore, elles exigent un ancrage permanent dans la réalité pour ne pas quitter inexorablement une quotidienneté qui ne cesse de produire des éléments qui nous obligent à nuancer, qui nous éduquent à la complexité. Une des justifications au silence mortifère de l'infirmière tient en effet à sa posture particulière, œuvrant entre malade, médecin, organisation des soins et idéal professionnel. L'institution de ce silence s'effectue au travers de la problématique d'une société qui refuse d'envisager la faiblesse, la maladie, la mort et qui les met de côté, les enferme, les tait.

Son interlocuteur malade (ou potentiellement, ce qui étend largement le public) ne tient pas particulièrement à être mis en face de sa propre responsabilité dans la qualité de la relation thérapeutique, ni d'avoir à considérer l'ensemble des problèmes de société dans lesquels évolue (voire aujourd'hui régresse) le système de soins. Son statut de souffrant lui permet d'évacuer momentanément tout ce qui n'est pas strictement lié à sa problématique propre et la dissymétrie de posture avec l'infirmière et le médecin le protège de la culpabilité.

Son interlocuteur médecin exerce subtilement son pouvoir entre un paternalisme bienveillant (au mieux...) et une méfiance instinctive (et souvent justifiée) pour toute tentative de prise de distance, et donc de pouvoir, de ce corps subalterne et incontournable. Sa surdité à la problématique des infirmières se nourrit de sa propre amnésie d'une composante émotionnelle éradiquée à force de QCM et autres protocoles et techniques hautement indigestes. La méthode scientifique tient lieu de ligne de conduite, se substituant aux valeurs remisées dans une intimité que rarement le médecin donne à voir.

La construction d'une relation thérapeutique où chacun, soigné et soignant, pourrait espérer trouver son compte passe par l'abandon des fantasmes des uns sur les autres au profit d'une reconnaissance mutuelle, d'une observation critique d'un système qui y gagnerait en efficacité. La langue de bois qui est la langue la plus souvent parlée à l'hôpital pourrait alors laisser la parole à l'expression de l'émotion, à la tendresse, à une véritable écoute, à la capacité de rire et de faire rire qui sont des vertus soignantes trop souvent négligées dans l'exercice d'une profession aussi délicate. Il faudrait pour cela abandonner un certain nombre de schémas de la toute-puissance médicale, de la vision d'un monde aseptisé où, à condition de respecter quelques bonnes pratiques de vie, l'on pourrait vivre en « bonne santé », voire repousser indéfiniment la mort. Il faudrait également renoncer à une vision dichotomique, où l'un aurait tous les droits parce qu'il est malade et à condition qu'il accepte cette toute-puissance, quand l'autre aurait surtout des devoirs ce qui lui permet de garder le pouvoir, qui alimente à l'évidence certaines rancœurs de part et d'autre.

Un plus juste partage des responsabilités entre soigné et soignant dans la qualité du service à rendre ne semble pas à l'horizon de nos réformes, ce qui donne à craindre que l'évolution du malentendu aille à l'encontre des buts annoncés.

Il ne s'agit évidemment pas de justifier les insuffisances des soignants ou du système sous le seul prétexte que la barre est trop haute. Il est au contraire question de reconnaître et d'analyser leurs limites, afin de mieux ajuster les conditions qui permettent une expression des demandes et des réponses au plus près des ressentis des uns et des autres. Il devient extrêmement urgent de poser la question des possibles afin de comprendre les dysfonctionnements en sortant de la logique évaluative prescriptive et morale en vigueur actuellement. Il s'agit « tout simplement » de considérer le soignant avec autant d'humanité et de tolérance que l'on souhaite le voir en apporter à ceux qui dépendent momentanément de ses soins. Je pourrais écrire cela à tous les temps et à toutes les pages tant il m'apparaît que nous nous trouvons là devant le plus évident manquement compromettant l'amélioration, voulue par tous, soignants et soignés, de la qualité des soins.

Pourtant, si je n'ai jamais trouvé quiconque qui dénie cette évidence, la situation n'a encore jamais été prise en compte dans les faits. Il semblerait même que la considération des infirmières par l'ensemble des décideurs soit en perte de vitesse malgré ou à cause des efforts que fait ce corps professionnel pour sortir de sa position subalterne. Le pouvoir infirmier (dans l'encadrement par exemple) est soigneusement contrôlé par les médecins d'une part, mais aussi par l'administration qui tient les rênes de plus en plus courtes. L'autocontrôle de ce corps d'encadrement est encore le plus efficace, passant par l'illusion du « management » et une distance de plus en plus grande avec les soignants « au lit du malade ».

C'est ainsi l'ensemble du dispositif qui verrouille la situation, se retranchant derrière des réalités économiques et technocratiques qui coupent court à toute discussion de fond. Mais pour être entendu... il faudrait commencer à parler, et pour parler de ce qui nous affecte il est essentiel de bénéficier d'une véritable écoute, qu'une certaine confiance se développe... La boucle est bouclée et le restera tant que les soignants n'oseront pas bousculer ce sacro-saint silence.

C'est là que la nuit à l'hôpital permet que se lève un coin du voile, que malgré la modestie de la place qu'on lui accorde dans notre univers rationnel, elle vient éclairer une problématique diurne aveuglée par une fuite en avant qui coupe court à toute possibilité de regard en arrière qui serait assimilé à une régression. Le monde des soins la nuit à l'hôpital vient ainsi en contre-jour questionner les présupposés d'une institution qui n'a plus le temps de se penser et qui se réduit à justifier son fonctionnement, tautologie s'il en est, qui fait perdre de vue le sens premier de l'organisation.

Ma première préoccupation d'infirmière avait été de comprendre de quoi était faite l'antinomie historique jour/nuit à l'hôpital. Cette exploration s'est déroulée pratiquement sur sept années mais prend en réalité son sens dans la totalité d'un parcours nocturne personnel et professionnel de trente ans. La question, à l'issue de cette longue période de recherche, s'est évidemment transformée. Il ne s'agit désormais plus tant de considérer les conflits jour/nuit à l'hôpital sous leur aspect visible de lutte fratricide, mais de les envisager en chacun de nous, soignants ou non, bagarre étrange et résistante de la subjectivité avec l'objectivité, de la rationalité avec le mythe, de la nuit avec le jour.

Plusieurs acceptions de la nuit se frôlent, se mêlent, se confondent parfois sans que je puisse toujours les distinguer. De la réalité au symbolisme, de la métaphore à la physique, le voyage au cœur de la nébuleuse emprunte des chemins qui nous ignorent et que par conséquent nous ne savons pas toujours repérer. C'est pourtant ce que je vais essayer de faire, chaque fois que possible, en esquissant une phénoménologie de la nuit des infirmières.

Le propos s'est révélé, à mesure de l'enfoncement dans la nuit, déborder largement de la problématique du soin. Il se trouve, beaucoup plus généralement, être une métaphore de la posture éthique d'une attention à l'autre en situation d'infériorité passagère. Ce qui se passe dans la relation de soin pourrait être une caricature, par ses dimensions, de toutes les situations humaines mettant en présence deux individus, l'un dépendant de l'autre.

Il sera ainsi peu parlé de la compétence technique, organisationnelle ou intellectuelle qui va de soi dans le paysage infirmier. Non seulement ces aspects font suffisamment recette mais surtout ils masquent, depuis l'aube de la professionnalisation, cette expression de la souffrance si difficile à émettre et plus encore à entendre. Leur moins fréquente expression dans l'exercice professionnel nocturne ne les rend pas moins incontournables pour autant, au contraire, l'exercice solitaire rend essentielle une compétence globale que seule l'expérience peut produire. C'est ainsi que l'épanouissement professionnel d'une infirmière de nuit passe par sa capacité à surmonter sa frustration d'une reconnaissance par ses pairs et par les médecins, par l'acceptation d'une certaine impuissance.

« La nuit » recouvre également la face cachée du métier, sa face nocturne, celle qui, bien qu'elle persiste depuis la nuit des temps, a perdu une partie de son sens faute d'être reconnue et défendue comme valeur en soi par ses membres. Il s'agit de la prépondérance des affects, de ce besoin de donner un sens à sa vie, de se sentir utile qui reste la motivation la plus souvent évoquée par les étudiants pour peu qu'on veuille bien entendre ce qu'ils disent. Tenter de montrer cet aspect, qui constitue l'essentiel du contenu de la pratique de l'infirmière de nuit, soulevait d'emblée la difficulté à faire entendre un point de vue caractérisé par le négatif symboliquement associé à la subjectivité et *a fortiori* à la nuit. C'est dans le silence de toute la profession que se dessinent les contours de cette nuit qui n'est pas seulement institutionnelle mais recouvre l'ensemble des affects mobilisés par l'art de soigner.

La maladie est un autre aspect de la nuit de l'individu, révélation de cette impuissance de la raison à tout maîtriser, forteresse imprenable par une médecine qui se consacre à la traque incessante des virus, bacilles, et autres malignes cellules qui jouent à cache-cache avec elle sans pour autant réussir à la comprendre. Il ne s'agit pas ici de minimiser les progrès considérables que cette médecine a produits et dont les bénéfices sont indéniables, mais de questionner son incapacité à entendre d'autres logiques que la sienne, à comprendre l'inscription de la maladie dans la vie de la personne, à accepter de laisser s'exprimer la symbolique qui l'accompagne. La surdité de la médecine est ainsi profondément impliquée dans le malaise des infirmières par le silence qu'elle impose à l'humain au profit du fonctionnement de ses organes.

Le lecteur pourra également accéder à un aspect qui échappe en général à l'auteur : la manifestation de sa propre nuit par ses choix, ses oublis, ses lapsus et autres angles morts.

Chapitre 1

La nuit du savoir

I - Les lueurs de la nuit

« La nuit obscure ne vient ni avant ni après le jour. Elle n'attend pas les jours qui succèdent aux nuits parce que les nuits succèdent aux jours. Elle attend, attentive à soi, présente au présent obscur qui demeure imminent dans le noir. Elle est un présent en attente. Elle ne relève pas de la pensée du temps. »[1]

Je connus d'abord la nuit. La nuit fut avant, le jour n'est venu qu'après, trop tard. Avant d'ouvrir ses yeux sur une lumière trop vive, le nouveau-né a déjà neuf mois d'expérience d'une nuit chaude et continue, d'une nuit qui protège, d'une nuit qui construit. Mon premier rapport conscient avec la nuit se situe du côté du mystère, du silence, de la paix enfin trouvée. C'est la nuit de mon enfance où ma mère aimait à rester seule, tranquille, après nous avoir couchés pour effectuer tous les gestes que j'imaginais secrets, les papiers, les comptes, les projets peut-être.

C'est la nuit également où je pouvais enfin lire en cachette sous les draps jusqu'à ce que la lampe électrique s'éteigne, les piles usées, ou que le sommeil tant repoussé m'emporte dans son amnésie. J'espérais toujours l'insomnie, j'aimais par-dessus tout ces moments d'intimité avec moi-même, de possibilité de rêve éveillé, de construction autre de la réalité sans le risque d'être violée par un regard trop inquisiteur. Deuxième enfant d'une nombreuse famille, la nuit était alors le seul lieu de repli dans une totale liberté intérieure. Adolescente, je fréquentai pourtant l'insomnie angoissante. Mes nuits commençaient toujours de la même façon, par la lecture dans laquelle je « m'abîmais » jusqu'à l'hébétude pour me retrouver seule dans un monde qui devenait alors inhospitalier. J'étais à ce moment-là « au pair » dans un château où je passais la plus grande partie de mon temps seule. L'insécurité m'envahissait dès la nuit tombée instillant dans mon esprit torturé la peur panique de l'endormissement

1. Marc Le Bot, « La nuit d'encre », in *La nuit*, *Corps écrit*, 14, Paris, PUF, 1985, p. 18.

définitif. Je me mis à repousser le sommeil comme on tente de repousser la mort. Cette épopée nocturne dura quelques mois alors que je préparais le concours d'entrée à l'école d'infirmières de l'Assistance publique.

Durant mes études d'infirmière, j'ai vécu à l'internat de l'hospice Debrousse, à Paris, dont les bâtiments, disséminés dans un fort joli parc, étaient empruntés et par conséquent identiques à ceux où « vivaient » les vieillards. L'extinction des lumières était fixée à 22 heures. Il n'est pas un seul jour où je n'ai été rappelée à l'ordre dans cette structure composée de boxes et où la moindre lueur était repérée par une surveillante à l'haleine œnolique. Nous ne disposions d'aucun local de veille et le coucher était obligatoire. Je passai de longues heures à méditer, à regarder par la fenêtre qui donnait sur les vespasiennes de la rue Vitruve dont je n'ignorais rien de l'activité nocturne. Je faisais le guet, je veillais sur Paris dont l'étrangeté était insaisissable à mon expérience campagnarde de la nuit, j'attendais. J'achevai d'ailleurs cette vie d'internat sur un drame. Vers quatre heures du matin, la veille des épreuves orales du diplôme d'État, alors que je tentais d'apprendre quelques bribes de droit administratif... une longue plainte déchira la nuit. Sortant du bâtiment avec une de mes camarades, terrorisées, nous vîmes un vieil homme qui se lamentait au milieu de la pelouse devant un bassin. Sa vieille femme s'y était noyée.

La nuit du soleil est toute en douceurs, faite de rondeurs aux contours esquissés. Tout devient autre, ombre dense ou légère du crépuscule, lueur diffuse ou blafarde de l'aurore annonçant le jour et ses rites, ses clinquances, ses normes. La dissolution de la densité nocturne se fait sans qu'on y pense, se diluant doucement dans l'imprécision temporelle d'un matin jamais pareil, d'installation tantôt brève ou lente selon la proximité du soleil.

La nuit me fascine autant qu'elle m'effraie tandis que je la domine ou la subis. Mais l'idée dominante de la nuit reste l'inconnu, l'aventure possible, la fréquentation des limites plutôt que leur dépassement, la peur toujours présente. C'est, à l'hôpital, le rapport à soi avec la complicité des autres qui se transforme petit à petit en dialogue à la limite de l'inconscience. Parler au bord du sommeil, accepter la perte de contrôle, c'est aborder l'autre et soi dans un registre au-delà des frontières surmoïques, dans une certaine intimité devenue possible, comme si la fatigue mettait les défenses en sommeil.

Vivre la nuit, c'est apprendre à respirer autrement, à ouvrir davantage son diaphragme, à suspendre son souffle dès qu'un bruit insolite se fait entendre. L'oppression du noir, la solitude, les réminiscences de peurs archaïques nous incitent d'abord à la fuir, à la mettre à distance, mais la tentation est trop forte de s'y frotter pour ceux qu'elle a séduits.

Quand on n'y voit goutte, quand la nuit est noire, d'encre, quand on associe en Thanatos mort et nuit, on oublie un peu vite qu'elle porte aussi conseil. Travailler la nuit oblige ainsi à reconsidérer l'ensemble de nos références sans pour autant jamais réussir à les retourner complètement. C'est dans cette impossible perspective que se fait le travail de la nuit, que s'opèrent à notre insu des transformations qui ne nous laisseront pas indemnes.

On ne peut pas dire de la nuit qu'elle est marge. Elle est envers du décor, négatif du positif, ombre de la lumière. Elle est le caché, l'inconnu, le tu, le mystère. La nuit ne se laisse pas facilement pénétrer, elle nécessite une accommodation de nos outils préprogrammés : nos yeux, nos sens, notre rationalité même. Les contours perdent avec elle leurs certitudes, leurs marques assurées. Le flou vient perturber notre connaissance de l'objet, il modifie, transforme et oblige à revoir nos principes, nos codes, nos systèmes. La nuit dans son insaisissable nous apprend l'humilité.

Le jour souverain méprise et par conséquent méconnaît la nuit, la considère comme absence, comme latence, comme temps suspendu. Pourtant la nuit est là, imperturbable, inéluctable, sensuelle et têtue... vivante. Le jour, en refusant à la nuit la légitimité qu'il s'arroge, la condamne à la résistance. Pourtant point d'éradication possible car la nuit est en tout et tout est en elle. Elle appartient à tous, elle est en nous cette part incompressible de rêve, d'étrangeté, d'échappement aux modèles. Elle est le fantôme de la liberté.

Du crépuscule à l'aube, la nuit règne en souveraine. L'aube naît de ce que la nuit cède sur sa noirceur, elle est une concession de la nuit au jour comme le crépuscule en est la reprise intransigeante. L'ombre est une petite métaphore de la nuit qui s'installe dans le jour comme chez elle. La nuit peut surgir de n'importe où comme pour signifier qu'elle seule « un jour » sera définitive.

Nos nuits ne se ressemblent pas parce qu'elles échappent à notre volonté de classification, notre besoin de maîtrise. Elles offrent par conséquent un accès privilégié à l'essence même de l'être.

La nuit, enfin, reste libre parce que, tout occupés à modéliser les systèmes et les comportements sociaux, « on » a mésestimé son importance. Ne dit-on pas que la nuit tous les chats sont gris ? Voilà bien là une illusion du jour, il n'est pas besoin d'être chat pour savoir combien cela est erroné.

Dans chaque événement de la vie, la part de la nuit est occultée et cependant souvent prépondérante dans les décisions et orientations professionnelles structurelles, institutionnelles ou politiques. Il est ici question de repérer, pour la montrer, son influence dans l'univers professionnel des infirmières ainsi que ses bénéfices pour une qualité des soins qui n'en finit pas de chercher à se définir.

UN CHERCHEUR DE/DANS LA NUIT

De mon implication est née cette recherche. La nuit la révèle, la symbolise et la guide en silence. C'est la nuit, tantôt analyseur, tantôt objet d'étude, qui éclaire le sujet, qui donne à le voir. Cependant, l'implication n'est pas la nuit, c'est sa non-reconnaissance qui est à l'origine de l'aveuglement qui génère une grande part de l'obscurité dans le savoir.

La nuit est analyseur de l'institution par les ombres qu'elle jette sur les lumières trop vives, par le doute qu'elle personnifie face au désir de certitude, par l'imprécision aussi bien temporelle que physique qu'elle produit. Selon René Lourau : « On donnera le nom d'analyseur à ce qui permet de révéler la structure de l'institution, de la provoquer, de la forcer à parler... Il n'est guère plausible, dans l'état actuel des méthodes d'enquête sociologique, que le problème du pouvoir, le problème de l'argent, et le problème de l'idéologie qui vient se mêler de façon quasi inextricable aux deux premiers problèmes, soient élucidés sans qu'interviennent dans la situation analytique ce "malin génie" (semeur de doute radical), ce "mauvais esprit", ce "souffre-douleur", ou ce "bouc émissaire", cette "brebis galeuse" ou ce "trouble-fête", ce "rigolo de la bande" ou ce spécialiste de la "mise en boîte", ce maniaque de "l'esprit de contradiction" et autres figures de l'analyseur. »[1]

Cette définition reflète assez finement le ressenti de l'infirmière de nuit dans ses rapports souvent conflictuels avec le jour. C'est ainsi que la nuit, en tant que contradiction, est d'autant plus incontournable qu'elle se manifeste à chaque instant, qu'il s'agisse de la résistance de ses « habitants » à la forme imposée par le jour ou de l'irritation qu'elle provoque par sa fantaisie.

C'est au travers d'événements du quotidien de l'hôpital que je traque la nuit qui s'y cache en relatant quelques faits significatifs et néanmoins banals qui la révèlent. C'est à partir des paroles des infirmières, que je questionne les hypothèses qui s'en dégagent. C'est dans mon expérience de soignante que je trouve le chemin d'une interrogation des savoirs en sciences humaines, c'est dans la rencontre d'autres acteurs sociaux, notamment enseignants, que se révèle la nécessité d'inventer des méthodes de recherche qui restent au plus près des pratiques.

En toutes circonstances, en chacun de nous, la nuit est là, en filigrane, tue mais pas toujours ignorée. Ce non-dit ne peut être assimilé ni à l'inconscient ni au déterminisme de la rationalité. C'est l'occultation de cette part de la nuit en nous qui produit, de déplacements de sens en déplacements de sens, l'embrouillamini qui retient tant d'acteurs du « social » sur le seuil d'une

1. René Lourau, *L'analyse institutionnelle*, Paris, Éditions de Minuit, 1970, p. 283.

démarche de connaissance. En effet, l'impasse faite sur une partie de l'information concernant les mécanismes qui président à nos décisions fausse notre jugement, nous confrontant à d'incompréhensibles mystères.

Qu'est-ce qui motive ces déplacements, cette volonté de travestir la réalité de nos sentiments : la peur de dire ? le désir d'un certain ordre ? le goût ou le fantasme du pouvoir ? la peur que cette subjectivité incontournable malmène l'objectivité que nous sommes convenus de désirer ?

Peut-on dire alors qu'il s'agit d'une adhésion « par défaut » à un consensus social de plus en plus abscons plutôt que d'un rejet sociétal de la subjectivité ? C'est cela, entre autres, que j'interroge au travers de cette exploration. C'est cet univers non signifié que je nomme métaphoriquement : la nuit. L'accompagnant, voire le précédant, une autre nuit (l'absence du soleil) le révèle en le matérialisant par sa réalité observable selon des critères étiquetés.

C'est dans ma quête d'une philosophie « utilisable » que je serai soumise aux pires avatars d'émotions contradictoires, oscillant entre la fascination pour une pensée pure, dégagée des miasmes du quotidien, jardin quasi privé des philosophes, et ma réalité tellement prégnante soumise à bien d'autres lois que celles, philosophico-existentielles, de mon rapport au monde. Jacques Ardoino résume en une phrase ce qui me semble être mon principal grief de praticien envers la cité savante : « On peut alors à bon escient suspecter le philosophe de préférer la méditation sur l'autre à la confrontation vécue avec cet autre. »[1]

La première difficulté consiste à trouver un mode de penser qui puisse englober la diversité des situations qui s'offre au praticien-chercheur : une pensée qui se puisse partager, qui aborde la réflexivité de la pratique, qui reste attachée à la poésie des situations mais aussi qui s'autorise à planer du côté de la création.

C'est dans cette instabilité, entre désir de rester moi-même, confrontée à ces autres qui constituent mon univers professionnel, et nécessité de m'en éloigner pour mieux nous y voir, que je me propose d'entraîner le lecteur et que, surtout, je sollicite son concours afin que ce parcours devienne communication, interpellation, interaction. Il s'agit de dépasser mon histoire sans pour autant l'occulter dans cette démonstration de construction d'un savoir. Ma méfiance d'une approche universitaire traditionnelle tient évidemment à mon parcours scolaire et professionnel, à ce qu'il m'a appris de l'exclusion dans ses subtilités, par les modèles, mais surtout à ce que la nuit m'a donné à voir de non académique.

1. Jacques Ardoino, « D'un sujet l'autre ! », décembre 1994, Université Paris VIII.

Supports de progression, d'intelligibilité, il est beaucoup plus difficile que je l'avais imaginé de mettre en évidence les inconnues de la nuit. Donner à voir ses subtilités, ses particularités, suppose en effet une attention très particulière du chercheur et une écoute qu'il n'est pas évident de susciter chez un lecteur non entraîné. La question de l'accessibilité à un discours « nocturne » pose non seulement la question de la forme mais aussi de l'intention de l'écriture. Elle pose également le problème crucial du déni des acteurs qui ont eux-mêmes contribué à forger les caches que cette approche leur propose de retirer...

Cela pose surtout la question de pour qui et pourquoi on se lance dans une recherche et à qui on veut donner à voir... ce qu'il en advient.

ESQUISSE D'UNE PROBLÉMATIQUE

Je me suis construite à partir de l'empêchement, donc dans la résistance, dans la rébellion. C'est pour résister à l'oppression que je me suis définie comme militante dans mon activité professionnelle. Ce militantisme se retrouve au centre de ma conception de la recherche dans le sens où il a structuré ma personnalité à partir d'une certaine attention au monde. Il est le garde-fou d'une fidélité à mon groupe d'appartenance par rapport au pouvoir et se révèle dans la même attitude défensive dans le cadre de ma profession ou dans mon parcours universitaire. Être militante pour moi signifie ne jamais rien laisser dire ni laisser faire dans le champ de mes compétences sans me positionner, sans défendre mes valeurs, sans faire valoir mes convictions. Ceci se révèle particulièrement dans le cadre du travail où l'injustice est quotidienne.

Le statut de chercheur que je vise n'est ainsi pas seulement la reconnaissance d'un droit à la parole pour le praticien. Je propose à la « cité savante » la mise en actes d'une appréhension différente de la recherche. Cette proposition s'ancre dans ma propre expérience, se dessine à partir de mon implication dans le monde dans lequel je vis, travaille et pense. Il s'agit en particulier de donner à voir de la profession infirmière ce qui me paraît trop souvent échapper aux observateurs extérieurs.

Il est possible que cette insistance à braquer mes projecteurs sur l'invisible présent puisse faire penser à une dénégation de ma part des ombres nouvelles qui découlent de cet éclairage particulier. Je parle ici de la rationalité ou de l'objectivité, par exemple, que l'éclairage de l'irrationnel et de la subjectivité à l'œuvre peut plonger momentanément dans l'ombre. Si tel est le cas, on considérera qu'il s'agit des aléas et conséquences involontaires d'une insistance à travailler sur ce qui m'a personnellement manqué dans de trop nombreuses démonstrations en sciences humaines. On pourra y voir également les avatars de la passion excitante de la découverte et des « non-choix » qui découlent de chacun de nos choix...

Cet exposé d'une démarche a ainsi de multiples intentions, dont celle, didactique, d'encourager les praticiens (et en particulier les infirmières) à s'engager dans cette voie exploratoire, dont les prémisses donnent à espérer non seulement un enrichissement de la recherche en sciences humaines, mais surtout le chemin d'une évolution de la profession qui cesserait peut-être alors d'échapper à ses acteurs. Il s'agit de la construction d'un nouvel espace de pensée s'appuyant sur la pratique en ce qu'elle est un « art de faire ». Ainsi que le suggère Michel de Certeau, « plus que de traiter un sujet aussi fuyant et fondamental, il s'agit de le rendre traitable, c'est-à-dire de fournir, à partir de sondages et d'hypothèses, quelques chemins possibles pour des analyses encore à faire. Le but serait atteint si les pratiques ou "manières de faire" quotidiennes cessaient de figurer comme *le fond nocturne de l'activité sociale* et si un ensemble de questions théoriques, de méthodes, de catégories et de vues, en traversant cette nuit, permettait de l'articuler »[1]. Ma proposition viserait plutôt, réhabilitant le fond nocturne, à le relier aux différentes analyses qui contribuent à la connaissance d'un monde, en l'occurrence professionnel, sans pour autant le catégoriser.

L'être humain n'est pas qu'instinct, intuition ou sensations. Ce sont ces affects qui vont lui indiquer le chemin qu'il va prendre, sans toujours le savoir ni vouloir le reconnaître. La rationalisation est un second temps dans le fait de comprendre, elle nous sert surtout à polir les aspérités des sensations brutes afin de les communiquer au plus grand nombre, quitte à en appauvrir voire en modifier parfois sensiblement le contenu. C'est son usage impérialiste qui est à l'œuvre dans cet impensé de la subjectivité par les sciences dites dures, et qui éloigne la plupart des praticiens d'une démarche de recherche. Si, comme l'affirme Isabelle Stengers, « Le prestige d'une science est incontestablement lié au nombre de boîtes qu'elle a réussi à refermer, c'est-à-dire aussi à la solidité de la tradition qui unit ses membres, au nombre de "faits" qu'ils acceptent, non pas avec l'indifférence d'un linguiste acceptant par exemple que la Terre tourne, mais qu'ils acceptent activement en tant que canalisant leurs recherches, contraignant leurs raisonnements, donnant sens et enjeux à leurs hypothèses, déterminant les risques et donc aussi l'intérêt de ce qu'ils proposent »[2], comment nommer une approche de la connaissance qui voudrait précisément laisser ouvertes certaines « boîtes noires » ? Oserais-je ne pas

1. Michel de Certeau, *L'invention du quotidien*, tome 1, *Arts de faire* (1980), Paris, Gallimard, « Essais », 1990, p. XXXV. (C'est moi qui souligne.)

2. Isabelle Stengers, *La volonté de faire science. A propos de la psychanalyse*, Paris, Les empêcheurs de penser en rond, janvier 1996, p. 27.

viser par ma recherche cette reconnaissance d'une scientificité dont les codes me semblent détourner lesdites sciences humaines d'un des objectifs qui caractérise cependant, dans la nuit de leurs intentions, nombre de ses membres : comprendre l'humain pour s'aider soi-même à vivre avec les autres ?

Mon expérience de la nuit dans les soins aux malades ainsi que dans les rapports conflictuels avec les équipes de jour, comme avec le pouvoir administratif, est le chemin par lequel j'ai accédé à cette dialectique rationalité/irrationalité, jour/nuit, jusqu'à en envisager le retournement analogique et stratégique, subjectivité/objectivité.

Cette thèse ne prétend ainsi pas à l'exhaustivité. Son objectif est de travailler à révéler une partie de la réalité en général « oubliée » par les chercheurs, sans avoir la prétention (ni les moyens) de donner une idée de la totalité. Elle veut également explorer et partager l'expérience d'un mode de compréhension nocturne qui fréquente les idées, se laisse agir et travailler par elles, les suivant dans leurs méandres, en acceptant les assouplissements mutuels, dialoguant avec elles plutôt que les cernant ou les pliant à son intention. Ainsi que le disait Jacques Schlanger dans un entretien avec *Le Monde*[1], « les idées nous sont aussi importantes pour vivre que l'oxygène, mais les philosophes et en particulier les métaphysiciens ne sont ni les propriétaires exclusifs de la pensée et de la vérité ni les maîtres de la conscience universelle ». Contrairement à la démarche philosophique qui, à partir et autour « d'un grain de sable, d'un fragment de la réalité (ou une fiction qu'ils croient réelle, ce qui revient au même), bâtit un monde d'idées capable d'intégrer cette donnée tout en expliquant la totalité du monde ou le maximum d'aspects du monde », c'est l'épreuve de la réalité concrète, accompagnée de mes représentations dans leur insaisissabilité, qui est première dans ma propre démarche, les idées venant se glisser dans les interstices de pratiques que l'éthique nous commande d'interroger.

Il ne s'agit pas non plus de remplacer un paradigme par un autre (le jour par la nuit) mais de proposer l'idée de leur cohabitation pacifique puisque incontournable, de se laisser travailler par leur dialogisme. Il est question par là même de tenter une rupture épistémologique avec une conception guerrière de la recherche qui doit gagner son paradigme, son territoire de pertinence, quitte pour cela à en écraser d'autres.

Chercher à construire un espace entre pôles réputés antagonistes (pratique et théorie), outre l'aspect inévitablement militant que cela impose, amène le praticien-chercheur à faire le deuil d'une connaissance approfondie de chacun des champs paradigmatiques traversés et, par la même occasion, de la tentation

1. Un entretien avec Jacques Schlanger, professeur de philosophie à l'université hébraïque de Jérusalem : « La vie des idées nous est aussi importante que l'oxygène », *Le Monde*, 29 décembre 1996.

de se prévaloir d'une quelconque expertise. La « superficialité », résultant de cette multiréférentialité surgissant en permanence dans sa vie quotidienne, sera le pendant à assumer face à une cité savante qui ne manquera pas de la souligner. Un des objectifs de ce travail est de proposer de remplacer une exploration systématique de ces champs par l'intensification d'une attention à la réalité que je nommerai « hypersubjectivité ». Cette hypersubjectivité se caractérise par une reconnaissance de la subjectivité à l'œuvre dans toute réalisation humaine et par la tentative de sa mise en actes dans la recherche.

Il reste alors à trouver les arguments en faveur d'une posture qui se veut différente, qui oblige le praticien-chercheur à mettre une grande part du temps et de l'énergie qu'il consacre à l'effort de recherche, au service de cette attention très particulière à son univers professionnel problématisé. Il lui incombe également, cherchant de nouvelles traces d'intelligibilité, de regarder les éléments avec les lunettes d'une curiosité bienveillante, privilégiant la réalité dans toutes ses contradictions face à la cohérence, exposant, avec toute la rigueur dont il est capable, les critères retenus. A la suite de Bernard Delfendahl, critiquant le réductionnisme de Claude Lévi-Strauss, je laisse de côté l'aspect structural des situations de la vie professionnelle pour tenter de saisir le sens que peuvent y donner les humains dont je partage les intérêts. Prenant l'eau comme exemple, B. Delfendahl écrit : « Construire et saisir un modèle atomique de la molécule d'eau et pouvoir intervenir chimiquement ou électroniquement pour la modifier ne change en rien, n'augmente en rien ce qui nous importe le plus au niveau où nous connaissons l'eau le plus richement : jouir de sa fraîcheur en la buvant ou en plongeant dedans, se sentir porté par elle en y nageant, bousculé par elle en se jetant dans ses vagues ; ces façons de connaître et contempler l'eau ne sont aucunement enrichies par le fait que nous concevons sa molécule comme composée d'atomes d'oxygène et d'hydrogène ou que nous pouvons utiliser une partie de celui-ci sous une de ses formes pour bombarder d'autres atomes et provoquer des modifications prodigieuses de la matière. »[1] Il touche là une des caractéristiques essentielles de la recherche telle que je la propose : il s'agit en effet de conserver un rapport étroit entre cette recherche d'un sens, masqué par certains faits humains, et la réalité, telle qu'elle peut être appréhendée dans son immense complexité. Ceci implique que quiconque, intéressé, puisse s'en saisir. Il m'indique en même temps pourquoi certaines recherches sur mon milieu professionnel, bien que j'en reconnaisse la pertinence, m'ont le plus souvent semblé passer à côté de nos préoccupations de soignants, à savoir, nous défendre de la quantification réductrice, rechercher, pour le comprendre, le sens de nos actes.

1. Bernard Delfendahl, *Le clair et l'obscur. Critique de l'anthropologie savante, défense de l'anthropologie amateur*, Paris, Anthropos, 1973, p. 46-47.

Se profile aussitôt le spectre d'un pouvoir manipulatoire qui s'exerce d'autant plus aisément que les résultats de la recherche sont illisibles pour ceux qu'elle est censée décrire. Ce pouvoir peut à lui seul expliquer, sinon justifier, la frilosité d'une institution du savoir à se laisser questionner par des praticiens-chercheurs.

M'éloignant de la preuve à mesure que j'accédais à la complexité, force me fut de composer entre une accélération du vide qui s'ouvrait devant moi, par la considération de l'ampleur des champs que je ne pouvais que survoler, et cette familiarité qui se densifiait avec le terrain de l'hôpital dont le croisement (même superficiel) de l'ensemble de ces champs nourrissait la complexité.

La nécessité de rester dans une posture singulière, tout au long de cette exploration, n'a pas pour objet de me retrancher confortablement derrière l'irréductibilité de mon « authenticité », mais plutôt d'amener le lecteur à prendre la place que je lui propose. N'ayant aucune preuve à lui assener, je ne peux que l'inviter à opérer lui-même l'examen des situations et des concepts que je lui soumets, qui, s'ils ont une chance d'accéder à l'universalité, le feront au travers de son approbation voire de son appropriation.

La personnalisation, au travers de ce que je nomme une hypersubjectivité, a aussi pour intention, par son insistance, de lever la peur et la méfiance que génère toute référence à la subjectivité dès lors qu'il s'agit de dégager du sens de nos pratiques, et, *a fortiori*, lorsqu'il s'agit d'interpeller l'université.

S'est imposée d'emblée la nécessité d'une écriture qui reste lisible par les infirmières, premières destinataires de cette recherche, qui ne décroche pas d'un niveau que j'appellerai sensible, tout en trouvant le chemin d'une légitimation qui ne soit pas seulement universitaire. C'est dans cet univers indécidable que la nécessité de « dire je » s'est fait jour, quand bien même les autres pronoms mettent en scène certains aller-et-retour, révélant une proximité/distanciation, volontaire ou non, fort révélatrice dont j'ai parfois la surprise à la relecture.

Écrire à la première personne du singulier impose une rigueur et une attention extrêmes puisqu'il me faut en permanence m'interroger sur les différents registres de mon implication face à l'évolution de mon objet de recherche. Il s'agit également de questionner la qualité de ce « je » dont je me fais en même temps l'expérimentatrice et la militante sans oublier le lecteur avec lequel je cherche à entrer en relation vraie. Il s'agit donc simultanément de ne pas être dupe des « je » masqués par le nous, le on, le ils ou elles, etc., tout en les laissant s'exprimer puisqu'ils permettent également de repérer certaines implications. Il s'agit autant de donner à voir au lecteur les découpages opérés, plus ou moins consciemment, qu'à en prendre conscience moi-même. Cette posture se voulant exploratoire devrait pouvoir être visibilisée à mesure de son expérimentation tout au long de l'exposé de la recherche.

C'est à partir de la nuit, de l'observation des faits et paroles des soignants eux-mêmes au travers des événements qui jalonnent la vie d'un hôpital ainsi que de moments de ma propre expérience, que j'aborde ce voyage au cœur de la profession infirmière. Il s'agit plus précisément de repérer ce qui induit ou empêche la construction de l'estime de soi qui permet aux infirmières de survivre dans la profession.

Le cours de ce travail a singulièrement complexifié la démarche. Ma confrontation parfois difficile aux langages et aux « formes » universitaires et à leurs enjeux théorico-politiques est directement impliquée dans le choix de cette posture de recherche entre pratique et théorie comme dans l'intention de l'écriture. Le recours à une forme discursive non orthodoxe, privilégiant le contexte de découverte, l'historicité expériencielle des intuitions, à une logique d'exposition plus classique, est ainsi volontaire, cherchant à montrer une part du processus. L'alternance des formes d'écriture – discursive, expériencielle, poétique – se justifie par les recouvrements mutuels de la problématique, du contenu et de la posture. Elle vise aussi à permettre l'accès au plus grand nombre. Les exemples pourront, selon le statut du lecteur (infirmière, universitaire ou autre), soit étayer le propos, soit permettre une entrée plus vivante dans la démonstration, soit... alléger la lecture. Pourtant, la difficulté principale aura été de faire face à la transduction qui oblige les traversées incessantes de chaque thème dans les autres, m'obligeant à des « couper-coller » inévitables pour la linéarité de la lecture mais inestimables dans leurs effets.

La problématique s'est finalement organisée autour de trois axes principaux de questionnement en interaction continuelle et en perpétuel déplacement :

La nuit, origine de mon questionnement et de mon identité heuristique, métaphore du non-savoir, facilitant l'accès au sujet (soi et l'autre), porte ouverte sur une réflexion éthique, symbolisant les ombres de toute institution.

L'ébauche d'une identité professionnelle infirmière qui pourrait se développer sans nier ses fondements affectifs ni ses valeurs. Donner à voir sa construction actuelle et ses aléas au travers de ce que la nuit permet de visibiliser du fait de son étrangeté.

Praticien-chercheur, avec l'implication comme présupposé et la création d'un nouvel espace de recherche, entre théorie et pratique, comme objectif. Penser, dire et écrire « je » dans l'exploration des méandres d'une recherche afin de tenter de rendre perceptible cette nuit qui accompagne toute recherche.

Dire « je » afin de donner l'essentiel du fil (à retordre ?) au lecteur, comme incitation au voyage épistémologique, comme exercice éthique.

La mobilité des différents éléments révèle d'emblée l'inséparabilité du praticien, se voulant chercheur, de son objet de recherche. Elle a accentué la difficulté à décider d'une classification ou même d'un rangement par ordre d'urgence, notion même imprévisible et instable...

Ces trois parties pourraient être lues séparément dans n'importe quel ordre. La nécessité de donner à voir une part du cheminement processuel est impliquée dans le déroulement scriptural de chaque partie, sans que cela soit toujours délibéré, ce qui instaure une circularité et une transversalité entre chacune de ces parties avec les autres.

Selon l'intérêt du lecteur, il est ainsi possible d'aborder la lecture par l'entrée professionnelle nocturne (l'objet de recherche) ou par celle, plus épistémologique, de la théorisation de la posture de recherche et de la méthode. Cependant, l'ensemble des questions se recoupent et sont intrinsèquement mêlées, qu'il s'agisse de « dire je », de la légitimité, de l'éthique ou de la nuit, qui traversent évidemment le champ de la recherche comme celui de l'identité professionnelle. C'est leur proportion ou leur mode de traitement qui fera pencher les différentes parties plutôt du côté du processus de recherche que de celui de l'objet de cette recherche : la nocturnalité de la profession infirmière.

UNE MÉTHODE NON ACADÉMIQUE

J'aborde la notion de transduction, développée par Gilbert Simondon, avec deux intentions conscientes :

– tenter de mettre au jour un processus singulier d'apprentissage et de recherche ;

– visibiliser les affects et le contexte (l'implication) qui président à un désir d'exploration.

Soit, travailler ce terme qui induit une conception plus large et surtout moins cloisonnée de la notion de connaissance que celle, classique. Cet « élargissement » recouvre la forme nocturne de la pensée et révèle l'importance inestimable du désir de savoir.

J'entendis ce mot pour la première fois lors de la soutenance de mon DEA, prononcé par R. Lourau qui qualifia mon écriture de naturellement « transductive ». Le ton positif de R. L. est probablement pour beaucoup dans l'attirance instinctive que j'ai ressentie pour ce terme dont je ne connaissais pas le sens (ce n'était guère le moment de le demander...) mais dont je percevais intuitivement la relation avec ma problématique. Ce que ce mot me suggérait semblait permettre la transgression, la transformation, la transversalité... me donnait envie de louvoyer, de me laisser traverser. Pourtant, mon premier contact avec la thèse de G. Simondon fut plutôt difficile, en ce que l'abstraction extrême de son écriture me rebuta assez vite sans toutefois me décourager. Je restai habitée de la certitude que je trouverais dans cette notion l'orientation que je cherchais obstinément. Je laissai la transduction dans la jachère de ma nuit, d'où je savais qu'elle finirait par m'éclairer. Elle y resta quatre années durant lesquelles je m'identifiai tranquillement à elle, dont je n'avais aucun doute qu'elle fût représentative de ce que je cherchais.

Comment la connaissance vous « attrape » : Extrait d'une séance de travail du groupe « Démarche clinique » (1996)

Anne : J'ai senti que la transduction était quelque chose pour moi. Cela fait deux ans que je vis avec la transduction, je suis habitée, mais je n'arrive pas à lire Simondon. Je n'ai même pas envie de comprendre encore, car je sens que c'est la transduction qui est en train de se faire comprendre par moi. Je comprends les choses autrement qu'avec mon raisonnement. Alors je... évidemment je ne pourrai pas le défendre dans la thèse...
M. France : Il te manque les mots pour le dire ?
Anne : Peut-être, c'est aussi une question de patience, avant je n'aurais jamais osé dire ça, même si je le sentais. Mais cela se traduit par une impossibilité à lire, j'oublie tout ce que je lis. J'achète les livres, je dors avec, finalement, c'est peut-être parce que les livres me pénètrent... Parce que je sens malgré tout que j'avance, c'est ce qui m'étonne, j'avance au travers de mes livres mais je peux vous assurer que je ne les lis pas. Il y a quelque chose de l'ordre d'une disponibilité à ce terme, mais je n'arrive pas à me discipliner assez pour me mettre dedans. Par rapport à la transduction, c'est particulièrement frappant, j'ai énormément avancé mais pourtant je ne peux pas encore m'expliquer là-dessus. Par contre, je me suis inventé un sens... Peut-être que mon sens n'a rien à voir avec ce qu'il dit, alors ça va être drôle... J'ai avancé comme si je percevais certaines interactions, certaines interconnexions. C'est vivant, vivant, ça c'est une certitude... Maintenant, si ça veut dire autre chose, on verra... C'est ça la confiance. Cette confiance-là, je ne l'ai pas depuis longtemps... Elle m'est venue de ce que j'ai avancé dans ma recherche alors que je suis bloquée dans la lecture. C'est donc possible, même si c'est indéfendable d'emblée. Il est impossible d'arriver à l'université et dire je n'ai pas écrit de projet, ce projet je l'ai en moi, vous verrez dans cinq ans... Personne ne te fait confiance, surtout pas toi... Aujourd'hui je me fais confiance au travers d'un cheminement qui a eu lieu alors que j'ai transgressé toutes les règles. Je fais confiance à une sorte d'imprégnation plutôt qu'à l'apprentissage... Il me suffit de venir à l'université pour que ça marche, pour que ma pensée se mette en marche... C'est comme avec les livres... Je parle avec vous, j'apprends comme ça, au travers de vous...
Ruth : Cela fait peut-être partie du terme de clinique, dans les lieux où l'on se parle.

Ce que je fantasmais alors de la notion de transduction me semblait convenir particulièrement à ma problématique en ce qu'elle permettait à l'être de rester actualisable, devenant en même temps qu'étant, sans jamais se stabiliser. Cette non-fermeture sur un être pouvant être en partie décrit ouvre et ferme les vannes de cette étude ; tantôt je suis poussée, par ce que je pressens (plutôt que le comprends) à ce maintien en vie (acharné) de l'objet-sujet de connaissance, tantôt « je » m'aveugle et m'occupe de ce que je tente de me regarder le regarder. Ce mouvement perpétuel du statut de l'objet-sujet de connaissance empêche la saisie mortifère de l'instant en ce qu'il perdrait instantanément son instantanéité. Appliquer ce principe à un « objet » difficilement objectivable comme la nuit, voilà qui tend à complexifier ma démarche de recherche, voilà qui rend difficile de formaliser ou modéliser quelque chose du mouvement autour de, par, et en le monde microcosmique auquel j'appartiens et au sein duquel je veux maintenir mon appartenance en même temps que procéder à des tentatives d'extractions ponctuelles.

PARTIR DE L'IMPLICATION

Il y a eu, fort bienvenu, le travail à l'université, cette confrontation-affrontation à d'autres en tant qu'êtres pensants, cherchant, en tant qu'êtres d'un autre microcosme transposable, non excluant. Car il est question pour chacun de ces êtres de pouvoir se refléter, se chercher en l'autre, se repérer face à cet autre sans se perdre, sans se laisser pervertir.

R. Lourau, père transmetteur de la transduction (G. Simondon étant le grand-père concepteur...), m'aspire alors dans un monde totalement inconnu, voire incompréhensible d'emblée par ma raison, et pourtant me fait sentir (il s'agit bien de sentiment) que c'est là où je pourrais trouver un chemin non tracé d'avance, un accès à l'autre et à moi non limité par des barrières déjà fixées, une recherche dans laquelle j'ai moi-même quelque chose à trouver. C'est ce voyage dans la nébuleuse, à l'aveugle, qui constitue le mode de compréhension dont j'ai fait ma méthode et que je nomme pensée nocturne. C'est cette forme de pensée libre, non stratifiée qui me conduit sur les chemins du mystère, la structure n'intervenant que pour y mettre un peu d'ordre afin de communiquer avec les autres. Dire je s'est révélé le mode d'expression le plus sûr de cette pensée nocturne. C'est en acceptant le risque de me perdre que j'ai pu enfin trouver l'entrée du chemin qui me conduisait sans que je le reconnaisse.

Partant de l'individuation, « L'individu vivant est système d'individuation, système individuant et système s'individuant... », Gilbert Simondon utilise le concept de transduction pour désigner « l'opération physique, biologique, mentale, sociale, par laquelle une activité se propage de proche en proche à l'intérieur d'un domaine, en fondant cette propagation sur une structuration du domaine opérée de place en place »[1]. Si l'individuation est

1. Gilbert Simondon, *L'individuation psychique et collective*, Paris, Aubier, 1989, p. 24.

le processus par lequel l'individu accède à la singularité par les « choix » successifs opérés à chaque étape de sa construction, la transduction serait par conséquent ce mouvement, suite de potentialisations et d'actualisations [1], qui donne sens à mon parcours, qui lui permet de me conduire, qui permet à la résonance de me diriger dans la nébuleuse du sens. « [...] l'être ne possède pas une unité d'identité qui est celle de l'état stable dans lequel aucune transformation n'est possible ; l'être possède une unité transductive, c'est-à-dire qu'il peut se déphaser par rapport à lui-même, se déborder lui-même de part et d'autre de son centre » [2]. C'est à la transduction que j'attribue cette démarche de pensée par sauts analogiques, c'est elle également qui me permet de comprendre par l'abondant foisonnement de métaphores.

La métaphore est un pur produit de la transduction, révélation des rouages de l'intuition, signe de ces traversées idéelles qui ignorent la notion de terrain, de temps ou de discipline. Elle est une fenêtre sur la mémoire de certaines étapes d'individuation dépassées ou se faisant à notre insu. « Il y a "perte de connaissance" (Lupasco) dans l'acte de connaissance, parce que des repères fuient pour laisser place à d'autres, parce que toute actualisation suppose de manière antagoniste une potentialisation, voire une virtualisation. » [3] La transduction est arrivée à point nommé pour me sauver définitivement du risque intolérable de stabilité, de ma peur archaïque de la stagnation mortifère, pour donner un nom à ma démarche.

« A l'inverse de la déduction, la transduction ne va pas chercher ailleurs un principe pour résoudre le problème d'un domaine : elle tire la structure résolutrice des tensions mêmes de ce domaine... » [4] Autre effet de cette transduction, elle légitime un parcours qui est resté accroché à son appartenance, qui s'attache à maintenir visible le point de départ, qui tente de garder en vue les deux extrémités du spectre des couleurs et qui accepte de les voir se fondre sans pouvoir les délimiter. La transduction m'a régénérée, autorisée à rester moi-même face à cette impossible classification de mes observations, a légitimé mon écriture.

Le problème demeure de trouver le moyen de rendre cette extrême abstraction appréhensible par les infirmières si proches de ma problématique et en même temps s'éloignant à mesure que je tente de m'approcher de cette complexité philosophique que je suis incapable d'expliquer clairement, bien que je commence à la comprendre. Le compromis entre écrire des parties distinctes dans la thèse, me laissant happer par la théorisation et son incontournable (pour l'instant) utilisation d'un vocabulaire excluant, et tenter de rester dans un langage accessible pour d'autres s'est imposé sans que je mesure

1. René Lourau, *Implication Transduction*, Paris, Anthropos, 1997, p. 4.
2. G. Simondon, *op. cit.*, p. 23.
3. R. Lourau, *Implication Transduction*, *op. cit.*, p. 13.
4. G. Simondon, *op. cit.*, p. 27.

exactement comment. Les choses peuvent-elles être dites plus simplement en passant par l'expérienciel, par la démonstration ? Ne risquent-elles pas, simplifiées, de perdre cette profondeur que je sens se creuser au jour le jour dans mon parcours ?

Mon postulat militant m'oblige à rester accrochée au concret, à me maintenir dans l'idée de changement, de résistance à ce que je sais mortifère de l'orientation actuelle de notre société. C'est contre cette orientation, induite, imposée par une vision capitaliste du monde qui le dépossède à mesure de son humanité, qui le plie, le contreplie, le contrefait dans une réduction visible et compréhensible par tous, que je veux travailler. Je ne pourrais ni ne voudrais jamais accéder à ce serein détachement que je prête aux « entomologistes » de la recherche qui se situent dans un ailleurs que ce dont ils parlent.

Je suis condamnée à ma posture par mon éthique. Parler « sur » m'apparaît trahison, je veux rester dans et parler du dedans.

AUTRE TEMPS, AUTRES MŒURS

> « La nuit ne succède qu'à elle. Le beffroi solaire n'est qu'une tolérance intéressée de la nuit. » [1]

La nuit, l'hôpital est tout autre : autres lumières, autres odeurs, autres bruits, autres meurs... (lapsus...). La connivence de la tribu qui l'habite me rassure sur le devenir du monde en ce qu'elle sait produire de liens, montrer de cohésion, de solidarité, m'inquiète aussi parfois, par le rejet symbolique qu'elle subit de ses pourtant semblables de jour. C'est la constance de ce rejet qui m'a d'abord interpellée, quels que soient les efforts de communication entrepris, quelle que soit la qualité des relations entre les infirmières des différentes équipes. Mes tentatives personnelles de maintenir un lien convivial avec certaines de mes collègues surveillantes de jour m'ont fait prendre la mesure de l'irréductibilité de cette méfiance, de la difficulté de partager un même terrain avec un autre rapport à la temporalité, aux priorités, voire au sens même du travail.

La nuit, le temps s'échappe et par conséquent nous échappe, aucun événement prévisible ne venant rythmer notre vie. Ainsi, c'est tout entier soumis au bon vouloir de la temporalité nocturne, changeante, que nous voyons durer ou s'évanouir les nuits actives ou calmes. Alors, cette nuit qui tombe et jamais ne se relève, qui assume sans broncher le négatif qu'on lui

1. René Char, *La nuit talismanique*, Paris, Flammarion, « Champs », 1983, p. 12.

colle, nous berce de sa poésie et nous prend dans son mystère à condition d'en être élus.

Ignorée, siège de tous les fantasmes, imprévisible, inconnue, crainte et pourtant si vivante à qui veut bien regarder ses codes et rites particuliers, la nuit privilégie la fantaisie, a un seuil de tolérance beaucoup plus élevé à la différence. La nuit enfin, le silence permet d'entendre au-delà des mots, la pénombre oblige à affûter le regard afin de distinguer ce que l'aveuglement du jour nous fait perdre. L'objectivisme effréné de l'hôpital relègue de plus en plus loin la nuit qu'il contraint, accentuant les dommages produits par la non-reconnaissance de ses évidences : avant d'être malades ou soignants, nous sommes d'abord et restons des sujets sensibles, des individus avec leurs peurs archaïques, avec leurs besoins d'attention, d'affection, de sécurité, bref des humains... fussent-ils aussi souffrants dans leur corps.

NUITS ET PAGES BLANCHES

> « Une nuit blanche n'est pas seulement l'expérience de l'écoulement courbe des heures nocturnes mais l'expérimentation d'une épreuve contre soi, contre l'ensablement du sommeil prévu. » [1]

A l'aube d'écrire sur la nuit, la page blanche me nargue, me tente et m'interroge. Et si donner trop de lumière à la nuit la faisait s'évanouir ? Si ma volonté d'éclairer ces ombres qui nous profitent et nous pèsent autant qu'elles nous cachent allait me la faire perdre ? Mon intention d'écrire au jour de la nuit, comme on écrirait d'Égypte, comme on écrirait d'un ailleurs suffisamment autre afin d'en peindre les couleurs, vise à donner aux destinataires envie d'y voyager. Mes réticences s'originent dans ma propre expérience du voyage : fouler les contrées étranges me fascine mais m'oblige à ressentir ma propre étrangeté et, en même temps, m'informe de la perte immédiate d'une part de cette étrangeté.

J'écris également pour la nuit, dans le souci de la défendre de la négation injuste dont elle est depuis toujours l'objet.

Enfin, j'écris à l'intention des noctambules, belles de nuit et beaux ténébreux, sans oublier les borgnes et aveugles qui négocient avec elle, afin de les encourager à faire valoir les savoirs qu'ils ont reçus d'elle. Car la nuit, contrairement au jour, si elle se laisse pénétrer, ne se laisse pas domestiquer. On traite avec elle, on négocie ses faveurs, on aménage, ce qui revient à dire que si on peut la fréquenter, on ne peut jamais la posséder.

Donner ainsi accès à ma nuit est un « cadeau » que j'ai longuement hésité à faire à l'aveugle de crainte que, n'y voyant goutte, il ne puisse apercevoir

1. Véronique Nahoum Grappe, « Remettre à demain », in *La nuit, Sociétés et représentations*, n° 4, 1997, p. 24.

que ses oripeaux et qu'il ne soit tenté de la mettre, pour la saisir, à la sauce du jour, qu'il ne perçoive pas son insondable profondeur et qu'il s'y (et m'y) perde.

Ces craintes à peine exprimées, soulagée d'elles, je prends la mesure de l'ampleur de la question et de la constance de mes illusions. La nuit m'a emmenée bien au-delà de ce que j'avais pensé, si prompte à se recréer de là même où j'imaginais la faire céder. Sa permanence dans mon travail, bien que me surprenant encore, m'inonde cependant de curiosité et me rassure suffisamment pour que je puisse donner à visiter une certaine part de cette nuit.

Le blanc est la couleur par laquelle cette exploration de la nuit noire peut commencer à prendre forme et direction. Comme la voix des infirmières, au costume aussi blanc que la nuit qui les protège, la blancheur symbolise principalement l'absence, comme un blanc dans la conscience. Associé à la nuit, symbole universel du non-savoir, il renforce le sentiment de méfiance à l'endroit de cet espace nocturne, siège des plus vives inquiétudes comme des félicités indicibles.

C'est en explorant sa matérialité que je tente d'approcher son mystère, c'est en dégageant la nuit physique que je déblaie le terrain de sa symbolique et que j'aborde les rives de l'inconnaissable. Le vide ainsi produit rejoint le néant de mes limites dans un rapport au temps qui m'échappe et m'assure de toujours garder le pouvoir de me perdre, de même que la sensation d'être vivante tant que ce vide ne se refermera pas sur moi.

HABITER LA NUIT

> « C'est la nuit que l'on peut habiter, quand un monde nocturne vous prend, pénètre et protège, expose à l'ambiguïté qui vous habite. » [1]

Nous sommes tous habités par la nuit, par sa mystique, par son symbolisme, mais quelques-uns d'entre nous seulement ont le privilège de pouvoir habiter la nuit. Ce terme de « privilège » nous avait d'ailleurs été violemment et indûment reproché par « le jour » au moment du passage des travailleurs de nuit à 35 heures hebdomadaires. La vive exaspération que j'ai ressentie alors s'est estompée à mesure que je comprenais ce qu'il recouvrait réellement. Car si vivre la nuit est ressenti par les diurnes comme un tel privilège, ce n'est pas, comme d'aucuns semblent le croire, pour les quelques avantages matériels destinés à compenser l'évidente pénibilité du travail de nuit ; c'est que la

1. Patrick Baudry, « L'ambiguïté nocturne, une habitation », in *La nuit, Sociétés et représentations*, n° 4, 1997, p. 55.

liberté d'être dont bénéficient les nocturnes est insupportable à ceux que l'aliénation au jour prive de l'idée même.

La nuit, vue par le jour, c'est une organisation plus favorable : toutes les journées libres, des périodes plus longues de repos, un « travail » moins soutenu (il s'agit là des tâches programmées et systématiques). Le jour doute toujours peu ou prou de la réalité du travail de nuit, soupçonnant que le sommeil n'en soit une des activités majeures. Le jour ne sait pas que les journées de repos sont gâchées par une lassitude qui ne cède jamais et qu'il faut parfois mobiliser des trésors d'énergie afin d'effectuer les tâches les plus banales. Le jour ne sait rien de ce sommeil polyphasique auquel est condamnée la mère de famille qui doit récupérer ses enfants à l'école (sans compter qu'il n'y a pas école tous les jours). Le jour ne peut pas deviner que l'aspirateur de la voisine réveille, et ne peut imaginer le stress lié aux perceuses dans le béton qui vous vrillent le cœur et la tête et vous apprennent à compter vos pulsations tant elles deviennent le centre d'un bouillonnement violent provoqué par un réveil intempestif. Nul ne songe à ce qu'endurent les dormeurs diurnes soumis aux tondeuses à gazon, à la chaleur des étés caniculaires, aux bruits de la ville, et aux enfants qui hurlent sous les fenêtres ou qui descendent les escaliers quatre à quatre. Je passerai sur les appels téléphoniques intempestifs lorsque l'on vient tout juste de s'endormir péniblement ou sur les visiteurs de tout poil vendeurs de tout et rien.

Le jour ne peut voir que ce qui se voit.

Habiter la nuit c'est alors se reconnaître en elle et accepter le cadre et les effets de cette singularité. C'est à ce prix seulement que la nuit se laisse toucher et qu'il devient possible de s'y installer durablement. Pour l'habiter, il faut d'abord pouvoir transgresser un certain nombre de lois générales et assumer ce qui en découle.

La plus physique de ces transgressions consiste déjà à bousculer la chronobiologie. Quels que soient le désir, la volonté ou la capacité d'adaptation, c'est à quatre heures du matin que chute la température centrale du corps et que le froid nous envahit, ce qui rend d'autant plus désirable le blotissement sous la couverture... Une patiente que j'étais allée voir suite à la transmission par l'infirmière de jour de sa plainte concernant l'infirmière de nuit me dit d'elle : « au contraire, je n'ai pas à me plaindre, j'ai tellement de la peine de la voir tourner toute la nuit, grelottant, sa couverture sur le dos »... Le froid est une constante qui poursuit les laborieux noctambules bien au-delà de la période nocturne. Je suis ainsi devenue de plus en plus frileuse au fil des nuits. C'est conjointement le moment des économies d'énergie du corps et de la baisse programmée du chauffage central à l'hôpital.

Nos synchroniseurs internes sont immuables qui maintiennent la production du cortisol à huit heures du matin, tout comme ceux externes, saisons, alternance jour-nuit. Le rythme circadien rend irrémédiablement précaire l'adaptation physiologique. Lorsqu'il s'agit de tromper le sommeil, d'inverser l'organisation veille-sommeil du nycthémère, il est besoin de trésors de patience et de goût pour l'étrange pour en supporter les conséquences. Car l'état de fatigue résiduelle qui accompagne continuellement un nuiteux est difficile à faire comprendre à ceux, « normaux », qui les entourent. Le sommeil diurne, non seulement par sa durée toujours inférieure à celle de la nuit, mais de par sa qualité (à en croire les neurophysiologistes), ne pourrait jamais produire la même récupération que celui, nocturne. Il en résulte effectivement un manque perpétuel de sommeil qui se traduit par des variations de l'état de conscience pouvant aller jusqu'à un état second, comme ébrieux, comparable aux effets du cannabis à faible dose. Les travailleurs de nuit ont tous un sommeil « perturbé », qu'il s'agisse de la période diurne, les jours de travail, ou de la période nocturne, les jours de repos. Ils s'en accommodent fort bien la plupart du temps, récupérant par ici ce qu'ils ont perdu par là, même si certains sont parfois conduits à aider chimiquement l'endormissement.

Un autre inconvénient physiologique de cette transgression concerne l'alimentation. Rares sont les personnes qui conservent une alimentation équilibrée. La plupart des soignants de nuit font un seul véritable repas par jour (les jours de travail), le reste de l'alimentation se traduisant par des petits déjeuners avant de se coucher et au lever. Le repas du soir ayant lieu après le premier tour de soins, le décalage des habitudes alimentaires est ainsi permanent et se maintient bien évidemment les jours de repos.

Les perturbations familiales sont un aspect non négligeable de la vie des nocturnes. La vie sociale de plus en plus reportée sur les soirées, le repas du soir le plus fréquemment familial ou festif privent les infirmières de nuit et leur famille de certaines sorties. Par ailleurs, la famille est priée de vivre en silence, le jour, pendant que l'infirmière dort, les enfants de ne pas faire irruption en hurlant dans la chambre parce qu'ils se chamaillent, de se débrouiller le plus vite possible seuls. A ces désagréments s'ajoutent des effets sur le caractère, la tolérance diminue, les infirmières se reconnaissent « plus irascibles, facilement irritables lorsqu'elles travaillent la nuit ou qu'elles ont mal dormi ; ce qui crée ou augmente les tensions familiales » [1]. Les activités culturelles ou sportives se déroulent également le soir, ce qui rend extrêmement difficile pour les soignants de nuit d'y participer de façon régulière, eu égard au rythme de travail. Dans sa vie de loisirs, l'infirmière est par conséquent poussée vers des activités plutôt solitaires liées à la difficulté de trouver un créneau qui lui soit accessible.

Il faut donc que les bénéfices secondaires soient grands pour contrebalancer ces désagréments, même si nombre de mères de famille, moins dormeuses que la moyenne, se retranchent derrière une organisation plus facile (et moins onéreuse) de la garde des enfants avec le conjoint.

1. Anne-Marie Rabiet, « La nuit des infirmières », *AMIEC*, numéro spécial, 1980.

« Résister » à la fatigue est une des premières expériences de transgression de la « normalité », l'ouverture sur des ressources inconnues du corps et de la conscience, l'expérience de leur indissociabilité, le début de l'apprentissage de la « veille » et d'un autre rapport à la pensée. Car il ne s'agit pas d'un noctambulisme festif pour lequel nombre de personnes seraient prêtes à braver, l'espace d'une nuit de temps en temps, les désagréments du désordre nycthéméral. Il s'agit littéralement de prendre le jour pour la nuit, de banaliser, autant que faire se peut, cette exception culturelle dans toutes ses dimensions, d'accepter la solitude qu'elle génère, la vie sociale perturbée, les rencontres du conjoint sur le palier.

La nuit donne à vivre à ceux qui l'habitent de multiples variations, non seulement de la lumière, mais surtout de cet « état modifié de conscience »[1] dans sa phase hypnagogique[2], que connaissent bien les infirmières de nuit entre trois et six heures du matin. Leur première initiation consiste d'ailleurs à inventer des stratégies de veille, à apprendre à repousser les limites de l'endormissement, à contourner la peur infantile et tenace du noir.

Il faut avoir travaillé nuit après nuit pour savoir combien la moindre intervention auprès d'un malade représente de contrainte à certaines heures. Il s'agit non seulement de faire abstraction de l'épuisement que génère une nuit blanche dès que l'activité physique se ralentit, mais de convoquer toute son énergie pour émerger rapidement de cet état afin d'effectuer des actes délicats et souvent dangereux. Cette attention soutenue bien qu'alanguie entre deux interventions, inquantifiable, n'est de fait jamais prise en compte dans l'activité professionnelle. Elle n'en est pas moins pour autant l'activité la plus soutenue et la plus éprouvante pour les soignants, la nuit.

Il est, de même, fait abstraction de l'angoisse que suscite la crainte de s'endormir, de l'inquiétude justifiée par le risque d'aggravation de l'état des patients, par la proximité permanente de la mort et l'intense solitude qui accompagne cette veille.

> « La peur dans le noir n'est jamais que celle qui s'exprime devant l'éclipse de la raison et la béance de l'imagination incontrôlée. »[3]

Jamais l'infirmière ne pourra vraiment faire entendre ce que représentent pour elle ces « nuits agonistiques »[4], cette fréquentation permanente de la

1. J'emprunte cette expression à Georges Lapassade, *Les états modifiés de conscience*, Paris, PUF, « Nodules », 1987.

2. « Hypnagogique : qui conduit au sommeil. / Hallucinations hypnagogiques, visions que l'on a lorsque, moitié éveillé, moitié endormi, on est près d'entrer dans le sommeil. » *Le grand Littré*, éd. 1996.

3. Pascal Dupont, *Vous avez remarqué ? Les nuits sont de plus en plus courtes*, Paris, Hachette, « Les travaux et les jours », 1979, p. 31.

4. Gaston Pineau, « Nuits agonistiques », in *La nuit des infirmières I*, *L'infirmière enseignante*, n° 2, février 1990.

peur de ceux qui sentent la vie leur échapper, pour qui la nuit augmente les douleurs, l'angoisse, la sensation d'étouffement. Le malade angoissé par la nuit, pour ne pas rester seul face à cet état intolérable, espère sans cesse la visite de l'infirmière, quand il ne la sollicite pas de façon intensive voire intempestive. Les « privilèges » apparaissent bien dérisoires face à ces blessures permanentes qui endolorissent une âme d'infirmière de nuit. La non-reconnaissance de ces éléments, non objectifs, entretient le malentendu avec les équipes de jour dont les critères d'activité ne recouvrent pas la réalité de la nuit et qui ignorent le plus souvent la charge émotionnelle que représente la responsabilité solitaire d'une unité de soins. Non que les infirmières de jour échappent à la douleur de devoir accompagner leurs malades aux portes de la mort, ou qu'elles bénéficient de davantage d'attention que leurs collègues de nuit, ce qu'elles ne perçoivent pas, et on le comprend aisément eu égard à leur dépendance à la structure, c'est la nécessité d'abandonner le fantasme de maîtrise afin de laisser s'exprimer la nuit qui est en elles et qui redonnerait sens à leur mission.

S'ajoutent à cela les désordres que produit le fait de dormir de façon hachée, le jour, qui conduisent à se contenter parfois d'une très brève (voire nulle !) récupération avant de reprendre le travail, la nuit suivante.

En dehors des tâches programmées, des soins incontournables qui peuvent varier à l'infini d'un service à l'autre, d'un jour à l'autre, d'un instant à l'autre, la nuit de l'infirmière s'écoule dans un face à elle-même, ou, lorsque plusieurs d'entre elles peuvent se réunir, dans une veille communautaire, entrecoupée d'actes isolés, d'appels imprévisibles. Ni endormie, ni réellement éveillée, confrontée à l'attente de l'événement dans un temps qui s'étire ou bien s'échappe sans qu'elle y prenne garde, la lutte contre le sommeil la maintient dans une station prolongée dans cet état très particulier de vigilance flottante qui la fait veiller à la frontière imprécise de l'inconscience.

C'est cette impossible maîtrise, puisque pour l'essentiel il s'agit d'être prêt à toute éventualité, qui forme ainsi les soignants à assumer une certaine impuissance, à reconnaître la nuit en chacun d'eux, sans pour autant qu'elle les empêche de s'épanouir. L'admettre les amène au contraire à puiser dans des ressources le plus souvent inconnues, puisque, chaque situation étant inédite, aucun système ne parvient à tout prévoir. C'est cette capacité à laisser venir, ce savoir attendre et accepter ce qui vient, qui permet aux soignants, la nuit, de se garder mieux de la frustration, de se laisser aller à reconnaître le plaisir d'une relation réussie ou d'un problème solutionné, de pouvoir le reconnaître et ainsi d'espérer une meilleure estimation de soi.

D'habiter la nuit autant qu'elle les habite.

II - SOIGNER LA NUIT OU LA MÉDECINE EN VEILLEUSE

« Mais plus encore que les étoiles scintillantes, ils sont célestes, les Yeux que la Nuit a ouverts en nous. Ils voient plus loin que les plus pâles entre toutes, de leurs innombrables armées : sans secours ni besoin de la lumière, ils percent jusqu'au cœur les profondeurs de l'âme aimante... » [1]

J'ai choisi mon premier poste à l'hôpital pour la technique, pour la sophistication fascinante de la réanimation. J'avais dix-neuf ans et je croyais à la médecine « science exacte » qu'on m'avait enseignée. J'avais choisi le service pour continuer à apprendre, pour maîtriser un peu plus ces gestes qui « sauvent ». Je ne savais pas encore que j'avais choisi la nuit.

Des malades de mes débuts, intubés, ventilés, opérés, aspirés, remplis, vidés, j'ai gardé le souvenir jusqu'à aujourd'hui. Je me souviens de leurs yeux, de leurs odeurs spécifiques, de leurs mains fébriles triturant le crayon sur l'ardoise magique. Je me souviens de tous, les autres ensuite n'ont fait que s'ajouter pêle-mêle sans en effacer aucun. C'est à partir de ces premiers contacts engageant ma responsabilité que m'est venu le besoin de comprendre, la certitude de devoir être davantage qu'une technicienne rapide et précise même si je prenais un certain plaisir à cette technicité. L'idéologie ambiante ne m'avait pas épargnée et j'avais à cœur d'être la plus habile, la plus efficace possible.

Ce premier poste allait pourtant me confronter d'emblée au mépris de la nuit par l'institution. Dans ce service de réanimation chirurgicale cardio-thoracique des plus techniques, où l'on exigeait de grandes compétences des infirmières, nous nous sommes retrouvées à trois nouvelles diplômées, la nuit, avec un réanimateur. La responsabilité énorme qu'on nous faisait ainsi endosser et l'angoisse qu'elle générait n'avaient d'égales que la condescendance sans complaisance du jour. La hiérarchie était implacable, les infirmières du matin étaient les reines, exigeant une totale soumission à leur planification, venaient ensuite celles de garde déjà beaucoup moins reconnues. Nous, nous étions « la veille », les veilleuses... Je me souviens principalement d'un isolement extraordinaire, d'une absence totale de reconnaissance de notre travail et de mes premières prises de position tranchées en face de la bêtise de la surveillante. J'avais refusé de transfuser un patient, ne disposant pas de sérums tests (la règle transfusionnelle exigeait déjà que chaque flacon soit vérifié au moment de la pose), ce qui m'a valu mon premier conflit (« gagné »), ma première semaine d'exercice. Faute d'un autre encadrement compétent, ce

1. Novalis, *Hymnes à la nuit*, traduction et présentation d'Armel Guerne, Paris, Gallimard, « Poésie », 1996, p. 120.

sont les réanimateurs de garde qui nous formèrent, mettant particulièrement en valeur les aspects techniques ou médicaux. J'y trouvai personnellement mon compte en acquérant une assurance dans les gestes de réanimation qui me rendirent l'exercice plus serein. Après deux années passionnantes et exténuantes dans ce service (pour trois infirmières, la nuit, nous ne disposions que d'une seule chaise...), je demandai à passer sur un poste de jour pour essayer d'harmoniser mon métier et ma vie de mère de famille. Je le fis cependant avec beaucoup d'amertume car cela signifiait changer de service et d'hôpital, où, malgré l'inconfort, j'appris l'essentiel de la technique du métier.

Après une année mémorable de jour, de rébellion au système, de résistance à la hiérarchie, de confrontation aux médecins (pas encore au système médical), je compris que je ne pourrais pas supporter cette machine à broyer les malades et les infirmières. Je crus d'abord que c'était le poids de l'institution qui m'opprimait, l'administration, tous ces systèmes, ces valeurs, ces choses extérieures sans lien direct apparent avec ce que je vivais. Il s'agissait en réalité des prémisses de ce que je pressentais déjà sans l'avoir encore réellement éprouvé, à savoir que le malade allait devenir le prétexte à faire tourner cette belle machine, et ses ramifications technico-commerciales lucratives, qu'est devenue la médecine. Je quittai tambour battant l'Assistance publique et son rouleau compresseur, je me sauvai littéralement.

C'est alors que je compris que la nuit m'avait prise et que j'y retournerais.

Après une période de travail à la carte, destinée à parfaire mon apprentissage (je vendais alors ma technicité toute neuve), je trouvai l'hôpital de B. sur ma route avec son archaïsme, ses bonnes sœurs rigides, ses médecins d'un autre temps et son humanisme paternaliste. Loin d'être « valorisant » sur le plan professionnel, cet hôpital m'offrit néanmoins un terrain d'aventures vierge et incontrôlé. La faiblesse de ses structures médicales, l'absence de hiérarchie la nuit, ouvraient en fait sur la liberté. C'est là, dans une solitude totale face à « mes » quatre-vingts malades, que je pris conscience que la maladie était autre chose qu'un carburant à alimenter la médecine, le malade bien davantage qu'un cobaye grâce auquel, un jour, on réglerait son compte à quelques saloperies de maladies mortelles. Seule dans mon bastion avec les malades comme uniques interlocuteurs, j'étais totalement libre de penser et d'agir dès lors que je ne transgressais pas les sacro-saintes prescriptions... et surtout que je gardais pour moi le fruit de mes cogitations...

Je passai d'abord six mois en cancérologie au début des essais de traitements chimiothérapeutiques avec comme seules compagnes, la peur, la solitude, la mort cacothanasique. C'est la période de ma vie où je connus mes plus grandes frayeurs, en commençant par celle du bruit de mes pas, dans les couloirs déserts. La moindre fenêtre claquant au vent me faisait repartir en arrière en courant... pour revenir aux aguets, le cœur battant à tout rompre, le ventre noué. Les lumières jaunâtres vacillaient accompagnant mon angoisse des plaintes audibles derrière les portes fermées.

Mes rares confrontations à la médecine se faisaient sur fond de révolte : révolte à l'exécution des chimiothérapies assassines, révolte devant le refus des médecins de prescrire des antalgiques ou des somnifères (nous devions user de trésors de diplomatie pour obtenir des antalgiques mineurs). J'étais devenue la reine du placebo tant il m'était insupportable de ne rien faire face à l'expression de la souffrance, de la douleur. Les rares malades traités par les stupéfiants l'étaient à doses quasi homéopathiques. Les stratégies alors étaient simples : soit l'infirmière avait recours à la prescription sauvage et discrète, soit elle harcelait le pauvre interne qui essayait de s'en tirer *a minima*. C'est un temps pas très lointain où la nuit était habitée de hurlements et de gémissements dont on cherchait souvent l'auteur, la mort dans l'âme...

Ce fut, parallèlement, le début de ma prise de conscience de la singularité de la nuit, de ma sensation de vivre dans un ghetto, de ma marginalisation progressive. Je réintégrai ensuite un service de réanimation médicale cardio-pneumologique où je pouvais encore garder quelques illusions et qui, surtout, me permettait de rester en contact avec la technique rassurante. J'y restai jusqu'à ce que l'étouffement fût à son comble et m'échappai vers l'école des cadres pour y chercher un peu d'air. Je passerai sur ma déjà trop longue route, sauf pour signaler que ce fut le moment de ma rencontre avec Jean Carpentier [1] chez lequel je trouvai enfin un écho à mes questions et la fin d'un certain isolement.

Il fallut attendre la fin des années 80 pour voir émerger le début de la prise en compte de la douleur, ce qui restera la principale victoire des infirmières, même si les médecins se l'approprient aujourd'hui sans vergogne. Je n'oublierai jamais cette réflexion d'un des médecins cancérologue à qui je faisais reproche de ne pas tenir compte de nos récriminations : « Tu ne crois pas que ce sont les infirmières qui souffrent plutôt que les malades ?... moi, je crois qu'elles amplifient... » à quoi j'avais répondu, furieuse, que c'était probablement la grande chance qui nous distinguait des médecins : être capables encore de souffrir de la douleur des autres. Ce même médecin m'a proposé un peu plus tard, très sérieusement, d'utiliser les échelles de douleur avec une double notation, l'estimation du malade et... celle de l'infirmière. La bataille n'est cependant pas encore gagnée, les résistances de certains médecins se

1. Rencontré en 1978, ce médecin généraliste, militant pour une médecine qui n'oublierait pas le « sujet », allait m'entraîner dans une aventure qui continue aujourd'hui. Ce fut ma première expérience de ces réunions d'échange sur la maladie, la santé, la politique. Cette association a pris le nom d'École dispersée de santé européenne.

manifestant quotidiennement au travers de leur dénégation de la douleur, ou de leur surenchère des effets secondaires des antalgiques.

Alors pourquoi la médecine en veilleuse [1] ? Parce que quand le chat n'est pas là, les souris dansent... Le médecin, malgré toute sa science, ne peut être là vingt-quatre heures sur vingt-quatre et même si les traitements sont institués sur cette durée, la nuit imprécise vient, pour le moins, réduire la visibilité. Ainsi le sommeil du malade est-il un élément totalement occulté par le prescripteur armé de ses réglettes et autres machines à calculer. Les surveillances des constantes (pouls, pression artérielle, oxymétrie, diurèse...) n'échappent pas à la même rigueur.

L'infirmière de nuit, elle, prend des libertés avec tout, le sommeil du malade repousse ou avance les vérifications, la bonne volonté ou non du patient à se soumettre a aussi davantage droit de cité et la raréfaction des acteurs (de dix à un) rend d'autant plus aléatoire l'harmonisation des prescriptions avec la charge de travail dans le service. La dissolution des normes, l'évanouissement des structures permet de « jouer » avec les limites. Le médecin est de garde, c'est-à-dire qu'il dort, l'infirmière a la situation bien en main et œuvre subtilement entre convictions et prescriptions.

La nuit, alors, permet, induit des comportements avec la complicité du vide. Il n'y a plus de normes explicites, à peine quelques rites. Tout est possible, construction permanente, aventure. Tout peut arriver, on attend la mort qui rôde et qui ne se décide pas ou qui se trompe de malade... bref, on attend l'inattendu.

DOUZE HEURES SUR VINGT-QUATRE

> « Le jour est le contraire de la nuit. Cela sonne comme un truisme, à moins de prendre le mot à la lettre : il la contrarie, l'ignore, la nie. Jour et nuit sont en relation de type non pas dialectique, de rencontre et de complémentarité, mais d'opposition, de brisure et d'incompatibilité. En relation d'intolérance, d'ignorance presque. C'est la guerre entre les deux communautés... » [2]

La nuit est un espace « négligé » dans la formation des infirmières. Deux semaines seulement lui sont consacrées sur les trente-sept mois et trois semaines que dure la formation. Cette réalité objective est somme toute assez représentative de la situation des infirmières de nuit face à la souveraineté de celles de jour. Sur vingt-quatre heures, douze heures sont assurées par l'équipe

1. La veilleuse est une lampe de faible intensité destinée à conserver une lueur dans la nuit. C'est également le terme appliqué (malgré nos dénégations...) à l'infirmière de nuit. J'utilise ce mot dans le sens d'une sourdine, une atténuation de la présence médicale.

2. Pascal Dupont, *op. cit.*, p. 44.

de nuit [1], je devrais plutôt dire par l'infirmière qui assume cette période seule le plus souvent, succédant à une dizaine de personnes. Le jour, en effet, interviennent : les infirmières, les médecins, les aides soignantes, les femmes de ménage, les kinésithérapeutes, psychologues, surveillante, assistante sociale, bibliothéquaire, sans compter les familles, les visiteurs, les bénévoles... La liste n'est pas exhaustive et même si tous les malades ne sont pas visités quotidiennement par l'ensemble des « corps annexes », c'est la somme de ces références possibles qui « prive » l'infirmière de jour d'un accès à ce que j'appellerai « le libre arbitre », la nécessité de fouiller dans ses propres ressources face à un problème imprévu. C'est cette relative liberté de jugement expérimentée au quotidien de leur exercice par les infirmières de nuit que je postule être la condition qui permet à une certaine conscience de soi d'émerger, et à l'estime de soi de mieux se développer.

La « démocratie » se révèle la plus sûre des dictatures du jour sur la nuit. Elle veut que jamais le point de vue de la nuit ne l'emporte. Toujours minoritaires, les soignants de nuit n'ont d'autre alternative pour convaincre de leur opinion que leur diplomatie ou, à défaut, leur ténacité. Inutile de préciser qu'ils n'y parviennent pas souvent. Les stratégies de la nuit sont ainsi contraintes par un isolement qui n'est pas seulement géographique ou physique, mais qui recouvre également un mode de pensée et d'expression qui échappe à la maîtrise tant désirée de la médecine.

> « Le jour ne peut comprendre la nuit. Et pour la dominer, il se doit de la réduire. Il la possède mais partiellement, et en ce qu'elle offre de moins séduisant, de moins mystérieux. Le sacré, le spirituel, l'intemporel lui échappent... La nuit est un défi à la rationalité des discours. Elle en démontre les limites, l'étroitesse et la vacuité. » [2]

Jamais présente au moment de la décision, qu'elle soit thérapeutique, structurelle ou tout simplement organisationnelle, pas plus qu'au moment des investigations médicales, l'infirmière de nuit n'existe dans l'unité de soins que par ses transmissions, ne « persiste » que par ses écrits. Ignorée le plus souvent par les médecins de son service, elle ne les rencontre que si elle a le loisir de participer aux staffs ou autres réunions, sur son temps de repos, le jour, à moins qu'un incident survienne qui les amène à lui demander des comptes. Rares sont ainsi les médecins qui connaissent seulement le nom des

1. Je fais référence à l'hôpital dans lequel je travaille. D'autres structures ont des amplitudes différentes, soit 11 h, 10 h ou 9 h. Je ne crois pas qu'il subsiste des nuits de 8 h. J'y reviendrai à propos de l'instauration des 35 h, et des problèmes que soulève le fait de travailler la nuit. Si l'amplitude de la nuit est bien réelle, les découpages qui vont suivre sont purement indicatifs d'une généralité, la temporalité nocturne étant particulièrement floue.

2. Pascal Dupont, *op. cit.*, p. 58.

infirmières de nuit de leur propre service malgré leur stabilité exceptionnelle dans la structure...

DE VINGT À VINGT-TROIS HEURES, L'ADIEU AU JOUR

« Qu'elle est donc pauvre et puérile à mes yeux la lumière à présent ! Et quelle joie, quelle bénédiction que l'Adieu du Jour ! »[1]

Selon Gaston Pineau, cette période correspond, pour un diurne, à une période charnière entre hétéro et autoformation. C'est en effet « le temps des travaux, des rencontres et des réunions para ou périprofessionnelles, ou para ou périfamiliales. Temps de développement personnel et social par excellence où chacun tente de nouer avec les autres le rapport le plus significatif possible pour lui »[2]. C'est ce temps qui échappe à l'infirmière de nuit et qu'elle va être amenée à repousser et à transformer en un échange, au contraire, intensément professionnel dans des dimensions autres que celles communément admises, issues de la rationalité infirmière.

La nuit à l'hôpital se déroule en plusieurs phases, plus ou moins longues selon les personnes et en fonction des particularités du service. D'emblée, le temps de la nuit inscrit son inconstance dans un cadre qui n'est pas conçu pour lui, ce qui ne manquera pas de contrarier certaines tentatives de rationalisation. Après un bref temps de transmission orale concernant les particularités des situations des patients par l'infirmière de jour, l'infirmière de nuit organise la planification des traitements, prépare les injections et perfusions du soir tout en réfléchissant, au travers des dossiers de prescription et des transmissions écrites, au contenu moins explicite de la nuit qui se prépare. Cette première activité est plus ou moins dense selon la vocation du service, la charge de travail, mais aussi selon que l'infirmière est une habituée qui retrouve des personnes qu'elle connaît déjà, ou s'il s'agit d'une infirmière roulante. Cette organisation du travail est souvent entrecoupée de « sonnettes », qui sont le mode d'appel des malades, qui veulent d'abord savoir avec qui ils passeront la nuit. Ensuite, elle commence le tour de la totalité des malades qui lui sont confiés avant qu'ils ne s'endorment, c'est-à-dire qu'elle visite chacun d'eux dans sa chambre. Cette première visite lui permet de prendre ou reprendre contact avec les patients, de faire le point avec eux, de repérer les risques de problèmes, de leur administrer les traitements prévus et de les préparer aussi bien physiquement que psychologiquement pour la nuit. Elle lui permet également de prendre la

1. Novalis, *op. cit.*, p. 120.
2. Gaston Pineau, *Temps et contretemps en formation permanente*, Paris, Éditions universitaires, UNMFREO, 1986, p. 115.

mesure, *a priori*, de la nuit qui l'attend. C'est un moment très important pour le malade qui appréhende la nuit, la solitude, qui craint l'insomnie et son cortège de douleurs, d'impatience et d'angoisse. C'est également le moment de moindre disponibilité de l'infirmière, le temps qui ressemble le plus, pour elle, au temps du jour, le temps de l'« objectivité », de l'exécution hâtive de certaines prescriptions. C'est aussi le moment où le moindre incident avec l'un des malades mobilise la seule infirmière, provoquant un vent de panique chez les autres pour lesquels le moindre retard est vécu comme abandon, suscitant une méfiance qu'il faudra apaiser. Cette situation est un des problèmes majeurs de la situation particulière de l'infirmière de nuit que semblent ne pouvoir mesurer les équipes de jour. Un seul malade qui a peur, qui va mal ou qui s'agite, mobilisant la seule infirmière, compromet évidemment les soins de l'ensemble des autres qui devront l'attendre plus que de coutume. Dans les services lourds, la plupart des malades nécessitent cette attention particulière qui n'a pas grand-chose à voir avec les prescriptions et ne peut par conséquent s'apprécier au travers des paramètres que nous avons coutume de faire valoir. C'est également le temps de l'apprivoisement de part et d'autre, chacun des interlocuteurs sachant qu'il est condamné à la relation, quelle qu'en soit la qualité, quelles que soient les affinités ou disharmonies spontanées. L'entraide des infirmières de nuit des différents services proches géographiquement est ainsi obligée par certains soins qui ne peuvent être exécutés par une seule personne, ce qui est une autre des difficultés de cette tranche horaire, toutes les soignantes étant dans la même problématique au même moment. Il s'agit alors d'organiser son travail en différant ce qui peut l'être, ce qui conduit d'emblée à négocier avec le patient comme avec l'infirmière du service le plus proche. Cette convivialité obligée, associée à la méconnaissance de leurs conditions réelles de travail par les instances décisionnaires, est une des premières raisons de la solidarité remarquable qui unit les soignants de nuit pour peu qu'on ne les empêche pas de se rencontrer sous prétexte d'une proximité avec leurs patients qui souffre évidemment des nombreux déplacements obligés.

DE VINGT-TROIS À TROIS HEURES, UN TEMPS DE RENCONTRE

> « Aubépine
> La faveur des étoiles est de nous inviter à parler, de nous montrer que nous ne sommes pas seuls, que l'aurore a un toit et mon feu tes deux mains. »[1]

Vingt-trois heures est le temps de la première pause, le moment du repas qui correspond souvent à un rassemblement des infirmières proches géogra-

1. René Char, *op. cit.*, p. 33.

phiquement. C'est le bon moment de la convivialité, de la vie d'équipe, des grandes discussions et des échanges à propos des problèmes rencontrés par chacune sur son terrain. C'est le temps du rire, d'une communication assez familière pour que les états émotionnels puissent se parler. Les plus grands rassemblements dans mon service concernent cinq personnes mais il s'agit le plus souvent de deux ou trois. C'est dans ce temps que se déploie une pensée relativement libre, qui permet d'explorer largement les différents univers en présence, favorisant certains questionnements au-delà de la stricte résolution des problèmes. Ce moment permet aussi d'explorer les conflits, qui compromettent cette « harmonie » incontournable. La notion d'équipe est alors singulièrement élargie puisqu'elle concerne des soignants de services différents.

C'est conjointement le moment de l'élaboration des stratégies collectives de veille qui sera d'autant plus vigilante et agréable que la communication aura été positive. Les « meilleures » équipes, les plus efficaces, sont celles où les infirmières s'entraident le plus, celles où les compétences individuelles s'additionnent, celles où l'on sent que la réflexion dans l'échange est habituelle. Ce sont, comme par hasard, celles où les gens ont des choses à se dire, celles où ils discutent le plus longtemps. Ma position singulière d'encadrement n'a pas manqué, à ce propos, de provoquer de nombreux conflits tant avec les médecins pour qui la présence solitaire de l'infirmière dans son service était le seul critère de vigilance, qu'avec la direction lorsqu'elle supposait que c'est dans ces périodes de rassemblement que se fomentait la résistance à certaines injonctions.

J'ai pour ma part observé depuis longtemps que la tolérance s'épanouit particulièrement dans ces moments de communauté. Plus les soignants restent longtemps ensemble, moins ils manifestent d'impatience devant les demandes des patients, mieux ils supportent certaines attitudes problématiques et mieux ils peuvent se libérer de certaines charges émotionnelles. Sans compter que la collectivisation des problèmes permet souvent de les relativiser, l'entraide de partager certains moments difficiles. Les « changes » [1] eux-mêmes, exécutés en équipe, sont extrêmement moins pénibles tant moralement que physiquement. L'aménagement du transfert des rappels de sonnettes fut pourtant long à obtenir afin que ces rassemblements soient possibles. Il l'a été à la faveur de la prise de conscience par l'ensemble des décideurs de la collaboration obligée des soignants pour l'exécution de certains soins impossibles à réaliser par une seule personne.

C'est aussi le moment du changement de jour. A minuit, en effet, la date change sur les documents, et les urgences ou autres mouvements autour de minuit devront être très précisément signalés comme de la veille ou du len-

1. Beaucoup de malades dépendants le sont d'abord sur le plan de l'excrétion et nécessitent d'être changés, lavés et massés plusieurs fois par nuit.

demain. Cette précision temporelle reste problématique pour des gens qui ont l'impression de vivre hors du temps, sans parler des changements d'heure d'été ou d'hiver qui les obligent à recalculer l'administration de produits de plus en plus précisément dosés. Cette heure de « concentration floue », selon Gaston Bachelard [1], serait plutôt, pour l'infirmière de nuit, une heure d'hyper-conscience obligée puisqu'elle matérialise un temps qui ne doit pas lui échapper. En réalité, cet aspect ne revêt d'importance que si un événement survient qui doit être transmis. Cette précision n'a en effet de sens que pour le jour et sa problématique médico-légale ou budgétaire. Pour nous, gens de la nuit, peu importe qu'il soit aujourd'hui ou demain puisque c'est une autre dynamique temporelle qui nous anime.

> « Or le temps est un ordre et n'est rien autre chose. Et tout ordre est un temps. L'ordre des ambivalences dans l'instant est donc un temps. Et c'est ce temps vertical que le poète découvre quand il refuse le temps horizontal, c'est-à-dire le devenir des autres, le devenir de la vie, le devenir du monde. Voici alors les trois ordres d'expériences successives qui doivent délier l'être enchaîné dans le temps horizontal :
> 1. S'habituer à ne pas référer son temps propre au temps des autres – briser les cadres sociaux de la durée ;
> 2. S'habituer à ne pas référer son temps propre au temps des choses – briser les cadres phénoménaux de la durée ;
> 3. S'habituer – dur exercice – à ne pas référer son temps propre au temps de la vie – ne plus savoir si le cœur bat, si la joie pousse – briser les cadres vitaux de la durée.
> Alors seulement on atteint la référence autosynchrone, au centre de soi-même, sans vie périphérique. Soudain toute l'horizontalité plate s'efface. Le temps ne coule plus. Il jaillit. » [2]

Si travailler la nuit ne garantit pas le troisième principe, les deux premiers sont, à l'évidence, au cœur de la difficulté de faire partager nos expériences avec les équipes de jour. La référence au temps du jour étant la seule imaginable par les décideurs, l'incommunicabilité est totale dès qu'ils se mêlent de vouloir intervenir sur notre organisation. Un récent conflit illustre particulièrement cet aspect des choses, qui a vu les médecins-chefs d'un service de réanimation imposer des tâches de rangement à l'équipe de nuit après avoir suggéré qu'elles commencent les toilettes, dans le seul but de soulager l'équipe de jour et sans considération aucune pour les contre-arguments produits, en particulier cette non-maîtrise absolue des événements qui rend toute organisation systématique hasardeuse dans une équipe réduite. Un autre aspect caricatural de cette méconnaissance des contraintes liées à la nuit tient dans la décision d'imposer l'exécution de demi-bilans (ce qui signifie calculer le pourcentage de chaque produit administré durant la période concernée) pour chaque malade à 6 heures du matin, à un moment où les soignants éprouvent

1. Gaston Bachelard, *La poétique de la rêverie*, Paris, PUF, 1971.
2. Gaston Bachelard, *Le droit de rêver* (1970), Paris, PUF, édition 1993, p. 226-227.

les pires difficultés à compter et à exécuter des tâches qui demandent ce type d'attention. A mes arguments concernant la fatigue et l'hypovigilance associées à la fin de la nuit, un des médecins-chefs me répondit : « Si vous ne pouvez pas être clairs, il ne faut pas travailler la nuit... »

DE TROIS À SIX HEURES, LE TEMPS DE PENSER

> « Dans la nuit se tiennent nos apprentissages en état de servir à d'autres après nous. Fertile est la fraîcheur de cette gardienne ! »[1]

C'est souvent le temps du repli, chacun dans sa salle de soins, sauf quand la situation l'empêche, quand la discussion nous tient jusqu'à six heures ou que l'état d'un malade nous oblige à rester à ses côtés. C'est le moment de la lecture, du rêve éveillé, de cet état second, ni endormi ni réellement éveillé. C'est le moment où l'on rêve à un bon lit d'autant que le froid nous gagne, le moment où le sommeil paraît la chose la plus désirable au monde. C'est un temps d'attente, où, hormis les soins prescrits, on est soumis à une temporalité extrêmement variable, inconsciemment attentifs au moindre bruit dans un silence relatif. Les hottes à flux laminaires[2], que nous ne pouvons éteindre, nous laminent les oreilles et perturbent cette écoute très fine que développent les travailleurs de nuit. Dans les services où plusieurs personnes peuvent veiller ensemble, c'est le moment de l'intimité, des conversations à mi-voix, des confidences, des lapsus. Le ton baisse en même temps que l'énergie, on attend le matin qui tarde à venir, qui nous libérera de cette lassitude intense. Ce temps de grande solitude est aussi le temps de la plus grande responsabilité. Seul maître à bord, l'infirmière est la garante de la sécurité dans un monde où tous les autres sont supposés dormir et se reposent totalement sur elle. Le bateau est sous son entière responsabilité tant pour ce qui concerne ses « passagers » que pour l'ensemble des incidents techniques qui peuvent survenir la nuit. Je veux parler des désordres électriques, des pannes diverses, des incendies même dont la prévention consiste à traquer les fumeurs dans le secret de leur chambre... équipée d'oxygène. Je ne m'étendrai pas sur la surveillance des fugueurs désorientés qui nous occasionnent de nombreuses promenades angoissées dans les bois...

C'est le moment qui ressemble le plus à ce que G. Pineau nomme le « temps hyperconscient d'autoformation »[3], qui me donne à penser qu'il est le noyau de cette différence fondamentale s'énonçant au travers des mille et

1. René Char, *op. cit.*, p. 11.
2. Il s'agit d'un d'appareil voué à la préparation des produits dangereux comme les chimiothérapies. L'infirmière travaille, les mains à l'intérieur d'un espace balayé par des flux laminaires destinés à empêcher la contamination. La soufflerie ne doit jamais être arrêtée.
3. Gaston Pineau, *op. cit.*, p. 116 à 120.

un événements qui opposent le jour à la nuit. Infiniment moins soumise à l'organisation médicale et administrative que sa collègue de jour, l'infirmière de nuit a tout le loisir de chercher des réponses dans son expérience, dans son propre rapport au sens qu'a la maladie pour elle. Cette liberté s'exerce aussi bien face aux demandes du malade, qu'à celles des médecins par prescriptions interposées. Bien sûr, il ne s'agit pas de surseoir à des prescriptions médicales concernant le traitement, ni d'aller à l'encontre du « projet de soin », mais de s'autoriser à penser autour de cela, de discuter les choix médicaux ou infirmiers, d'en débattre avec d'autres collègues d'autres services, et, par là, de se construire une opinion indépendante de l'idéologie médicale du service.

> « La liberté naît, la nuit, n'importe où, dans un trou de mur, sur le passage des vents glacés. »[1]

Transgressant, par son statut même, la symbolique nocturne, l'infirmière de nuit est la preuve vivante et quotidienne qu'on survit au chaos, que les terreurs nocturnes sont sans fondement objectif et que l'insoumission aux contraintes diurnes n'est punie d'aucune malédiction divine ou diabolique. L'hôpital, la nuit, n'est ni le lieu privilégié de crimes ou d'agressions, ni un lieu de débauche, ni même un lieu d'étranges pratiques. C'est simplement un espace de plus grande autonomie, de liberté de pensée et de parole, de solidarité obligée éprouvée au quotidien et de rapports humains non soumis à la diurnité hiérarchisée et compartimentée. C'est un espace où le malheur, la misère, la tristesse s'expriment sans fard, sans masque, encouragés par l'intimité, par une réelle confidentialité. Il en résulte une chaleur, une confiance, une qualité relationnelle qui survivent depuis la nuit des temps, malgré la négativité qui colle à la nuit plus sûrement que tout autre critère.

> « Sur les êtres de l'ailleurs pèsent tous les soupçons. Leurs actions n'apparaissent pas conséquentes aux murs de l'ici-bas journalier. »[2]

L'agressivité que le jour manifeste envers la nuit me semble davantage liée à cette provocation involontaire que constitue cette évidente liberté de ton se manifestant à tout propos dans l'expression des infirmières de nuit, qu'à un quelconque conflit à propos des valeurs qui constituent le socle de la profession infirmière. Il n'en reste pas moins que chaque occasion de formation ou de groupe de travail, rassemblant les soignants du jour et de la nuit, voit la singularité de la nuit percuter de plein fouet la cohésion dans

1. René Char, *op. cit.*, p. 59.
2. *Ibid.*, p. 63.

une certaine soumission, sans pour autant forcément d'adhésion, du jour. La résistance à une rationalisation des soins, de plus en plus rejetée par les infirmières, voit ainsi ses principaux arguments surgir de la nuit, sans soutien explicite de leurs collègues de jour, malgré une évidente problématique commune. Tout se passe comme si ces deux mondes étaient frappés d'incommunicabilité.

Le jour ne peut, à l'évidence, accepter d'imaginer qu'il pourrait tirer enseignement de l'expérience de la nuit.

DE SIX À HUIT HEURES, LES FEUX DE LA RAMPE

Le sommeil ou l'insomnie des malades sont des horloges inconstantes qui les verront souvent s'endormir, rassurés par les premières lueurs de l'aube, après avoir lutté toute la nuit contre leurs démons. Il s'agit alors de les visiter avec le maximum de discrétion, autant que les traitements nous en laissent le loisir.

Il faut relancer la machine, remettre en route les neurones ralentis par la veille, déplier les corps engourdis, rendus douloureux par cette attente nocturne, enfiler les pieds gonflés dans des chaussures devenues trop petites. Encore un petit déjeuner et c'est le tour du matin. C'est le moment de revoir chaque malade, de faire le point sur sa nuit, de changer les lits souillés, les pansements, de distribuer les thermomètres, d'appliquer les traitements souvent institués aux heures paires et surtout de ne pas oublier de vider un bassin ou un pistolet, ce qui serait immanquablement vivement critiqué. C'est encore là une particularité du jour qui ne pardonne rien alors que dans le cas exactement inverse, au moins aussi fréquent, la nuit « laisse pisser » selon leur propre expression afin de « ne pas en rajouter ».

C'est aussi le moment de la crainte de trouver un mort qui se serait éclipsé subrepticement, avec la charge de culpabilité qui ne manque jamais de pointer son nez camus, sans compter la nécessité de le préparer, d'informer sa famille, inventorier ses affaires, effectuer le cortège de démarches administratives... à un moment où la remise en ordre du service s'impose pour affronter le jour. Il s'agit encore d'écrire les transmissions dans chaque dossier qui reflètent les événements de la nuit et permettent d'espérer un changement de traitement ou la prise en compte d'une douleur trop souvent encore négligée par les médecins. L'arrivée de l'équipe de jour libérera l'infirmière de nuit après une transmission rapide et orale des éléments particuliers. C'est alors le moment du retour chez soi avec la fatigue intense qui rend tout déplacement difficile.

LES PROFONDEURS DE LA NUIT

« La nuit déverrouille les clés de la rationalité et du langage, mais non pas pour substituer le néant et le vide à ceux-ci. Bien au contraire, elle est riche d'enseignement, on le sait ou on le sent. D'un enseignement qui ne se laisse pas archiver ni consigner dans les cahiers du savoir actuel. »[1]

Travailler la nuit suppose la mise en veilleuse des normes professionnelles explicites, du besoin de reconnaissance immédiate par les autres, de la conformité facilitante aux modèles, au profit de valeurs autres, confidentielles celles-là. Travailler la nuit, c'est utiliser en priorité ses propres valeurs implicites, non dites, traiter avec l'irrationnalité, la subjectivité, ces concepts non répertoriés dans le grand classeur de l'objectivité sans pour autant négliger les autres aspects. La clarté du jour est contrebalancée par la lueur diffuse des veilleuses qui oblige à affûter son regard.

Le jour, dans notre représentation collective, c'est l'objectivité, l'altérité conventionnelle, les normes, l'hétéroréférentialité. La nuit, c'est le moment du sommeil et de l'oubli, le règne de la subjectivité, du rêve, de la solitude avec son autoréférence obligée. La nuit est naturellement confrontée à la suspicion qui s'attache à l'inclassifiable, à l'inquantifiable. Ceci est particulièrement repérable dans ce milieu privilégiant la scientificité rassurante.

Soigner la nuit, c'est se retrouver confronté à la relation duelle dans un environnement médical atténué. C'est accepter de rester dans l'ombre, de perdre une part importante de la caution du système, de risquer de perdre de la technicité pour gagner sur le tableau de la liberté d'action, de la qualité relationnelle, de la densité affective, de la sensualité même, autant de valeurs dont le moins que l'on puisse dire est qu'elles ne figurent pas dans le répertoire des schémas professionnels.

C'est l'impuissance de la médecine qui nous amène le plus souvent à puiser dans nos propres ressources, qui nous oblige à aller plus loin dans un questionnement, qui laisse du temps au temps. La nuit permet alors l'émergence d'une relation plus intime, d'une parole plus sensible, un développement de la pensée, une interrogation sur soi et les autres. Si la personne malade est sujet central la nuit, le soignant peut donc, sans déroger à la norme absente, s'autoriser également à être sujet. C'est ainsi très simplement que les rôles s'estompent, laissant davantage de place à l'être.

Le médecin, appelé pour une urgence, se trouvera lui aussi touché par l'ambiance feutrée, alanguie. La déférence classique résiste mal au crépuscule d'autant que la fatigue émousse les défenses des uns et des autres, celle du

1. Pascal Dupont, *op. cit.*, p. 27.

médecin qui vient d'être appelé en plein sommeil, celle du soignant qui lutte contre l'endormissement. La nuit, le soignant discute, marchande, se fait l'avocat du malade, de son sommeil, de son confort, de sa douleur, de ses problèmes, de son angoisse. Le médecin de garde doit alors accepter de regarder autrement cette personne redevenue sujet et dont la maladie, l'espace d'une nuit, devient accessoire. Les choses sont certes différentes si l'on a affaire au médecin du service ou à un médecin d'une autre spécialité, ce qui constitue un autre des avantages inestimables des soignants la nuit. Tout en appartenant à une unité de soins avec ses règles, us et coutumes, le soignant de nuit est confronté à une multiplicité d'attitudes thérapeutiques, de comportements médicaux et humains et par conséquent de réponses possibles à un même problème. Son « ouverture » à la diversité, et par là même à la complexité, s'en trouve alimentée et n'est pas le moindre des effets à considérer dans son épanouissement professionnel.

La subjectivité des soignants, médecin y compris, laisse alors davantage de place à l'improvisation, à l'écoute du malade mais aussi à la leur. La nuit oblige également à composer avec une dimension temps qui a perdu ses repères habituels. Pas de soleil, pas de visites, pas de repas qui viennent rythmer cette période, qui fassent « passer le temps », sur lesquels on s'appuie inconsciemment... Les structures sont allégées et les radiographies au lit moins précises. On hésite à recourir, sauf cas extrême, aux moyens plus sophistiqués, ce qui nous rend plus modestes et autorise le doute sans qu'il soit, pour autant, suspecté d'incompétence. Une certaine solidarité en profite pour s'instaurer face au problème et tout s'en trouve alors changé.

Tout sera relativement stable tant que cela ne sortira pas de la nuit...

III - LA NUIT DU CHERCHEUR

La tenue d'un journal de recherche ou plutôt, pour ce qui me concerne, l'écriture d'une succession d'états des lieux, d'âme et d'esprit... montre, au praticien-chercheur d'abord, l'instabilité créative de ses états intérieurs et extérieurs, les glissements et chevauchements perceptibles des éléments de l'ensemble. La saisie d'un objet comme « la nuit », dont la vie propre m'échappe pourtant de moins en moins, rend sa description même extrêmement difficile. Sa chronologie est la seule valide puisqu'il est situé dans le temps de cette recherche. Sa publication veut respecter l'engagement du chercheur de donner à la recherche la totalité des éléments l'ayant traversée, dont il est lui-même capable de se saisir. Je peux dire également que j'ai le plus souvent écrit dans le journal quand je ne pouvais pas écrire la thèse, ce qui revient à dire que l'écriture de cette thèse se substitue au journal lorsqu'elle est possible. Il est par conséquent indissociable de ce travail, son analyse restant en partie à la sagacité du lecteur.

Seul, le journal de cette recherche peut prétendre à une historicité dans son écriture. Il est ainsi le lien révélant certaines congruences intertextuelles avec le « hors-texte », référence incontournable au processus et à la temporalité. Il est la chair d'une potentialisation/actualisation en actes que voudrait initier cette recherche. Il se veut éclairage sur mes implications, ouverture sur mes aveuglements, interpellation de la subjectivité du lecteur, accompagnement incontournable de la thèse. Sa publication dans le corpus est ainsi un exercice obligé par mes intentions autant que par l'objet de recherche.

Ma volonté de ne pas trop « contrôler » laisse ainsi par ce journal un peu de liberté à une écriture qui va, elle-même me conduisant, là où je n'aurais pas toujours eu l'idée d'aller, précédant souvent la mise en forme des concepts de même que leur théorisation. Il est la trace de ce « chemin des écoliers » qui mène de bout en bout la recherche. C'est dans cette expérience d'un diarisme au bord de l'aveuglement que l'essentiel de ma recherche d'une écriture, qui ne masque rien de ce qu'elle voit, s'est dépliée.

L'écriture de ce journal visait à garder des traces qui soient les témoins, qui révèlent les positionnements, qui traversent les différents plans de ma compréhension et permettent de repérer certaines articulations qui n'apparaîtraient pas autrement. Ces différentes lectures d'événements font apparaître l'essentiel des préoccupations du chercheur et donnent à voir plusieurs états de « la question » (et du praticien-chercheur...) ainsi que certains mouvements paradoxaux ou contradictoires qui lui donnent corps. C'est ce journal, plus ou moins dense, plus ou moins violent en ce qu'il donne à voir, qui nourrit, accompagne et signe la recherche.

Sa non-écriture pendant certaines périodes, parfois assez longues, est également le témoin par omission de l'indicible du faire, de l'insurmontable difficulté qui affecte parfois le praticien submergé par un matériau qui, non seulement ne cesse de se produire, de se presser aux portes de sa raison, mais qui, de plus, est démultiplié par les différentes approches expérimentées au cours de la recherche. L'extraordinaire densité du matériau fut ainsi souvent un obstacle à l'écriture même de la thèse.

Il est le témoin des conditions de faisabilité, la trace des événements conscients et inconscients qui traversent une recherche. Non retravaillé, il reste le plus sûr produit de la nuit du chercheur, magma de pensé et d'impensé, d'émotion et de ressenti qui ont guidé la praticienne dans les entrelacs de la raison entre résonance et raisonnement. Cette écriture, entre intimité et extériorité, ne s'auto-adresse pas au scripteur comme le ferait un journal intime ni explicitement au lecteur, bien que sa présence soit sensible en filigrane. Elle livre ce qui n'est souvent pas repris dans la démonstration bien que constituant le socle de sa construction. L'écriture diaristique n'est pas celle d'une intimité, bien qu'il y ait de l'intime, ce n'est pas une écriture travaillée puisqu'elle n'a subi aucune rature, ce n'est pas non plus une écriture de terrain bien qu'il y ait des traces de mon activité de terrain. La décision de sa publication n'a été prise que lorsque j'ai pris conscience de mon incapacité à effectuer moi-même une grande part des opérations de déchiffrement.

La dimension qu'il a finalement prise, sans que je le veuille ni le refuse, donne à palper quelque chose de l'ordre de l'émotion, il est la chair de la thèse, son ombre indissociable, il est une lueur dans la nuit de mon non-savoir.

C'est à propos du terrain que j'ai le moins écrit dans ce journal, du fait de mon engagement total dans mon activité professionnelle et de par mon refus de la prise de distance que nécessite le fait d'écrire « sur », comme si, parfois, mon éthique de praticien m'interdisait de le faire. Cet inélaborable l'est d'abord par sa dimension, mais aussi par la complexité induite par la double entrée qu'instaure la posture de praticien-chercheur.

JOURNAL DE RECHERCHE

7/10/92 – Déjà une semaine depuis mon inscription et je n'ai pas pris le temps d'écrire. Pourtant quel chemin étrange entre embûches et bouquets multicolores... Il y a cette excitation que je connais bien, liée à ma soif inextinguible d'apprendre, de comprendre, ce plaisir indicible de la situation « d'apprentie chercheuse », il y a aussi ces douches froides répétées au fur et à mesure que je comprends ce que je vais devoir abandonner de mes projets immédiats et professionnels pour parvenir à chausser vraiment les bottes universitaires.

Trois séances de « tronc commun » auront suffi à dessiller mes yeux naïfs. Nous ne parviendrons pas à mener conjointement une « recherche » et mener à bien une opération d'amélioration des conditions de vie locale... Il n'en fallait pas plus pour me donner envie de relever le défi !... Moi je voudrais les deux et j'ai commencé à recenser les deuils à faire... je suis une habituée du deuil, ce qui ne retire rien, hélas, de la douleur, encore que ce DEA m'aidera sans doute à justifier certains deuils souhaités...

D'abord, le plaisir, celui d'avoir transgressé quelque chose de non encore explicite pour moi, de l'ordre de l'affectif mais aussi du social. Enfant il m'était interdit de dépasser mes frères et sœurs, interdit de faire valoir mes qualités d'élève douée, interdit d'exhiber les poèmes que j'écrivais et que l'institutrice nous avait fait apprendre en classe. Il me fut interdit d'accéder aux études secondaires, interdit de quitter la cellule familiale et paysanne à laquelle je me refusai définitivement d'appartenir.

Outre la frustration culturelle, j'entrai en rébellion intérieure, ce qui constitue encore aujourd'hui le moteur de mon désir, mais la culpabilité due à la transgression n'a pas disparu. Elle s'use à mesure que je la perçois, ce doctorat que j'entame devrait être la dernière étape de sa vie.

Pourquoi dire cela en préalable ? Je dois aussi m'expliquer, toujours, me justifier de cette nécessité pour moi de sortir des sentiers battus, de quitter mes pairs comme j'ai quitté ma famille. La cellule de l'hôpital est encore plus forte à me faire payer cette différence que j'exhibe en permanence. Dans toute ma vie d'infirmière d'abord, puis de cadre, j'ai eu à cœur d'être « auteur » de ma vie, me refusant à, consciemment, être seulement acteur. Après de nombreuses années où j'ai eu à subir des persécutions incessantes de l'ensemble de l'état-major (surveillants, médecins, direction), ma « résistance » a fait céder la pression, la transformant parfois en estime (le changement de direction n'étant pas pour rien dans cette évolution). Je suis donc aujourd'hui dans une « cellule » plutôt douce, à la tête d'une équipe avec laquelle j'entretiens des rapports souvent passionnels mais plutôt positifs et vivants ; l'équipe des surveillantes étant le dernier lieu de ma « singularité dangereuse » (le pouvoir étant en jeu). Depuis dix ans, année de ma maîtrise, je voulais entamer ce DEA sans savoir vraiment ce que cela contenait. En fait je découvre, après trois séances, que ce qui m'inquiétait le plus, c'est le plaisir que j'y prends, même si l'angoisse de ma non-maîtrise des techniques recouvre parfois cela. Me voilà par conséquent rassérénée, à l'aube de travailler même si je me demande bien par quel bout commencer, comment je vais me sortir de ces lectures inévitables, voire même des relectures puisqu'une bonne partie de ma bibliographie digérée est inutilisable. Curieusement, je m'inquiète moins du terrain malgré que je ne voie pas encore très clair dans les notions, ou, plus précisément, dans la méthodologie pour passer de « l'objectivation profane » à une objectivation scientifique. Ma position actuelle me semble entre les deux, puisque me considérant comme auteur, j'effectue sans cesse ces arrêts retours sur les événements qui se passent autour de moi, ceux dont je suis partie prenante comme ceux que j'ai à observer. Mon attitude mentale de responsable d'une équipe, avec une tendance plus marquée à « l'accompagnement », mon âme de rebelle aux habitudes, mon rejet de la « passivité » me portent naturellement à exiger davantage d'éclaircissements et stimulent ma conviction que la recherche est la voie la mieux adaptée à mon exigence, même si le deuil nécessaire des bénéfices secondaires de ma position actuelle m'apparaît comme difficile et que la pression de « mes » infirmières et aides soignantes me touche profondément. Comme j'ai eu beaucoup de difficultés à faire le deuil de ma fonction d'infirmière, j'ai reporté cet amour inemployé sur « mes infirmières » qui ont remplacé sans conteste « mes malades », me donnant souvent à penser que les plus en danger ne sont pas ceux qu'on croit, à savoir, que la distinction debout/couché n'est pas suffisante pour séparer les deux « camps ». Cependant, là aussi, j'ai commencé à me retirer doucement, à mesurer davantage mes « implications » à mieux me définir dans mon rôle, apprenant, au travers des expériences douloureuses que traversent certaines infirmières, la nécessaire distanciation. La thérapie que j'ai commencée il y a deux ans m'a finalement permis de faire le tri et retrouver mon désir, en nommant ma peur, de sortir les cellules successives dans lesquelles j'ai été « enfermée volontaire ». Être dedans, c'est recevoir de l'amour, mais c'est aussi mourir. Être dehors c'est perdre cet amour (peut-être) mais c'est retrouver mon désir, retrouver l'aventure, le danger. Bref, je n'attends pas de ce DEA qu'il règle mon ambivalence dedans/dehors mais je suis sûre, pour l'instant, d'être dans le désir, dans l'aventure, et tant pis pour le danger.

KOS 25/10/93 – Après avoir discuté avec Gaston et Thierry, je me sens plus claire dans ce qui me lie à cette idée d'« école dispersée de santé européenne ». D'abord lieu de rencontre parisien, carrefour des alternatives de tout poil, le groupe s'est « regroupé » autour de Jean après une rupture avec les autres domaines (justice, école). Mon appartenance fluctuante, à partir de là, était liée au fait que je ne me retrouvais pas toujours dans les options ou les discussions (le quartier, les pinaillages médicaux, les tiraillements du pouvoir), sans pouvoir rompre complètement... je restais en contact avec Jean et Clarisse et, réciproquement, ils continuaient à m'inviter, à m'informer. Je suis restée par amitié, puis ai retrouvé du sens depuis un an. A Gaston qui s'agace des changements perpétuels de décisions, je dis qu'on est toujours comme ça, en même temps on veut rester dans le happening et on a besoin d'organisation pour crédibiliser notre parole. L'idée de l'école est de Jean, la légitimation de nos options, la pérennité.

Gaston pense que nous avons très peur de l'institutionnalisation et que cela explique le désordre. Moi je trouve qu'on a fait des progrès, mais qu'effectivement mon idée de l'école est horizontale, sans chef de file (alors que Jean est l'évident leader et que c'est autour de ses livres que « l'école » s'est rassemblée) et que si nous ne faisons pas école, c'est que nous cherchons l'échange égalitaire, apprendre à entendre l'enseignement d'où qu'il vienne, que ceux qui sont venus et repartis attendaient un « enseignement » là où il ne peut y avoir qu'échanges. Gaston me dit alors que c'est bien là le problème : quand nous voulons faire meilleure place au malade, à sa parole, et que certains ne peuvent écouter d'autres médecins, n'entendent qu'eux-mêmes... Gaston s'inquiète de notre crédibilité auprès des « Hippocrate » et il devise sur la dimension du serment qui, même si parfois on le tourne en dérision, lui fait souvent se poser des questions et lui sert de support à l'éthique. Alors on parle de l'éthique qui sous-tend tout notre parcours, malhabile, mais présente dans toutes nos démarches depuis le balbutiement.

26/06/93 – Drôle de journal pour drôle de recherche ! J'étais si sûre que je n'aurais pas de mal à l'écrire !

Il n'est pas facile de trouver du temps pour faire les choses, lire, travailler, écrire. Les seuls moments privilégiés se sont passés à la fac où personne ne peut me déranger dans mon travail (même pas moi !). Mon problème majeur, je crois, est l'emprise considérable que l'hôpital exerce sur moi, avec une aggravation très nette depuis le début de l'année. Les remises en question de nos « avantages », les problèmes de trésorerie et l'angoisse qu'ils génèrent, m'ont empêchée de m'éloigner au moment où j'en avais le plus besoin. Jamais je n'ai autant eu l'impression qu'on comptait sur moi pour défendre la situation, jamais cela ne m'a été aussi pénible, mais à aucun moment je n'ai pensé que je pourrais m'en désintéresser. Je ne sens pas la situation assez sûre pour passer un peu la main. Pourtant je le désire maintenant, davantage parce que je suis désabusée que parce que je sens une relève possible.

Cette année... (s'est achevée sans que je puisse aller plus loin).

19/12/93 – Du temps, encore du temps passé à ne rien écrire et pourtant je n'ai jamais autant travaillé autour de la question qui m'oppresse : quelle recherche et pour quoi faire ?

L'hôpital m'a happée alors que j'étais en train de m'éloigner, « la crise » m'a mobilisée ravivant l'inquiétant dilemme : si je veux approfondir quelque chose, c'est autour de ma vie professionnelle, si je laisse tout ce que j'ai construit patiemment depuis quinze ans « foutre le camp », quel intérêt à poursuivre ?

Pourtant se dessine un petit éclairage, je changerai peut-être de métier après, mais je ne changerai pas de camp. Je suis et resterai un praticien qui a besoin de donner du sens à ce qu'il observe, à ce qu'il agit.

J'ai souvent eu la sensation de jouer des rôles : le rôle de la bonne fille à la maison, le rôle de la bonne petite infirmière alors que tout cela m'était tellement étranger... Déplacée, mal orientée, jamais à ma place, d'ailleurs n'ayant jamais trouvé cette place dont j'ai fini par « oublier » qu'elle m'était nécessaire. Depuis février, je suis entraînée dans un bras de fer avec la direction de l'hôpital qui, tout en reconnaissant la validité de mon point de vue, se retranche derrière la « situation économique » pour, en fait, privilégier l'aspect strictement gestionnaire, sans compter tous les éléments immatériels qui en profitent pour se glisser subrepticement dans le lot.

24/01/94 – A nouveau coincée entre « l'écrire » et le sujet. Après un entretien, le premier, les doutes m'assaillent. Et si je n'étais pas capable de faire le distingo entre mes projections, mes « allant de soi » et le dire de l'autre, éternelle angoisse dont G. Devereux me rend si proche ! J'ai peur de mes interprétations, je n'ose pas les formuler, la recherche me rend frileuse et prudente. Je ne « sais » plus rien dès lors qu'il s'agit de l'écrire dans ce cadre exigeant. C'est pourtant là où je vais m'obliger à le faire... d'abord esquisser ce qui me vient maintenant à l'esprit.

Le bras de fer dont je parle plus haut concerne ma position affirmée de faire valoir les conditions de travail, face au discours de crise et de restriction, et notre volonté de défendre notre conception à nous, soignants de nuit, de la notion « d'amélioration ». Le passage à 35 h est riche d'enseignement. La consigne a été donnée en janvier 92 à ma subordonnée, pendant mes vacances, de consulter le personnel de nuit sur des plannings de 35 h par semaine, voire 70 h pour 15 jours, et ce, en urgence. Nous travaillons depuis plus de 20 ans sur des rythmes de 4 nuits de 12 h, 4 jours de repos ce qui semble, à l'usage, moins déséquilibrant que d'autres systèmes. La consigne donnée par le chef d'entreprise était sans ambiguïté : Débrouillez-vous, mais le système actuel est exclu.

Inutile de dire que tous les cas de figure imaginés n'arrivaient à satisfaire ni aux exigences de la direction, ni, bien entendu, l'ensemble des concernés. C'est dans un total désarroi que je retrouvai mes équipes à l'issue de mes congés. Ma position a été alors conforme à mon « profil » : j'ai fait table rase des restrictions imposées par la direction et ai proposé un planning exactement identique à l'ancien, mais avec des périodes de congé systématisées chaque mois avec, à l'appui, les arguments suivants :

La régularité travail/repos est indispensable la nuit, ce qui exclut les grandes et petites semaines ou les systèmes vécus par les intéressés comme désorientants.

La pénibilité particulière, liée à la physiopathologie du travail nocturne et au déséquilibre qui l'accompagne, serait compensée par ces périodes de long repos (12 jours consécutifs un mois, 6 jours le mois suivant), etc.

La charge mentale serait atténuée dans nos services lourds et aigus (c'est-à-dire où les malades restent peu de temps à la fois) du fait de ces longues périodes d'absence qui permettent aux soignants de revenir dans des conditions modifiées, de ne pas retrouver certains malades, certaines situations difficiles.

Et surtout, la quasi-unanimité (78/80) des soignants satisfaits par cette organisation moins perturbante, adhérant surtout à la notion de break, considérant effectivement le passage à 35 h comme une amélioration et non comme le faisaient craindre les consignes de la direction : une catastrophe.

La mauvaise volonté de la direction devant ce planning fut difficile à évacuer et il fallut recourir au rapport de forces pour l'emporter (« mon » syndicat nous a soutenues, ainsi que l'inspecteur du travail que je suis allée « séduire »). C'est là que la désillusion fut la plus douloureuse. J'ai gagné ma bagarre mais je ne cesse, depuis, de payer pour cela, même si l'on me « rembourse » au fur et à mesure... D'abord, la direction a imposé à l'ensemble des soignants des restrictions destinées à économiser un déficit prévisible. Ce fut une coupe franche, diminution des remplacements = aggravation des conditions de travail, disparition de tous les petits avantages ici et là, dans certains calculs de congés, modification des calculs de jours fériés parfois plus avantageux du fait des rythmes particuliers, etc., pointant la solution la plus visible des économies possibles. Diminuant le chevauchement des équipes de jour, on aurait pu « gratter » 1/2 h voire 1 h sur la nuit, ce qui leur aurait permis d'éviter ces heures de compensation qui font justement notre soupape d'équilibre.

Or, l'ensemble des cadres infirmières de jour sautèrent sur l'occasion d'en « découdre » avec nous avec la bénédiction de la direction bien contente de me mettre en situation délicate. Je retombai alors exactement dans la position de bouc émissaire que je commençais à oublier, mon beau planning pourtant accepté (de mauvaise grâce) remis en question, ce, dans une ambiance de guerre que je n'avais jamais vue (ou j'avais oublié !) aussi violente. Au terme de plusieurs semaines de négociations, où l'affrontement jour/nuit était au centre des débats, je réussis à retourner à notre avantage le discours « d'égalité » tenu par le directeur et à retomber à peu près sur mes pieds, non sans y perdre quelques plumes comme tous les autres ; mon planning fut entériné, envers et contre tout.

Je pourrais relater indéfiniment puisque cette histoire s'écrit au quotidien, mais mon objectif, outre le besoin de faire le point sur ma problématique de cadre contrariant ma sérénité de chercheur, est de tenter de nommer les soubassements que je commence à entrevoir, non pas de la crise, réelle, ni de la totalité, loin s'en faut, des événements qui affectent le monde du travail des soignants, mais des retours de bâton à ma volonté de m'extraire, par cette recherche, du magma de l'emprise considérable de cette institution sur moi. Je suis cadre, « surveillante générale de nuit » ce qui m'amène à être en permanence, le jour, « invitée » à des réunions, à des séances de travail avec le chef du personnel, à être interpellée par tous les médecins, puisque tous ont affaire à moi pour l'organisation des soins, la nuit. J'ai accepté d'autant plus volontiers que le besoin de socialisation de la nuit[1] ne peut se satisfaire que si quelqu'un s'y colle ; à savoir, le peu d'intervenants nous place dans une situation d'abandon, de sous-information, de solitude morale et physique qui ne peut être compensée que par un lien, le plus fréquent possible entre ces deux mondes distincts. Je suis donc le seul trait d'union et me charge de beaucoup de contacts dans le but d'assouplir, assainir, et faciliter les transmissions. Les résultats positifs de mes interventions durant la journée ne masquent pas pour autant ce que j'appellerai les « parasites » de mon implication, à savoir, l'emprise grandissante de l'institution (idéalisée) sur ma vie personnelle puisque ces journées appartiennent à la sphère privée, au repos légitime. Ce besoin (partiellement conscient) d'exister, de participer à la construction, d'être « incontournable » dans les décisions qui nous touchent est peut-être plus facile à repérer du fait que, pour entrer dans cette dynamique, il me faut forcément payer le prix de mon repos, de mon temps

1. Lorsque je parle de « la nuit » il faut souvent entendre l'ensemble des personnages qui la composent.

personnel. La nécessité pour moi d'être le plus souvent possible auteur de ma vie ne me laisse guère d'alternative. En effet, le confort, la nuit, nécessite une certaine reconnaissance des équipes de jour, de la confiance des médecins, d'une connaissance réciproque des particularités de chaque poste. Or, cela n'est pas tâche facile et exige des mises au point permanentes, des démonstrations fréquentes de bonne foi, des enquêtes minutieuses chaque fois qu'un problème est soulevé (par « le jour » toujours). Comme on peut le voir, les raisons légitimes d'une présence au-delà d'un strict contrat avec l'institution ne manquent pas, ni les résultats positifs observables au niveau des simples rapports d'équipes qui se trouvent simplifiés, dédramatisés, mis à plat. Bien sûr tout n'est pas aussi simple...

D'autres aspects se révèlent au niveau de l'encadrement qui sont loin d'être aussi aisément analysables ; ainsi, ma présence est vivement souhaitée par mes collègues de jour à certaines réunions, vivement critiquée à d'autres. Il faut dire que ma position d'intervenante dans tous les services est ressentie par certaines comme un danger, du fait de la possibilité que j'ai de comparer leurs secteurs, de par mon observation privilégiée de l'ensemble alors que leur vue s'arrête à la limite de leur territoire. La nuit, l'étendue de « mon » service, ma position rebelle d'instinct (car il n'y a guère là d'intentionnalité) font de moi un personnage qu'on ne peut mettre de côté. Une longue pratique d'opposition m'a aussi dotée de moyens d'expression, voire de persuasion, qui me font étiqueter comme dérangeante (une surveillante générale m'a, à plusieurs reprises, reproché d'être trop convaincante !...).

9/04/94 – Ce n'est pas franchement évident d'appeler ça « journal », et pourtant il y a déjà des choses à lire. Je peux au moins mesurer le chemin parcouru depuis le début de ces lignes, chemin parcouru dans l'institution où inconsciemment depuis déjà vingt et un ans je joue le rôle d'analyseur, trouvant, sans chercher, toujours la faille, naturellement « chieuse », comme dirait le directeur ; la prise de conscience de ma place réelle (une de mes places !) d'empêcheuse de stagner en rond, de critique systématique des traitements symptomatiques, des placages de concepts sans queue ni tête pour nous, ici et maintenant, sans compter mon exaspération devant les discours simplistes et contradictoires de certaines surveillantes du genre : « les infirmières demandent des outils, veulent une reconnaissance ; on leur offre le dossier de soins, le diagnostic infirmier et elles ne veulent pas rentrer dedans ». Au lieu de se demander pourquoi elles ne veulent pas de ça, ou même si elles ne le disent pas, pourquoi elles n'utilisent pas vraiment ces outils, on (les cadres) se demande comment on pourrait bien les obliger, les convaincre qu'elles doivent en passer par là. En fait, je constate que, malgré mon « incrustation » dans l'encadrement, je continue à les trouver plutôt bornés dans l'ensemble, peu soucieux de cohérence, surtout avides de pouvoir. Je ne sais pas si mon contre-pouvoir conscient depuis le début (quand j'ai postulé, j'étais déjà à l'index, comme emmerdeuse, j'avais l'idée de noyauter, prendre cette place pour que personne d'autre ne la prenne, pour empêcher les choses de déraper autour de moi, au moins) est de la même veine que leur volonté de pouvoir. Il est probable qu'en partie, du moins, il soit issu des mêmes réalités. Je me rends bien compte qu'individuellement, j'arrive à communiquer avec certaines surveillantes même si à l'unanimité contre moi elles ont opté pour une formation à la démarche de soins alors que je pensais (et persiste) que l'urgence était de travailler à la « relation d'aide » dont on nous rebat les oreilles et dont personne ne semble savoir exactement de quoi il s'agit.

Est-ce mon problème de légitimité qui m'oblige à m'inscrire en rébellion avec une projection collective vers des solutions coûte que coûte ? Ma problématique est-elle tellement personnelle de proposer un retour en arrière d'abord, avec les infirmières, pour chercher une place qu'elles semblent avoir perdue, si elles l'ont jamais eue ? Pourquoi sommes-nous si peu à vouloir prendre le problème à l'envers de la majorité des cadres... Et d'abord, sommes-nous si peu ? Ou, sommes-nous trop peu seulement pour y militer ? C'est cet écheveau qui est difficile à démêler, entre ma problématique personnelle et celle collective, dans laquelle je m'inscris.

En résumé : de ma position d'enfant qu'on a empêchée de se singulariser, de se montrer, de se faire valoir, je suis passée quasi clandestinement à l'école d'infirmières, sans jamais en parler, dans une profession en mal d'identité, dont le problème demeure clairement encore aujourd'hui, près de trente ans après, la légitimité (de sa parole, de sa place, etc.), puis l'université de Vincennes qui semblait créée pour moi et mes semblables, les malchanceux de l'école, où j'allais pour tout apprendre et où j'appris surtout à critiquer une culture dont je n'avais que vague idée, difficile exercice s'il en est... et aujourd'hui, vingt-cinq ans après, ce DEA avec ses contradictions implication/légitimité/objectivation, avec ses exigences à l'entrée, et ses difficultés... Pas étonnant si le paradoxe est au centre de la problématique de certains... Voilà une université (dans laquelle, pour cela aussi, je suis sûre que je suis à ma place) qui, tout en poussant les étudiants à travailler sur eux-mêmes, au travers de la « traque » de leur implication les oblige en même temps à viser la reconnaissance par « la cité scientifique », donc à trouver le moyen d'être objectivés malgré leur subjectivité, exercice plutôt « casse-gueule » car, comment savoir où l'on va quand il n'y a nulle part désigné de chemin, ni souvent de but. Autrement dit, je poursuis ma quête de légitimité, et comme par hasard... je suis toujours dans le wagon des illégitimes en quête de... Beau parcours sans faute s'il en est... Je suis enfin à ma place. Il me souvient que le doctorat me paraissait être le « bout du chemin », ce qui explique peut-être pourquoi je l'ai tellement repoussé tout en ne voulant pas l'éliminer.

Essayons donc de tenir vraiment ce journal. Je suis à Saint-Parize, dans ma maison (qui est celle où j'ai vécu mes premières années et que j'ai achetée après la mort de ma grand-mère). J'ai du mal à l'investir, mais il y a des choses de moi inscrites ici. C'est dans cette maison que j'écrivais, à 3 ans, sur les marges du *Journal du Centre*, tout ce que j'apprenais à l'école. J'ai toujours aimé écrire... Je suis dans ma maison et, aujourd'hui, j'ai les moyens d'acheter du papier... Ici je n'ai rien d'autre à faire, donc moins d'excuses pour repousser ce travail que je désire mais que j'ai tellement de mal à exécuter... J'ai envie de lire et je n'y arrive pas. A part le journal de René Lourau qui m'a donné envie d'écrire... C'est si facile en apparence qu'il y a forcément quelque chose de fort qui coince ! Je travaillerai sur mes entretiens aujourd'hui.

28/04/94 – Long appel de M., son hostilité depuis que je l'avais séparée de G. après des années de jérémiades me mettait mal à l'aise et je n'arrivais pas à franchir la barrière. Finalement, quand j'ai écrit dans les transmissions cette petite phrase critique concernant son travail, j'ai eu d'abord envie de l'effacer, puis l'ai laissée en me disant : « et puis tant pis, je suis en colère ». Aujourd'hui, c'est elle qui a le courage de m'appeler pour qu'on s'explique. Elle se dit très surprise... C'est vrai que je me sens toujours obligée de dire les choses en face, quoi qu'il m'en coûte. Cette fois, j'ai fait en sorte de provoquer quelque chose sans me contraindre à la démarche. Je me rends compte combien j'ai été malheureuse et déçue cette année par toutes ces tergiversations, ces agressions. Elle m'a fait remarquer ma « démission » ou ce que l'on peut interpréter comme tel, et je lui ai expliqué toute mon amertume et ma solitude. Cette conversation nous a été réparatrice et me met du baume au cœur. Je me rends compte encore combien je suis dans l'affectif avec mes infirmières, combien nous sommes soutenus par l'équipe, et combien l'édifice est fragile. Le ciment indispensable à la solidité de la construction se barre en permanence, il faut sans cesse en remettre, et, depuis six mois, je ne le fais plus.

10/05/94 – Encore du flou et de la dispersion, ou, quand la problématique de la recherche vient perturber la problématique qui la sous-tend... La soutenance d'Edmée m'a d'une certaine manière confortée dans mon jugement. Les remarques portées à son travail rejoignent les miennes, et ma conviction d'avoir à soigner la forme. Le jury souligne les directions non prises par Edmée et que j'avais l'intention d'explorer.

11/05/94 – Je suis fébrile ce soir, peut-être parce que j'ai mis une échéance sur le trajet ? Plus j'assiste au séminaire de René et Patrice, plus j'ai la sensation d'être dans mon élément. Envie de travailler et paralysie au seuil de le faire.

12/05/94 – Depuis trois jours je repousse la nécessité d'écrire. J'ai pourtant décidé une échéance avec Ruth, la semaine prochaine. Je suis toujours à l'orée d'écrire, comme si je me retenais de jouir avec cette angoisse que ça pourrait bien ne plus venir...

Je n'ai pas entendu parler du contenu de la dernière manif des infirmières appelée par la coordination, sauf par un journaliste à la radio qui faisait état du rejet par les infirmières de l'annualisation du décompte des heures. Amusant, car c'est cette annualisation (qui est évidemment destinée à « jouer » sur les horaires, mais aussi à contrôler) qui a légitimé mon système d'application des 35 h et la liberté d'organisation que ça nous a laissée. Cela me fait toucher du doigt combien les interprétations peuvent être différentes, et le pouvoir que ça laisse aux uns, mais aussi aux autres, d'agir. Je ne suis pas dupe des détournements de cadres, plus soucieux de la conformité que du bien-être de leurs « administrés » mais constate, une fois de plus, que j'avais, avant la loi, tiré avantage de ce qu'elle impose aujourd'hui, pour la satisfaction des employés concernés, et ce malgré les blocages administratifs du départ, levés finalement par la circulaire. Après un si long temps d'insatisfaction, me voilà de temps en temps contente de moi (à l'hôpital).

20/05/94 – Après une journée passée sur les systèmes d'information en soins infirmiers, je retrouve intacte ma problématique bien à l'abri. Ce ne sont pas les instances dirigeantes qui y mettraient leur nez. Après quatre heures de démonstration entre PRN et SIIPS, les méthodes et surtout tous les croisements possibles, je ne peux avoir de doute sur le sens de la démarche. Plus de mille cadres étaient là, moi aussi, pour boire ce petit-lait de la justification. Enfin, on va pouvoir prouver qu'on travaille ! Même si le discours fait état de recherche quantitative et qualitative, je n'ai vu aucun (et je n'ai pas dormi) graphique du qualitatif. J'ai comme l'impression que c'est le premier outil tangible qu'on leur donne, et elles s'en gargarisent, mais sans jamais aborder les présupposés de la méthode, ni l'idéologie qui la sous-tend, ni l'environnement politique, ni rien qui vaille qu'on se déplace. J'ai pensé méchamment qu'elles avaient toutes la même gueule et énormément d'autorité (moi aussi ?). Heureusement que j'étais avec Catherine, ma copine qui est aussi médecin responsable du DIM à l'hôpital que j'ai fait rire tout le temps. Il fallait bien évacuer l'angoisse.

21/05/94 – Appelé Franck ce soir qui s'inquiétait de l'état de mon travail. Il sortait de Villejuif, en gériatrie, où son oncle est hospitalisé. Il était bouleversé par la réalité de ces lieux d'exclusion des vieux, de l'indigence de ces gens déposés là, abandonnés. Il m'a dit : « J'ai pensé à toi et à tes infirmières qui êtes en contact avec ça. » Il se demandait s'il fallait accepter de voir ça et être désespéré de la vie ou fermer les yeux sur ces endroits. Je lui ai répondu que je préférerais que tout le monde regarde, parce que ça nous en ferait moins à voir. C'est vrai que la vie n'est pas gaie quand on arrive à ce bout-là !

Aujourd'hui j'ai travaillé efficacement. Je crois qu'il fallait que je me libère de mon passé honteux de « sans école » pour pouvoir embrayer sur autre chose. J'ai un sentiment de liberté ce soir, de libération ?

24/05/94 – Il est 2 h 55 et je remets depuis ce matin mon envie d'écrire. Clarisse m'a appelée à 12 h pour m'annoncer la mort de Daniel, sa mort après un mois de cancer. Jusqu'à maintenant j'ai réussi à refouler ça, mais je suis fatiguée. Fatiguée que notre boulot ne nous mette pas à l'abri de ça. Daniel, mon pote, qui buvait et fumait trop, mais qui peignait. Je l'aimais, je l'ai maintenu un peu loin parce que son autodestruction me faisait peur. On s'est ratés, plusieurs fois avec Daniel, mais il restera là, en face de mon lit, dans cet autoportrait qu'il m'avait offert. J'avais peur, en présentant ma recherche chez René Lourau, que cela ne surgisse au beau milieu, mais finalement ça a tenu et j'ai fini par oublier, mettre de côté. Je suis triste de n'avoir rien pu faire, même pas téléphoné. Je remettais tous les jours de l'appeler. Maintenant c'est fini, trop tard, ça me fout en colère quand des mecs comme ça s'en vont.

25/05/94 – 0 h 32 – Je me couche tôt ce soir après cette dure journée. L'enterrement a été très chaleureux avec tous nos potes, vieux militants alternatifs de tous les projets dont Daniel était et moi aussi parfois. CRIISE surtout qui se voulait le lieu de rencontre des alternatives à la santé, la justice, l'éducation, la politique et dans lequel j'étais tiraillée entre Daniel et Jean. Vieille histoire d'amour avec Daniel faite d'approches et de fuites mais qui durait toujours. Le pasteur qui lui a rendu hommage a lu un texte de Daniel écrit en 68 qui parlait de remettre de l'affectif dans les rapports humains... aujourd'hui, en 94 c'est là-dessus que je travaille encore... J'avais oublié, j'ai pleuré, beaucoup, et j'ai encore beaucoup de larmes pour lui, ce bougon au chaud sourire. Je le faisais rire avec mes préoccupations de société. Il me trouvait importante moi qui ne savais rien, et je ne comprenais pas pourquoi. En fait, avec le recul, je crois que j'étais une espèce de concrétisation vivante, avec mon histoire, de ce qu'il dénonçait, et mon implication à l'hôpital le touchait. Bye bye, où qu'il soit dans l'univers, il trouvera bien des « autres » pour se disputer ! Finalement je viens de penser que R. L. me fait un peu penser à lui dans ces fausses colères qui cachent de vrais sentiments. J'aime bien son journal du journal et son exigence têtue. Quand je pense qu'il m'avait rebutée il y a vingt ans... Il me faisait peur avec sa culture et toutes ses références. J'ai dû grandir, il me fait moins peur, mais je suis toujours admirative ! Il va pourtant falloir que je m'y colle.

1 h 30 – Je viens de relire la conclusion de R. L. Je me sens curieusement rassurée par ce texte et pourtant il y a des tas de points que je ne comprends pas. Finalement je ne serai jamais sûre de ce qu'il y a dans la tête des autres, même quand ils l'écrivent. C'est une façon d'homme avec ses bizarreries et je lis ça avec ma tête de femme (et mes sensibilités d'homme ou que j'aime penser telles). Je me sens comme un matériau, ce soir, sur lequel je devrais travailler. Y a-t-il autre chose que l'implication dans mes intentions ? Je suis dans une espèce d'éblouissement permanent en ce moment. C'est la séduction de l'idée d'y comprendre quelque chose, mon vieux fantasme de transparence. Demain je vois Ruth, j'ai un peu peur qu'elle coince sur ma présentation.

5/06/94 – Après cette semaine passée au congrès mondial de médecine et philosophie, je suis convaincue de la nécessité de développer la notion de praticien-chercheur. En fait, chaque jour dans chaque atelier, j'ai pu vérifier la rupture entre ces deux « réalités » et la rareté des ponts entre les deux. Beaucoup de questions autour de l'éthique à la façon médicale : chercher à légiférer plutôt que pousser plus loin une autonomie de la pensée et la nécessité y afférente, à savoir, la confrontation au désir du malade. Ce fut d'ailleurs le grand absent de ce congrès sauf, potentiel, en chacun de nous. Peu de médecins, ou alors des psychiatres, très peu d'infirmières, beaucoup de philosophes qui sont toujours plus à l'aise dans ce genre d'exercice. Ce ne fut pas pour autant un échec, puisque la porte est ouverte et il ne tient qu'à nous « militants » de tisser les liens. Pas question d'implication, pas plus de la part des philosophes, que des médecins, tout juste suggéré de la part des psy. De la politique et des engagements pas question non plus comme si tout cela était éthéré, sorti de nos purs esprits.

21/06/94 – Deux infos qui font froid dans le dos mais me parlent pourtant... Les morts de l'hôpital d'Orléans avec la suspension d'un médecin (bien sûr nous ne savons rien des circonstances exactes mais il est permis d'imaginer...) et cette info de cet hôpital psychiatrique près de Besançon où une équipe entière maltraitait les malades, les « sadisait ». Il y a des jours où j'ai envie de vomir.

22/06/94 – Séminaire 2 intéressant (au Khédive), je commence à me familiariser avec le groupe. Séminaire 3 ensuite avec Pierrette...

Cette nuit, la tempête fait rage agitant les grands arbres. Le vent et la nuit font excellent ménage avec leurs conjugaisons inquiétantes. Les lumières de l'hôpital tantôt apparaissent et disparaissent derrière les arbres furieux. Le bruit fort fait taire la nuit habituelle, la recouvrant de sa chanson réaliste.

27/06/94 – Depuis une semaine, je remets ce travail qui doit servir de support à ma rencontre avec Ruth. J'aurai dû attendre « trop tard », comme d'habitude. J'ai renoncé à aller à la fac aujourd'hui pour ça. J'avance péniblement, avec des éclairs parfois, sur ce que je veux et la difficulté à m'y retrouver dans tous ces papiers éparpillés, écrits, gribouillés, sans plan ni construction, juste morceaux de mon cheminement. Quelle difficulté de mettre de l'ordre !

28/06/94 – Lever à 7 h pour réveiller Liévin qui doit partir tôt. Renaud ne dort pas encore, rentré « tard » du théâtre. Quelle drôle de vie de famille, sans foi ni loi, sans structure surtout ! ou plutôt sans horaires... Aurais-je induit chez mes gosses ce rapport bizarre au temps ?...

7/07/94 – Deux « incidents » qui me bousculent. D'abord dimanche, où l'infirmière de jour d'un service étant malade, il n'y avait que deux agents hospitaliers dans le service. J'ai été confrontée à une fille extrêmement vindicative, chez laquelle je n'ai pas perçu (loin s'en faut !) « l'esprit » auquel la nuit m'a accoutumée. En fait, je n'ai vu que son agressivité aggravée par son manque de jugeote, ce qui m'a exaspérée. La suite révélera que c'est chez elle une réaction de panique, mais montre surtout un manque de solidarité, le jour, chez certains soignants. Pour ce qui me concerne, je suis frappée par ma réaction, mon exercice habituel de « l'autorité » ne fonctionne pas avec certains, à qui il faut de la hiérarchie annoncée. Je le comprends mieux face à mes collègues de jour responsables de ce service. J'ai un regain d'estime pour mes infirmières qui assument sans broncher ce genre de situations.

L'autre, un problème médical, erreur ou maladresse, me met à nouveau sous le nez cette solidarité malsaine de caste qui tient lieu d'éthique à certains... qui sont prêts à renier père et mère plutôt que se remettre en question, pour qui les malades des autres ne sont que mourants potentiels.

Quand je me crois un peu plus distanciée, je m'aperçois que ça ne joue pas sur mon rapport à « l'autre », mon respect de la faiblesse du malade face à la suffisance du corps médical (en l'occurrence une partie de ce corps contre l'autre...), selon le secteur, les malades n'ont pas la même valeur.

4/08/94 – Que de distance parcourue... Je suis à nouveau confrontée à l'angoisse devant ce DEA qu'il faudra pourtant bien que je boucle. Plus j'avance, et plus je m'aperçois que la distance s'accroît entre les vérités que je crois bonnes à dire et le sens profond des choses que je n'arrive pas à cerner avec constance.

Je suis exaspérée par la philosophie, exaspérée par l'éthique, exaspérée autant que séduite par A. Badiou dont je m'use la tête à essayer de le comprendre... Comment puis-je parler de morale, d'éthique... J'en suis encore aux premières couches, loin de celles que pioche A. Badiou. Pourquoi y a-t-il comme un abîme entre les arcanes de la pensée des philosophes et celle du commun des mortels dont je me sens désespérément une sorte de représentante ? Pourquoi écrire avec tant de complications, pourquoi certaines de ses phrases, plus chargées d'affects, sont-elles complètement lisibles avec ce que j'ai de culture et pourquoi les autres sont-elles si tortueuses, voire illisibles ? Comment être sûre que je comprends un traître mot à ce qu'il écrit ? Il me manque quelques présupposés... J'ai pourtant compris ce que j'ai lu de Spinoza, même si je ne partage pas cette nécessité du Dieu. Serait-ce ma fréquentation passée de la religion qui me rend plus intelligente à lire Spinoza que Badiou ? Pourtant instinctivement, je me sens proche des thèses de Badiou sans que mon esprit y soit clairement mêlé... Encore une histoire à laquelle je devrai revenir... L'esthétique du verbe, celle à laquelle on peut être sensible sans que la pensée rationnelle y participe totalement. Il faut que j'arrête de lire ça, ce n'est plus le moment, trop tard pour le DEA.

Autre chose pour ce livre conseillé par Ruth sur Barbara Mac Clintock, de qui, pour le coup, je me sens très proche. J'ai même réussi à lire sans difficulté tout ce qui concerne les gènes, chromosomes et autres infinités multiples de l'être. Je me sens proche de sa détermination, de sa solitude et de sa méthode peu orthodoxe, même si nous ne sommes pas, loin s'en faut, sur des terrains similaires. Sa façon de s'approcher du grain de maïs jusqu'à descendre à l'intérieur pour mieux le comprendre me parle très fort. Ma similitude est cette proximité avec le groupe que j'essaie d'étudier, sauf que je serais un autre grain de maïs qui essaie de se servir de sa proximité et sa différence pour tenter d'être au plus près des « vérités », au sens de Badiou, des soignants au quotidien.

26/08/94 – Il est clair que j'ai d'autant plus de difficultés à entendre l'autre qu'il est semblable à moi. L'éthique m'est d'autant plus indispensable que l'autre peut réveiller chez moi ce réflexe identificatoire qui me fera projeter sur lui ma propre appréhension de son réel, empêchant cette écoute à laquelle je pense que ma profession m'oblige.

27/08/94 – Quand je relis le passage concernant mes limites, je suis une infirmière face à la demande parfois tellement envahissante du malade que je ne peux m'en tirer que par la fuite. Ceci fait également rappel à certaines « charges » affectives que je ressens, venant de certaines infirmières, comme pour m'entraîner avec elles dans le marasme de situations dont elles ne se sortent pas et dont elles semblent ne pas vouloir sortir, comme si elles avaient une certaine complaisance avec le malheur.

12/09/94 – Je suis à Saint-Parize et voilà qu'après une espèce de tunnel, je retrouve la lumière par l'ethnométhodologie. J'avais vaguement lu cela au début du DEA puis remis à plus tard. Ainsi, je m'évertue à inventer une méthode qui existe déjà et qui fait le lien entre les divers problèmes qui m'intéressent. Ai-je perdu mon temps ou préparé le terrain pour semer l'ethnométhodologie ?...

20/10/94 – DEA soutenu, obtenu, rangé.

25/10/94 – A mesure que s'éloigne l'émotion de la soutenance et ses brouillages, il me vient l'envie de revenir sur la position de René Barbier et de la discuter.

La principale question de fond posée par R. Barbier concerne précisément la « spécificité » des sciences de l'éducation. « En quoi ce mémoire relève-t-il des sciences de l'éducation » ? Pour lui, il aurait davantage sa place dans une section de travail social, et du champ professionnel de l'infirmière.

René n'a pas répondu à l'interpellation de Ruth sur ce qu'il entendait par éducation. A la réécoute de cette soutenance enregistrée, je constate que la querelle dont j'ai été l'objet déborde largement du cadre strict de la soutenance. Plusieurs niveaux s'entremêlent dans ce que je ressens aujourd'hui.

Ma réponse fut tout à fait claire. J'ai choisi les sciences de l'éducation de Paris VIII pour ses enseignants (lui, entre autres...), et pour la multiréférentialité affichée qui n'est proposée nulle part ailleurs. Je ne serais pas allée dans une autre université ni encore moins dans une instance « professionnelle ». Je suis volontairement restée sur un plan rationnel jusqu'au terme de cette épreuve trouvant tout à fait intéressant le débat et ne voulant surtout pas me laisser « abattre » par sa position « exclusive » mais n'ai tout de même pas réussi à évacuer les autres niveaux d'implication qu'il a percutés chez moi.

La légitimité, une fois de plus mise en doute, est au centre de ma problématique à des niveaux extrêmement subtils.

1. Dans mon enfance marquée par l'exclusion d'une société « savante » ou en tout cas fantasmée comme telle du fait de ma « malchance » sociale et probablement géographique.

2. Dans ma quête d'une exigence de qualité de vie souvent opposée à l'idée de « réussite sociale » plus en rapport avec mon histoire et les « allant de soi » véhiculés dans mon milieu d'origine. Ainsi je ne suis pas en quête d'un doctorat quel qu'il soit, mais d'une philosophie de la recherche que j'ai rencontrée auprès de quelques personnes comme Ruth Kohn, René Lourau, Jacques Ardoino, pour ne nommer que quelques-uns de ceux que j'ai pu approcher suffisamment pour vérifier l'adéquation de leurs pratiques avec leurs théories.

3. Dans ma nécessité de sortir de ce lieu d'exclusion et d'enfermement qu'est l'institution soignante qui forme ses membres dans des écoles professionnelles avec des bouts de ficelle pour leur demander ensuite d'être capables de sentiments « surhumains » avec ceux que la société exclut par son culte de l'efficacité.

4. Dans ma difficulté à faire valoir notre position humaine (même si, comme René l'a souligné abondamment, « professionnelle »), justement peut-être à cause de cette langue de bois qui nous enferme dans le faire-valoir de la professionnalité et le mépris des émotions.

La formalisation dont il a souligné l'absence est pour moi secondaire au contenu, antinomique à la notion de recherche.

2/12/94 – Déjà deux mois sans une ligne. Le temps galope et m'emporte trop vite. Le DEA dans la poche m'apparaît comme une inscription dans une sphère différente, un palier avant le vrai travail, comme si ça n'avait pas été un travail jusque-là.

4/12/94 – Ruth m'a appelée pour me conseiller d'assister à cette soutenance sur la place de praticien chercheur. Je sens qu'elle cherche à me mettre en garde contre un appesantissement dans ma volonté de pousser trop fort dans ce sens de la pratique et je suis en fait partagée moi-même entre le désir de ne pas quitter mon troupeau et la nécessité d'aborder l'autre rive dont je ne suis pas sûre qu'elle sera accessible à tous avec moi.

24/01/95 – Praticien-chercheur, une nouvelle strate, une nouvelle profession, un interstrates... c'est la place où je me sens le mieux aujourd'hui, ni praticien ni chercheur exclusifs mais une sorte de pont entre les deux, un lien et une construction. Il faut que je me remette à écrire cette recherche qui se fait dans ma tête pour l'instant, je l'écris au quotidien mais n'ai pas encore envie de la fixer. Demain je commence à filmer... je me sens bien avec ça, n'ai pas trop peur. Peut-être parce que je n'envisage pas de changer de métier mais plutôt de le transformer et d'y rajouter des choses. Cadre infirmière, chercheur, écrivain tout me semble complémentaire et je ne ressens aucune frustration dans ce projet. Il faut réinventer des places, des structures, des systèmes qui puissent nous permettre de nous étaler, nous expandre, nous épanouir dans le travail, nous construire pour aller plus loin, être plus fins, plus forts, moins malheureux.

29/04/95 – Me voilà dans un bulletin trimestriel en guise de journal. Aujourd'hui j'ai choisi de rester avec Éric plutôt que participer au groupe du LAI ou, plutôt, le temps a passé si vite qu'il était trop tard pour y aller. Pourtant j'ai beaucoup avancé aujourd'hui comme si finalement la longue habitude de discussion avec lui me mettait en situation de défense perpétuelle. Il m'a obligé à me situer, me défendre, me positionner en tout et pourtant je lui ai finalement fait état de tous mes lieux d'action, chose que je n'ai pas encore écrite dans ce journal. Trois points, donc, que je vais tenter de faire.

Le bureau : d'abord un peu d'histoire. L'informatique ayant envahi mon espace professionnel au propre comme au figuré, il fallut trouver de la place pour la mettre. Ce faisant, mon très vieux et beau bureau en bois trop petit ou trop grand ne pouvant faire l'affaire, le directeur administratif en personne se préoccupa de ma nouvelle installation. C'est alors qu'il s'aperçut que la pièce que j'occupe ne figurait pas dans la liste programmée des réfections, ce qui expliquait qu'aucun changement n'était intervenu depuis vingt ans. Rendez-vous fut pris avec les menuisiers, commande fut faite de deux bureaux afin de loger le matériel indispensable. Les travaux programmés à ce moment-là furent annulés lorsque l'arrivée d'un nouveau surveillant rendit le local trop exigu, donc nécessita qu'on nous reloge ailleurs. C'est à partir de là que commence la longue et rebondissante histoire d'une place prise, à prendre, voire convoitée par « la nuit ».

Une pièce légèrement plus grande se trouva alors libre du fait du déménagement d'un service et je m'empressai de la solliciter. Sa situation géographique, près de l'entrée principale, la rendait plus facile d'accès pour les familles ou autres visiteurs de la nuit et facilitait notre travail par sa proximité des urgences et de la réanimation. Je n'eus aucune difficulté à convaincre le directeur administratif qui me demanda d'attendre qu'il en parle au directeur quand il serait « dans un bon jour ».

Après quelques mois sans nouvelles, je m'enquis auprès du directeur administratif de la situation. Il m'annonça qu'il avait changé d'avis et qu'il avait décidé d'utiliser cette pièce pour en faire un fumoir, arguant de la pression qui lui était faite par la loi. Je fus très affectée de cette décision et de l'absence d'autre solution proposée et repartis très déçue. Après quelques jours, je rappelai le DA et lui proposai d'échanger son fumoir contre mon bureau (actuel). Il me conseilla alors d'en parler au « patron », ce que je m'empressai de faire. Je le rencontrai au moment où j'allais solliciter un rendez-vous auprès de sa secrétaire et nous échangeâmes sur le seuil de son bureau, sa secrétaire appuyant mon propos. Ayant emporté son adhésion, nous tentâmes de rencontrer le DA dans son bureau mais il était occupé. Je laissai donc au D. le soin de lui en parler. Quelques semaines plus tard, toujours sans nouvelles, je reviens voir le DA qui m'annonça que ça y était, que j'aurais ce bureau et qu'il avait convaincu le médecin chef du service contigu d'accepter que le fumoir se trouve à proximité de son service (de pneumologie) dans mon toujours actuel bureau.

J'attendis alors patiemment des nouvelles puis fut convoquée un matin à 9 h par le DA pour discuter de l'installation du bureau. A mon arrivée (après une nuit de travail), je trouvai le DA accompagné du chef des services techniques, du chef du service de pneumologie ainsi que d'une surveillante de pneumologie qui nous cherche régulièrement des noises. J'étais venue pour ma part accompagnée de ma collègue avec qui j'avais travaillé cette nuit-là. Le DA m'annonça qu'il avait à nouveau changé d'avis et surtout que le chef de Pno refusait que le fumoir se situe à proximité de son service. Celui-ci se lança d'ailleurs dans une série de remarques qui allait de son refus de nous voir quitter « son service » qui est l'un des vingt et un dont j'ai la responsabilité, à la nécessité qu'il avait, lui, de récupérer notre bureau pour loger ses surveillantes tout en affirmant que le fumoir ne pouvait trouver meilleure affectation que le bureau que nous convoitions... Un peu surprise par cette agression inattendue, je rejetai en bloc ses observations en lui rappelant son hostilité lors de la nomination du surveillant de nuit et mon étonnement de sa présence à cette réunion. Il insista lourdement en disant qu'il ne voyait pas la nécessité que nous avions d'un bureau alors que nous pouvions travailler dans les bureaux des surveillantes de jour absentes la nuit, etc. Sa mauvaise foi évidente, l'attitude du DA, le comportement de la surveillante proposant que nous occupions un autre local, actuel bureau de la kiné, me firent couper court tant était inhabituel un tel événement, tant cette vindicte me fit violence. Je décidai de les planter là, tellement oppressée que je ne pouvais plus respirer normalement (je déclenchai immédiatement une douleur thoracique qui s'avéra être une péricardite).

Ma collègue ulcérée « leur » fit part de sa surprise d'un tel incident et nous refusâmes d'aller avec eux « visiter les lieux » que nous connaissons parfaitement.

Le soir vers 21 h, ma collègue reçut un appel du DA lui demandant de bien vouloir venir à son bureau le lendemain matin à 9 h afin de « régler cette histoire de bureau au plus tôt ». Elle lui fit part de son étonnement et de son refus de régler quoi que ce soit sans mon avis, à quoi le DA répondit que j'étais absente et qu'il y avait urgence. J'étais ce soir-là à l'hôpital et rappelai le DA sitôt prévenue par ma collègue. Il nia avoir voulu me « contourner » et se déplaça sur-le-champ afin de me proposer une solution « qui me ferait plaisir ». J'en profitai pour lui faire part de mon malaise devant son attitude et nous fîmes le point. Il avoua être dépassé par cette affaire dont il admit volontiers qu'elle sortait du cadre strictement « géographique ». Il me proposa néanmoins ce qu'il me présenta comme son idée, le fameux bureau proposé le matin par la surveillante de pneumo. Je lui ris au nez et refusai catégoriquement de considérer son offre. Je lui annonçai que j'allais lui écrire, ce qu'il accepta.

Après la lettre qu'il fit parvenir au directeur, je sollicitai de nouveau un rendez-vous auprès de ce dernier. Il préféra se déplacer pour me voir dans le cadre de mon exercice. Lors de sa visite, il convint de l'exiguïté inextensible du bureau et reconnut que le seul lieu qui nous conviendrait était celui que nous avions choisi et que nous l'aurions finalement. Après un mois sans nouvelle, je demandai au DA de venir voir quels travaux devaient être envisagés pour rendre ce bureau habitable, ce qui l'étonna car il n'avait pas été avisé par le directeur. J'allai cependant le voir avec le chef des services techniques et nous fîmes le point. Ils m'enjoignirent de rencontrer le métreur et le menuisier pour affiner nos plans. Le lendemain, j'appelai le menuisier qui me fit part de son étonnement. Prévenu la veille d'avoir à exécuter les travaux, il venait d'avoir un contre-ordre, ces travaux étant annulés. J'appelai le DA qui me demanda de venir le voir. A mon arrivée dans le bureau, il se mit en colère et m'annonça que le directeur refusait que nous fassions des travaux dans ce bureau, qu'il ne comprenait rien à la situation et qu'il en avait ras le bol de moi et de mes histoires de bureau. Ne pouvant obtenir davantage de précision, je repris rendez-vous avec le directeur qui me reçut quelques jours plus tard.

C'est alors qu'il m'amena à comprendre que le vrai problème n'était pas lié aux travaux mais plutôt à une nécessité diplomatique et politique. Il était amené à contourner « certains éléments » et ne pouvait engager des travaux pour l'instant afin de ne pas compromettre la bonne marche de son plan général. Il me demanda d'attendre quelques mois afin que la situation conflictuelle se résolve, afin que cette attribution ne puisse pas être interprétée comme « une faveur » dont d'aucuns faisaient pourtant état. Je fus presque soulagée qu'il me dise enfin ce que je pressentais, à savoir qu'il s'agissait de tout autre chose que ce qui paraissait. J'attends donc la suite, sereinement sans m'endormir pour autant.

Blignouse

Le petit journal dont je suis le « rédacteur en chef » publia dans un de ses numéros quelques lettres d'un malade faisant état de ses sentiments et fantasmes à l'égard d'une aide-soignante du service dans lequel il est soigné.

Dans le même numéro, un article d'un infirmier de nuit racontait son expérience douloureuse de la perte d'un malade qui avait particulièrement affecté bon nombre de soignants. Aussitôt, menée par une surveillante, une pétition circula afin de dénoncer le journal auprès du directeur et du conseil d'administration.

Le groupe des surveillantes ou un putsch sans culpabilité...

Après avoir fui les réunions de ce groupe plutôt mortifère, T. et moi avons eu une réaction de survie. L'élection de la coordinatrice fut annulée pour vice de forme et nous avons exigé que cela passe officiellement sous le contrôle de la direction afin d'assurer le minimum de régularité. Dans le même temps, nous avons limité les candidatures aux seuls cadres supérieurs afin d'éliminer celle d'une des surveillantes présente partout et à notre avis nuisant au bon fonctionnement du groupe. Je me suis ainsi retrouvée coordinatrice adjointe par un coup de force...

1/07/95 – Je n'écris pas et ce n'est pourtant pas faute d'avoir des choses à dire. Ma recherche stagne sur le terrain, j'ai peur de me lancer mais je trouve que j'ai avancé par ailleurs. Ma recherche sur la situation de chercheur impliqué, la notion de sujet vont plutôt bien. La décision de ce petit groupe « dire je » me semble au plus près de ce que je désirais et j'aspire à écrire en ce moment malgré une déprime qui rôde. Cet après-midi, je vais au LAI et je verrai bien.

15/09/95 – Aujourd'hui dernier jour de cette semaine de manutention. Je me sens curieusement ragaillardie par ce groupe d'aides soignantes et d'infirmières. La culpabilité a été le principal concept utilisé par les IDE pour expliquer leur difficulté à trouver leur place. Elles sont coupables de ne pas faire assez pour les malades, elles sont coupables s'ils tombent du lit même si elles sont seules pour 36 patients... Elles sont coupables tout le temps et si elles l'oublient, le médecin se charge de les remettre dans cette culpabilité. Ce groupe s'est révélé difficile car bourré d'objections mais passionnant et vivant. Elles m'ont usée de leur besoin de parler, elles ont vraiment besoin qu'on s'occupe d'elles.

5/10/95 – Difficile journée autour du projet de soin. Avec M. T. j'avais réussi à composer autour d'une philosophie des soins, ce fut tout autre chose de faire entériner cela par les autres ! En fait il était tout à fait possible d'y rajouter des choses dont certaines peut-être manquaient vraiment. Le plus difficile fut en fait de passer par-dessus cette agressivité par rapport au pouvoir. C'est un pouvoir d'écrire, de signer, et elles l'ont manifesté largement. C'est cela qui me gêne, qu'elles soient toujours dans la prise de pouvoir et que cela empêche tout rapport de confiance. Le résultat n'est pas trop mauvais même si ça m'a un peu exaspérée. Notre trame leur a permis de se situer même si c'est en négatif. Je suis très heureuse d'avoir maintenu ma position : c'est en s'occupant des soignants, en leur favorisant la vie, en les stimulant à se former, à réfléchir qu'on augmentera la qualité des soins aux malades. Il est totalement illusoire d'espérer passer outre. Seuls des soignants épanouis pourront soigner correctement.

5/10/95 – Deux morts, deux histoires singulières, deux drames pourtant.

Le premier, monsieur H. est décédé après dix jours de coma profond à la suite d'un arrêt cardiaque dans le service. La famille (les enfants) présente en permanence, la nuit, se révèle soupçonneuse, critique, ne supportant pas que les infirmières fument (dans leur office) et leur reprochera vivement d'avoir fêté un anniversaire. Durant ces dix jours, ils ne cesseront d'aller et venir du hall de l'hôpital à la chambre malgré qu'on leur ait demandé d'être discrets, remarque qui semble d'ailleurs avoir déclenché les hostilités.

Plusieurs éléments sont intervenus, dont l'agression extrêmement violente contre P., le médecin réanimateur, qui en a été particulièrement touché. Rien ne semblait trouver grâce à leurs yeux... Après quelques péripéties, ils sont revenus sur les critiques quant à l'attitude du corps médical, pour se fixer en définitive sur l'équipe de nuit... Devant les reproches de ces gens, chacun a été tenté de faire la part de la faute qui lui incombait.

Dès notre premier entretien (il m'a appelée le soir même), P. m'a fait part de son émotion et des reproches « justifiés » selon lui concernant le comportement des infirmières. Si nous savons bien (pour avoir souvent subi ce genre de remarques) que le bruit peut être gênant pour les malades, il n'en est pas moins vrai qu'il est impossible de travailler, douze heures durant, la nuit, en restant vigilants sans qu'aucun débordement ne survienne. Tout est bruyant, les allées et venues, le moindre incident, le déplacement des chariots, la porte d'entrée, les discussions, les rires inévitables et autres éléments dont personne ne songerait à s'indigner le jour. Il semble surtout que personne ne songe qu'il est besoin d'une certaine animation pour lutter contre le sommeil qui ne demande qu'à s'installer, pour faire face à ces situations émotionnellement fortes... pour durer... P. a tout à fait admis ce point de vue et compris (il en avait lui-même fait les frais) que la famille avait largement débordé du cadre dans lequel elle avait été « autorisée ». La violence dont ces gens nous ont accablés après la mort de leur père a laissé les infirmières stupéfaites. Leur discours était très clair... « Si les infirmières et les médecins ne sont pas parfaits... ils doivent changer de métier... »

Quelques remarques... Il est insupportable tant aux infirmières qu'aux médecins de recevoir la violence des familles, surtout lorsqu'elle se révèle injuste... Passe encore de faire face aux soins, à l'angoisse, à la mort, la violence en retour est intolérable. Rien des faveurs et aménagements accordés à cette famille ne nous sera « compté », ni le café qu'on leur a gentiment offert à l'arrivée, ni l'autorisation spéciale de passer la nuit à tour de rôle en réa, ni la patience exceptionnelle dont a fait preuve P. avec eux... ils avaient tous les droits, nous n'avions que des devoirs.

Autre affaire : Monsieur J. est arrivé début août avec un cancer du poumon et une angoisse terrifiante. Un premier incident a eu lieu avec une infirmière qui lui aurait donné une version plus dramatique de son avenir que celle que le médecin lui avait laissé entrevoir, mettant très en colère l'infirmier de nuit chargé de ce malade. La suite montrera que M. J. est un peu manipulateur et, surtout, cherche à en « savoir » davantage. En fait sa maladie galopera de façon extrêmement rapide malgré toutes les tentatives de chimiothérapie, donnant hélas raison au pessimisme de l'infirmière. Il est mort un mois et une semaine après le diagnostic. Lorsque j'ai prévenu son épouse, j'ai eu l'impression de la surprendre... A son arrivée dans le service, accompagnée de son fils, je compris qu'elle n'était pas du tout préparée à cette situation, qu'elle s'était accrochée à l'idée de guérison et que la mort la laissait sans voix. L'équipe entière était bouleversée par l'angoisse qu'avait fait peser M. et Mme J. sur eux, les obligeant à rentrer avec eux dans cet échec retentissant de la médecine...

Tout cela pour constater que dans l'une et l'autre situation, nous sommes en permanence touchés, affectés par des situations intenses (le chagrin d'une famille, la violence de l'autre), sans compter la difficulté extrême qu'ont vécue les soignants face à l'angoisse, à la peur de M. J. jusqu'à sa mort sans pour autant qu'aucun dispositif vienne atténuer ces difficultés ni que cela soit même évoqué... Aucune technique ne semble pouvoir diminuer la pression sur ces soignants... Alors, reste la parole.

Ce que donne à voir également cette deuxième histoire de mort, c'est que le médecin chargé de ce patient aurait prévenu l'épouse de l'issue probable. Cependant la mise sous morphiniques (au dernier moment) n'a pas été annoncée à la famille et devait rester secrète, ce qui laisse penser que le médecin n'est pas allé jusqu'au bout de sa mission, c'est-à-dire faire entendre à cette femme que la situation d'extrême peur de son mari pouvait être atténuée, pour lui, pour elle, et, pourquoi pas, pour nous. En fait cette cachotterie ultime montre à quel point nous ne pouvons encore tout dire, ce que P. (médecin réanimateur) exprime très clairement lorsqu'il me dit « tout cela est extrêmement pénible, à la limite du supportable et je ne peux m'imposer, tous les jours, d'aller assener cette "vérité" à la même famille », mélange de pudeur, de sentiments contradictoires quant à la morbidité de cette annonce.

15/02/96 – Longue conversation avec Joëlle qui avait besoin de parler de mes projets sur son service (les projets de filmer les infirmières de jour comme de nuit annoncés voici déjà deux ans et qui n'ont pas été réalisés). D'après Joëlle beaucoup de choses se sont passées depuis. Ce projet a servi d'analyseur alors même que je n'ai passé que deux heures dans ce service à expliquer mon postulat de recherche. Les rapports de pouvoir, la mise au jour de frustrations, de jalousies ont bouleversé l'ordre établi depuis cette « menace » d'intrusion pourtant concertée et acceptée.

20/02/96 – Ce journal qui n'en est pas un me sert pourtant à marquer mes pas. Je crois comprendre que ce que je cherche c'est plutôt le moyen d'aider les autres à être autonomes dans ce que j'entrevois comme un « être » idéal. C'est en même temps méconnaître nos limites qu'envisager de les dépasser. Je ne suis pas comme Maria V. B. Je ne sens pas ses réticences comme vraies. Cela ne correspond pas à ma perception de la réalité. Je reconnais moins de valeur à l'institution dans le marasme. Je crois davantage à une somme de dysfonctionnements par rapport au projet de base. Je crois possible d'améliorer cela, donc de déplacer les limites. Un certain progrès a déjà eu lieu mais les objectifs sont trop orientés vers le pouvoir, pas assez vers une restauration de l'estime de soi qui serait liée à une plus grande exigence, un meilleur respect de nos propres valeurs, une fidélité selon A. Badiou à nos propres valeurs de base.

12/04/96 – Trop de choses, trop de choses se passent et bouleversent sans cesse l'ordre impossible. Cette nuit au cours de la « tournée » avec Michelle, nous avons vu deux chevreuils qui quittaient mon jardin (situé dans l'enceinte de l'hôpital). Plus loin j'ai arrêté la voiture afin qu'elle ramasse une rainette qui sautait sur la route. J'avais un peu d'appréhension à l'idée que cette grenouille me saute dessus mais nous avons bien ri lorsque nous l'avons perdue dans la voiture. Je me sens autant moi-même dans ces jeux infantiles que dans mon extrême exigence dans le travail. La liaison se fait dans cette nuit fondatrice de mon étrangeté.

18/04/96 – Vu Philippe Michard pour parler de son livre *(Notre jardin)*. Ce que j'en retiens : il ne peut trouver d'articulation de cette recherche littéraire avec son métier. Il ne peut trouver d'épanouissement que dans cette écriture difficile. Il écrit de la place d'aide-soignant alors qu'il est médecin spécialiste en pneumologie. Son écriture illustre ce que je cherche à montrer : l'acte n'est pas ce que l'on en dit, il est somme de dispositions autour de buts sur lesquels j'ai envie de faire un peu de lumière.

25/05/96 – J'apprends beaucoup en ce moment ou plutôt les faits viennent alimenter les éléments disparates qui m'amènent à penser, qui me guident dans cette recherche. J'avance à coup de dénégations approchant de plus en plus près de ma vraie question, question existentielle qui sous-tend la question professionnelle, donc préexiste à la question de recherche. Je dois noter tout ce à partir de quoi j'avance, afin de rendre visible cette part de l'ombre, cette part de la nuit qui guide mes pas. D'abord cette rencontre avec Odile Quirin que je redoutais du fait de sa longue pratique dans la formation des formateurs et encadrement des infirmières. C'était une sorte de test pour cette recherche qui se déplie plutôt bien dans l'université même si c'est en position critique mais ne se confronte guère à l'idéologie des théories au pouvoir dans l'institution de soin.

Le retrait que j'observe quant à la hiérarchie infirmière tient autant à ma position nocturne qu'à mon instinct de survie. Mon instinct de survie, dans le sens qu'une position minoritaire a besoin de construire solidement son argumentation pour résister à la loi du nombre. Prendre leur discours au pied de la lettre pour démontrer qu'il n'a trait à aucune réalité est une telle violence qu'elle justifie une réflexion approfondie. Ainsi il est plus aisé de m'adresser à la cité scientifique qu'à la part hiérarchique de ma profession, probablement parce qu'elle s'est construite à partir de fondements qui ne sont pas les valeurs auxquelles j'accorde ma foi et mon énergie.

Ainsi Odile a non seulement adhéré à ma posture de recherche mais aussi m'a vivement encouragée dans le sens que j'ai choisi. Plusieurs remarques de sa part me sont très chaleureuses. Elle pense que ce discours est nouveau, ce qui ne m'était pas tout à fait perceptible (puisqu'il ne l'est plus pour moi), que mon écriture est à la fois précise et poétique... ce qui ne peut que me faire plaisir et qu'il est urgent de dire ces choses subversives d'autant plus qu'elles me sont perceptibles. Sa présence à une réunion de l'EDSE lui a fait toucher d'emblée le nœud du DU. Les médecins sont incapables de mener ce projet à bien tant qu'ils ne feront pas confiance à leur intuition, tant qu'ils n'accorderont pas leur crédit à cela même qu'ils essaient de faire passer. Il y a, bien implantée, une hiérarchie des savoirs qui les fixe dans une dette irremboursable face aux savoirs institués, nobles, scientifiques comme s'ils étaient une fin en soi. Ainsi cela même qu'ils veulent faire passer, pratiquer, apparaît toujours comme secondaire, de moindre valeur en soi qui les prive de solution.

10/07/96 – Deux nuits au cours desquelles j'ai été amenée à parler de ma thèse avec des infirmières non familières. C'est un autre exercice que j'ai trouvé très intéressant.

07/08/96 – Me voilà passée du mauvais côté du cancer. J'essayais de ne pas trop penser mais le couperet a fini par tomber. C'est un curieux mélange d'hypersensibilité et de raisonnement... Je ne sais pas comment j'ai pu me laisser atteindre. J'étais tellement sûre que cela ne pouvait pas m'arriver !

08/08/96 – Est-ce le fait de cette attention dont je suis l'objet qui me pousse dans cette sensation un peu contradictoire ? Je n'arrive pas à me rendre compte. Je suis partagée entre une espèce d'apitoiement bref sur moi mais surtout j'aurais tant voulu épargner cela à mon entourage, ma mère, mes enfants, mes amis. Je ne me sens pas envie d'entrer dans ce regard dramatique. Je ne suis pas non plus assez forte pour échapper totalement, aussi de temps en temps j'ai un petit coup de blues. Je n'ai pas encore les résultats précis aussi, j'attends encore un peu. Ça fait mal et je n'ai plus de force dans mon bras gauche. Liévin est parti, ce qui m'a fait de la peine mais aussi je comprends sa fuite, j'ai tout fait pour les protéger de cela aussi. Il faudra bien que j'arrête de protéger tout le monde, car moi personne ne m'a protégée jusqu'à maintenant.

Dominique sort d'ici, elle est adorable, elles sont toutes super. Je suis touchée de la réaction de tous mes amis, c'est là qu'on se rend compte qu'on n'est pas seul.

Je me suis lavé les cheveux avec mes deux mains, ça, c'est difficile !... Mais j'ai réussi. Je me sens tellement mieux. Il faut que je termine ma thèse avant que le cancer ne m'ait... *Il ne m'aura pas* !!! mais il faut bien que je réfléchisse à ce qui l'a fait flamber. J'ai plusieurs hypothèses : L. et la frustration énorme... et la fatigue de ces derniers mois avec la déception de ne pas être entendue dans mes objectifs. Il n'y a aucune raison pour que ce soit moi qui cède, le cancer est une affaire comme les autres, il suffit de trouver la clef.

Vu C. qui m'a fait pleurer. Chacun vit cela pour soi, en fonction de soi. L'amitié est douce mais chacun vit et pleure pour sa propre chapelle. Cela ne me blesse pas, mais je suis presque plus sereine que ceux qui m'entourent... M. R. est adorable, je lui sais gré de son attention, il est doux et je me sens en confiance avec lui. Je vois ici (dans la clinique), caricatural, ce que je dénonce, les tâches sans lien entre elles, le personnel qui essaie de tirer son épingle du jeu, l'incompétence, sur le fil.

Je suis fatiguée, je ne sais pas exactement ce que ça veut dire, j'ai envie de traîner, de dormir, j'ai peur de quand tout ça va retomber, quand je serai seule à la maison.

09/08/96 – 10 heures – Voilà la première nuit du désespoir. Le rejet, le triste apitoiement, le malheur qui me coule des yeux sans que je puisse le rattacher à quelque chose. Mes fils me manquent mais je ne les ai pas préparés à ça. Je ne suis pas prête à passer par ce statut vis-à-vis de certaines personnes. Ce matin mes yeux coulent par intermittence. Je ne sais pas de quoi j'aurais envie. Je n'ai pas l'habitude de me faire dorloter, c'est bien mais peut-être est-ce cela qui me fragilise. C'est C. en réalité qui m'a fait pencher.

Où chercher le point de départ de cette flambée ? Si elle a un an d'existence, c'est ma douleur de L... Je l'expurgerai comme je l'ai expurgé, lui. Ces hommes-là tuent sans intention, comme ils baisent. Moi j'aime jusqu'à mourir mais je sais virer aussi. Je dois prendre le virage. Tout le reste n'est qu'accessoire, révélateur de la douleur de base. Le manque d'amour, le manque du père, ce trou dans ma couche de compréhension. Je ferai du cancer l'entrée en matière, une illustration du déplacement. Je serai l'exemple de la maladie. Il n'y aura pas d'autre malade que moi dans cette thèse. Écrire pour expurger, pour évacuer autrement ces amertumes qui nous rongent, ces larmes qui me remplissent la tête dont je croyais avoir épuisé la source tellement j'en ai versé. La fragilité d'un monde qui tient à si peu, une danse mortifère de quelques microcalcifications... et vous voilà enfilée dans le couloir du protocole au consentement éclairé... Ce serait tellement dérisoire si je n'étais pas là encore, le sujet... voilà qui complexifie ma recherche... La légitimité de ma demande se trouve dangereusement augmentée. Une autre hypothèse : faut-il survivre au cancer pour amorcer un autre être ? Ce que mon géniteur ne m'a pas donné peut-il naître de cette bagarre dont il me faut triompher ? Moi qui ne gagne jamais... Il faut que je gagne, il faut que j'arrive à sortir de cet « égalité

/ avantage » que j'ai tellement expérimenté au tennis. Suis-je capable d'enfin triompher de quelque chose ? Non seulement gagner dans l'ombre discrètement comme on me l'a appris mais gueuler à la face du monde, hurler pour que tout le monde entende... J'ai gagné... Moi. Je me dis que mes copines font des bébés autour de moi pour qu'on s'occupe d'elles, moi je ne peux plus faire de bébé, alors je fais un cancer !

Le cancer comme argument suprême de la nécessité du « je » ? Cette nuit... Ces cellules atypiques, malignes, petites futées dissociées qui peuvent détruire les autres mais ne sont pas elles-mêmes indestructibles. Utiliser le cancer est peut-être le seul moyen de ne pas le laisser s'installer comme chez lui, retourner les armes contre lui, le retourner comme une crêpe, mais d'abord bien le comprendre, le connaître.

13/08/96 – Voilà le drain enlevé, à la maison. Décidément je dois réviser toujours ce fond d'agressivité envers les chirurgiens. M. R. est parfait, doux, honnête, serviable. Ses yeux sont transparents d'innocence. Il est humain. Je n'en suis pas étonnée mais je crois que j'aime les médecins finalement autant que les infirmières. Je n'arrive pas à réaliser vraiment. Je prends mes rendez-vous pour le bilan d'extension et j'ai une pensée douloureuse pour moi. Je suis traversée par des images douloureuses. Une certaine fête de la musique à l'hôpital où nous avions chanté et où j'avais joué de la guitare... et où des photos avaient été prises de l'assemblée. Pauvre petite assemblée de malades pâles accompagnés de ces drôles de perfusions en deuil, cachées par des sacs noirs. Quelques mois plus tard, en regardant ces photos, nous nous apercevions que tous étaient morts... C'est ça mes images du matin... ça et les rendez-vous que je dois prendre pour le bilan d'extension dans un univers d'août.

Je pense à *Mars* de Fritz Zorn et j'ai envie d'écrire cette histoire. Pourquoi suis-je le siège de cette désorganisation cellulaire ? Est-ce mon énergie mortifère qui se manifeste ou est-ce un défi que je m'impose ? Est-ce un appel au secours puissant, le seul qui avait des chances de me convenir ou un dérèglement de ma belle volonté ? Que faire de cette histoire ? L'écrire et mourir ou l'écrire pour ne pas mourir ? Un argument de poids pour ma thèse ou une excuse pour en finir ? NON.

Je vais me mettre à travailler, il y a urgence à ne pas trop torturer ma cervelle avec la mort. Je n'ai pas encore peur, explicitement, de mourir mais je ne peux pas envisager de renoncer au tennis, à mes enfants, à l'équitation, à la musique... L'amour est mort un beau jour mais est-il mort ou l'ai-je muselé, enfermé, encapsulé dans mon sein gauche ? celui du cœur.

12/08/96 – M. R. n'arrive pas, débordé de toutes parts. J'ai envie de le voir, qu'il me rassure sur ma cicatrice. Cela me fait mal et c'est moche, je voudrais qu'il m'enlève les fils lui-même, j'ai peur d'avoir mal, peur des ganglions et de leur invasion, peur de la chimio, de la calvitie, peur de la leucopénie... J'ai plus peur de la médecine encore que de la maladie. Je suis fatiguée. C'est l'attente qui est le plus pénible. Le voilà...

14/08/96 – Mots clés du jour : Vanité (vain) du monde. Santé (sain), pas se disperser dans l'amour ou aimer pour être fort – aimer ou être aimée – parler avec ma mère ? M. R. élan à retenir ? Yane, faut-il compliquer les choses ou se concentrer ? Rester éparpillée comme jusqu'à maintenant, faire avec comme sans ou en saisir l'essentiel pour être plus grande... Quitte à en crever ? Pas sûr. Du défi mais pas mortel. Je ne suis pas kamikaze, seulement aventureuse et exigeante de cette aventure. Attendre, attendre... Ce que je fais le moins sereinement. En parler à tout le monde m'apparaît en même temps inévitable et regrettable. Pas de retour en arrière, de réveil miraculeux, sans. Le réveil est douloureux, sans... Parce que M. R. est passé par là avec ses curettes et son bistouri. Me noyer dans ses yeux verts, trop clairs où tout est dit. Yeux innocents qui savent livrer l'essentiel, sa main douce qui tient la mienne pendant « l'annonce » et mes larmes qui coulent instantanément et brièvement. Les yeux ouverts et la tête dans les nuages, retour de salle d'op et la main qui va voir dans l'odeur spécifique, connue du dedans, après que du dehors. La main qui cherche l'étendue du désastre et qui trouve. Pourtant c'est quand il parle que les larmes trouvent la sortie. Je n'arrive pas à penser cela en termes de gravité, maladie, cancer. Ces mots sont d'avant, d'un autre univers, d'une autre moi-même. Après est un autre dictionnaire, d'autres significations, un autre regard moins terrorisé. J'ai moins peur dedans que dehors. Ma tumeur n'a pas la même physionomie que celles des autres, avant. Elle est ce que j'en fais, quelques cellules malignes, salopes qui me défient, qui défient les milliards d'autres qui m'ont fait vivre jusque-là, m'ont fait jouir, m'ont fait plaisir. Ainsi la déchirure de leur extermination est-elle la seule source mécanique de douleur. Je crois pouvoir dire que je vaincrai ce cancer mais j'ai tellement peur d'oser gagner que j'hésite encore. Je ne veux pas de la méthode Coué, je veux être sûre de ce que je fais, à défaut d'être sûre de ce que je dois faire. Ne pas me perdre dans l'illusion que je tiens les rênes, les tenir tout simplement, écouter et entendre, ne pas me perdre. Profiter de l'amitié, prendre le temps. Dès demain écrire à J. F., finir mes rapports, travailler quotidiennement.

15/08/96 – Dix jours déjà depuis mon intervention, cela me semble une éternité. Je me sens curieusement assez tranquille quant à la direction des choses. Il m'apparaît évident que je vais me battre corps et âme avec le besoin de savoir exactement à quoi je dois attribuer ce cancer. J'ai mal, mon bras me brûle, j'ai des douleurs jusque dans l'avant-bras, le sein lui aussi me pèse, mais je l'ai encore et il est plutôt joli. M. R. me touche avec son optimisme et je lui suis reconnaissante de tout essayer pour me faire prendre la chose du bon côté. Sa façon de poser le problème est pour beaucoup dans ma réception puis ma gestion de la question. Comment et quoi faire pour restituer au néant cet amas de cellules malignes salopes. Mes milliards d'autres cellules secondées par mes neurones s'inclineraient-elles devant ces trublions ? La subversion serait-elle plus forte que l'organisation générale ? Je sais que oui et non en même temps. La subversion est plus forte face à un système qui la méprise donc méconnaît ses propres bases de fonctionnement. La subversion est fragile devant une défense organisée et honnête. Je vais le jouer à l'authenticité et le contrer par les mêmes armes que d'aucuns ont toujours utilisées face à ma subversion. Ma subversion n'a d'autre souci que le bien-être, pas la désorganisation pour elle-même, ce qui me donne un accès plutôt sûr à l'attaque de ce cancer. La chaleur que m'ont témoignée mes amis est salvatrice. J'ai besoin d'être entourée. J'ai un petit manque certain côté cœur, à force de me convaincre que je dois supporter la solitude j'ai fini par me couper un peu trop des autres. Il faut que je change un peu cela.

15/08/96 – 4 heures moins le quart – Excellente soirée, très chaleureuse. L'accompagnement comme il doit être fait, comme tout un chacun doit le préparer pour lui et les autres. Je n'ai plus peur de ce cancer, je ne dois pas le craindre (?). Il est localisé, repéré, restreint. Je n'ai pas le même avec tout le monde, j'ai le cancer gai et « aimu » parfois, sévère et sérieux d'autres fois en fonction des interlocuteurs. J'ai envie d'exploser, d'éclater, d'aller plus loin, plus tôt, non pour le cas où je mourrais trop vite mais pour aller encore plus loin puisque chaque fois l'étape part de la halte, ne revient jamais en arrière. B., C., D., je les soigne de leur peur, il est manifeste que je leur sers à quelque chose. D., en particulier mais aussi B. Je reçois de l'amour, C., F. Je suis heureuse ce soir de les avoir tous vus, heureuse de ne pas leur faire peur, de les rassurer plutôt.

16/08/96 – J'ai dormi, traîné, bouquiné toute la journée comme je ne l'ai pas fait depuis longtemps. Je pense qu'il faut accentuer encore mon choix de vie mais sans trop m'isoler. J'aime les gens, les petites soirées, j'aime rire et encore séduire. Il me faut me rappeler ça avant qu'il ne soit trop tard. Je dois me remettre au travail, ça doit constituer la trame de cette vie mais ne pas me faire oublier mon corps. Il faut garder des fleurs, toutes ces fleurs magnifiques qui égaient ma maison, il faut continuer avec les fleurs.

19/08/96 – J'ai mal, la douleur m'empêche d'aller et venir comme je veux. J'ai mal au bras et au sein aussi parfois. Curieusement je suis incapable de savoir si c'est plus ou moins douloureux qu'hier ou qu'il y a une heure. La douleur est toute affaire de subjectivité, de tolérance, elle n'est même pas mesurable à elle-même. Je me rends compte que je ne peux pas l'évaluer. C'est comme la boule, je ne peux pas me rappeler quand je l'ai sentie pour la première fois. Il y a une espèce de voile qui recouvre tout... Peut-être un mois ou deux... je ne sais plus. Je voudrais passer ma journée à me faire masser, consoler, encourager. J'ai envie qu'on s'occupe de moi et de mes douleurs, je parais tellement plus forte que je ne suis que je les trompe tous.

20/08/96 – Vu M. R. et son sourire. Je suis décidément heureuse de l'avoir rencontré. La relation est excellente. J'ai un peu peur de ne plus le voir comme si je n'étais pas encore assez forte. Je suis partie un peu désorientée de la clinique, dans le vide. Ce vide-là est à remplir également... Il va falloir me mettre au travail.

25/08/96 – Du vide, du flottement et du vide et cela me paralyse. Je craque, me liquéfie, suis vide de désir. La difficulté d'être face à la mort, la vieillesse, le néant. Je ne peux qu'entrevoir brièvement cette lumière trop vive, trop dure à mes yeux fragiles. Ce soir, mes paupières brûlent, ma peau est comme brûlée mais tout ça est secondaire, j'ai vu ce que je dois regarder avec le courage que je n'ai pas, pas encore. Trop jeune pour être vieille mais trop vieille pour être jeune encore. La jeunesse c'est l'invraisemblance de la mort, l'éternité à portée de main. Ce cancer m'ouvre la porte, m'oblige à sortir de l'éternité, me révèle à la réalité.

28/08/96 – Aujourd'hui a été une bonne journée, sans pleurer après l'impossible réveil du rêve. Je n'ai pas rêvé, la blessure du côté gauche en atteste. J'ai le bras comme raccourci, le sein remodelé, le mamelon qui s'érige autrement, presque douloureux à force d'être sensible. M. R. me dit « vous avez mal parce que je vous ai fait mal ». Je suis touchée par sa façon de dire et je ne le paie pas de retour, je ne fais que gémir, me plaindre. Je devrais lui écrire combien je le trouve doux et humain, disponible au-delà de sa capacité à dire. Je suis émue de son courage en face de moi. Je devrais lui dire le bien qu'il me fait, malgré son impuissance, avec son honnêteté. Je devrais lui dire ce que c'est pour moi ce cancer, ce changement en profondeur, inaccessible encore à ma conscience, cet accès à ma fragilité. J'ai besoin de douceur, de tendresse, d'amour, d'amitié et je balbutie avec cette demande inhabituelle.

Ce cancer est à moi, malin mais non encore disséminé, grave mais non dramatique, maladie à ma mesure, besoin d'aller fort mais pas trop dangereux, extrême mais non sans retour. Je suis aventureuse mais dans une espèce de sécurité minimum. De temps en temps je lâche le guidon mais pas trop longtemps...

03/09/96 – La vie s'accélère brutalement, cette attente m'a remise dans le temps qui dure, un temps d'enfance long comme un dimanche, comme mille dimanches à Saint-Parize. D'abord le vide, immense, insondable d'après le chagrin. Ce ne sera plus jamais comme avant, comme sans. Le lymphocèle est vidé de ce soir, de cette collection qui tendait ma peau à l'éclater. Je rue dans les brancards trop étroits de la médecine malgré M. R., malgré H. G., malgré moi aussi, culpabilisée d'être si peu reconnaissante de leurs efforts pour me rassurer. Je crache un peu dans la soupe, demain la scintigraphie et le marquage.

05/09/96 – Quel long temps ce temps de la « maladie ». Ces trois semaines ont passé plus lentement qu'aucune autre. Mais cela est-il mesurable !

Tous ces événements confirment (mais le contraire est-il possible ?) mes sensations du dehors, ma conviction qu'aucune règle ne peut être établie sans qu'immédiatement se profilent les empêchements à la respecter. La « vérité » en est une. Qu'est-ce que la vérité au malade ? Qui la connaît ? Le médecin connaît certains éléments qu'il a pu observer, expérimenter et qu'il peut comparer à ce que le malade présente de sa propre expérience, sensation, expression de symptômes. Le malade n'est pas un humain ordinaire, parfois plus sensible, parfois moins. Moi « malade » je n'entends pas tout, obsédée par des questions que je n'ose pas poser, que j'ai déjà posées, que je tords dans des sens différents, des questions auxquelles je n'attends pas vraiment de réponse, attentive à autre chose, à ce rapport étrange avec le médecin, intimité sans intimité. Je ne crois pas à la distance, il ne peut y avoir de distance convenue avec cet homme ou cette femme projetée au fond de mon problème existentiel. P. M. qui me demande si j'ai une épaule tendre où m'appuyer peut-il prétendre à une distance convenue ?

La vérité c'est un point d'orgue, un lien donné à un instant particulier. C'est un ajustement d'annonce et d'écoute d'éléments dont chacun tire une information différente dont chacun espère un apaisement : le médecin à son angoisse, le malade à la sienne. La sérénité qui ressort de ça est incomparable avec le doute qui entoure l'incomplétude d'une information. Ma mère pense que je ne lui dis pas tout parce que je ne lui ai dit que l'essentiel, que les faits dont je ne peux lui faire partager les entours, les sensations, les émotions. Elle a raison, je ne lui dis pas la vérité. La vérité, c'est tout ce que M. R. croit de sa médecine, de son métier de chirurgien, ce sont ses doutes à lui, ses certitudes, ses questions, sa vision du monde à partir de son histoire personnelle. C'est aussi la mienne avec ma peur face aux cancers des autres et ma relative sérénité face au mien. Pourquoi ai-je été tellement touchée pour C. et si peu pour moi, comme si j'avais brutalement cessé d'avoir peur à partir du moment où j'étais touchée. La vérité c'est l'ensemble des événements qui m'ont portée à craindre la maladie, la mort, et à me confronter à elles comme si cela pouvait conjurer le mal. Une espèce de superstition inconsciente : si j'y pense, ça va arriver ou, aussi, si je n'y pense pas ça ne va pas arriver... qu'on peut également inverser selon les jours.

Je fais un parcours sans faute mais cela tient-il à la personnalité de « mes » médecins ou à ce que je leur demande ? La relation ne peut-être que réciproque. Il n'y a pas de bonne relation sans deux personnes décidées à se rencontrer. Ce matin j'étais encore « border line », j'ai pleuré quelques larmes en allant à Arpajon mais ne me suis pas laissé entraîner plus loin. Ce soir M. R. a été super, je me sens bien de l'avoir vu et il m'a invitée à venir quand je veux. C'est bon et rassurant et j'ai confiance quand il me touche. P. B. est très doux également. Il me fallait avoir ce cancer pour demander et obtenir qu'on fasse attention à moi ! Ceci est une histoire qui a commencé pour cela, il y a ? huit ans ? moins ?

Odile me conseille d'éviter de me mêler des affaires de la nuit, « laisse-les voir, se débrouiller, laisse-les comprendre, repose-toi » et... j'entends ce qu'elle me dit... « Arrête de faire la bonne mère, ils sont capables de se défendre si tu les laisses, il faut que tu apprennes à leur faire confiance, que tu t'occupes plus de toi, que tu te ménages. »

Ruth me dit qu'il est important de repérer ce qui perdure dans ces moments-là, ce qui vient de moi, ce qui reste quand je ne suis plus là pour tenir. Il faut que j'accepte de laisser faire.

07/09/96 – Comment rester sereine quand de toutes parts le sol semble se dérober. J'ai reçu aujourd'hui la copie de la lettre du chef du personnel décidant de « ne plus remplacer les aides soignants de nuit pour des raisons budgétaires ». La petite lettre manuscrite est encore ce qui me met le plus en colère en me signifiant qu'il faut savoir se conduire en chef et que cette mesure me serait plus facile à appliquer si mes enfants n'étaient pas également concernés. Il s'agit en fait d'un nouvel abus de pouvoir de ma subordonnée qui profite de mon absence pour régler ses comptes avec R. qu'elle ne supporte pas.

08/09/96 – Je viens d'appeler C. et G. et je suis triste. G., comme à son habitude, a mis le doigt sur mon problème. Cette incapacité à accepter l'aide des autres de peur de m'habituer, de devenir prisonnière. Ce fonctionnement affectif fusionnel qui me fait perdre pied et me met dans une situation impossible. Celui qui fait quelque chose pour moi me fait instantanément craquer et je ne m'y habitue pas. Je donne, c'est moi qui donne et cela me protège de tout risque. Je ne peux pas demander, cela serait trop risqué. Le risque d'être rejetée, j'en ai fait le long apprentissage avec L., huit ans déjà qu'il me maintient dans le doute et aujourd'hui où le rejet se matérialise, je ne sais toujours pas ce qui a eu lieu. Je n'ai jamais voulu le savoir, n'ai jamais compris exactement le sens de tout cela, me focalisant sur les moments de fusion totale, affective, sexuelle mais n'ayant rien à me mettre sous la main par ailleurs. Je pleure sur moi, sur ma misère amoureuse, sur cette dimension que j'ai perdue un jour, du retour, de l'attention. Peut-être est-ce de ma faute si personne ne s'occupe de moi, peut-être suis-je trop fière, trop difficile à approcher. J'ai envie d'appeler Gi, mais que peut-il faire, que puis-je moi-même faire de lui ? La communication est rompue aujourd'hui, nous n'existons ensemble que dans le passé, dans notre histoire ancienne et fusionnelle, dans notre histoire cassée d'une famille pas ordinaire. Nous sommes devenus des fragments d'une histoire brisée.

12/09/96 – J'ai écrit une lettre ouverte au directeur et au chef du personnel afin de leur faire part de mon analyse de leur décision. La réalité vient de nouveau infirmer les raisons qu'ils ont données pour justifier le licenciement sans préavis des aides soignants remplaçants. Une nouvelle « protégée » de l'adjointe au chef du personnel a remplacé tous les autres jeunes, ce qui prouve que le budget n'était qu'un prétexte. Je suis très en colère d'autant que la malhonnêteté intellectuelle de ma collègue vient aggraver la situation. La direction vient de mettre un terme à notre belle solidarité nocturne sans prendre la peine de donner de vrais arguments.

15/09/96 – La marque de Saturne – C'est par le détail que sera venu le temps du refus. Comment faire entendre cette petite voix si ténue ? C'est qu'il est difficile de dire tout haut ce que l'on n'ose se dire à soi-même. J'ai été attrapée par le détail, le tatouage comme il faut bien l'appeler, cette marque indélébile de la mort annoncée et entendue. Ce défi à ma rationalité, tant bouleversée par ailleurs, est une obligation à revisiter l'ensemble de mon imagerie de la maladie, ce bestiaire entre intériorité et extériorité. Je voudrais chaque jour me raconter une histoire pour oublier le raffut striduleux de la machine qui me traite, sinon avec humanité, du moins dans le but de conserver cette humanité qui me devient plus précieuse encore depuis qu'elle fut remise en question.

J'ai le cancer le plus fréquent chez les femmes, celui par lequel la mort les frappe au cœur de leur féminité tant vantée par leurs fils ou leurs maris. Ce cancer mammaire (pas celui de ma mère mais le mien) aura été l'annonce de la fin d'une aventure ô combien dénigrée par ailleurs, celle de pondeuse, materneuse et castratrice qui caractérise cette période de notre vie génitale.

Il m'est difficile aujourd'hui encore de me souvenir du vrai commencement, de quand exactement j'ai senti sous mes doigts la petite boule suspecte, ni surtout le moment où j'ai osé imaginer que cela pourrait en être Un. Cela ne pouvait pas m'arriver, ou alors c'était tellement risqué que ma conscience ne pouvait pas l'envisager. M. R lui-même ne le croyait pas suspect, ni mammo ni écho ne définissant franchement le désastre. Après la traditionnelle information sur l'ensemble des possibilités... décision fut prise en même temps que le rendez-vous de retirer la chose, maligne ou pas.

21/09/96 – Déjà quelque temps que je n'ai pas écrit sur ce calepin qui n'est jamais sous ma main dans les moments noirs. La période calme a de nouveau cédé sous des vagues de chagrin d'un autre monde. Balayée ma sérénité devant un traitement léger. Il ne reste que cette houle qui me retourne, me sort des larmes si profondes, si amères que je ne les reconnais qu'avec peine. De quoi suis-je donc si vulnérable ? De quelle mort suis-je donc l'objet, de quel désir ou non-désir suis-je donc le siège, enfermé dans mon sein, encapsulé comme un enfant non désiré, un enfant de la mort. Comment réparer les dégâts enfouis dans ma chair sans détruire tout le reste ? Peut-être faut-il utiliser l'imagerie médicale pour tenter de matérialiser l'insaisissable ?

Ce matin succède à un autre et à des soirs insondables de vide. Je me débats et me tortille engoncée dans un costume qui ne me va pas, que je dénigre de l'extérieur, que je vomis comme je vomissais enfant. C'est le regard des autres tellement inadapté à une réalité dont ils ne veulent pas avoir idée. Pour certains, je deviens accessible, enfin classée, qui s'autorisent à m'aborder alors que rien ne nous a jamais liés, et d'autres qui m'aiment et ne supportent pas de me savoir aussi mortelle, qui projettent leur angoisse, ce qui a pour effet d'augmenter la mienne. Il y a les quelques-uns qui savent se taire et être là accompagnant mes excès dans le rire ou le mourir, riant avec moi ou pleurant sans moi. Il y a autour de moi une société en réduction dont les ressources devant mon état nouveau sont inégales et parfois surprenantes. Seuls ceux qui sont authentiques m'apaisent vraiment, aucune bonne parole ne trouve le chemin de ma conscience. Fidèle à ma vérité, je ne supporte que cela, la vérité que je peux lire dans les yeux de « mes médecins », la vérité que je traque dans leurs mots convenus, dans leur prudence, leur angoisse à l'idée de déraper hors des certitudes bien minces de leur art. La vérité encore dans les approches de mes amis, sobres ou prolixes, cette vérité d'une fidélité à eux-mêmes que je reconnais toujours à force de ne vouloir voir que ça. Je dois écrire, écrire encore pour traquer l'idée, celle à laquelle je ne pourrais échapper et qui serait le chemin de cette nouvelle aventure, cet événement intime, trop intime d'une mort incluse dont je n'ai que trop nié l'évidence me pousse à aborder d'autres rives, celle d'en face où j'ai toujours tenu à rester pour voir. Ma longue fréquentation de la mort en face me met dans une posture qui ressemble à ma posture de recherche : dedans / dehors, en cheminement du dehors au-dedans comme du dedans au-dehors, familière de l'une comme de l'autre posture, je ne peux en choisir aucune. L'instabilité productrice d'intérêt et d'excitation trouve là son paroxysme. Qui voudrait s'arrêter quelque part et où dedans tout est trop sombre, trop flou, dehors il fait plus froid ou trop chaud, le chemin est une inlassable quête du meilleur angle, du meilleur point de vue, mais aucun ne me permet de voir vraiment, de voir tout. J'ai souvent formulé cela en terme de carrefour, voire de rond-point puisqu'ils les remplacent dans notre société « avancée »... Aucun des chemins ne me convient vraiment, ne menant pas au même endroit. Si je reste au carrefour, je vois ce qui arrive de toutes parts mais ne puis y aller de peur de perdre cette approche multidirectionnelle. Aller et venir dans chaque chemin me rebute et me fait perdre le désir. Rester au carrefour me rassure mais m'empêche également de conclure, d'affirmer. Ceci n'est-il pas ma structure profonde, la peur de conclure ? Que cette conclusion ne soit pas aussi apaisante, aussi juste que le cheminement auquel j'ai tenté de rester fidèle ? Cette fidélité à moi-même, à mon idéal, à mes valeurs.

Une fois de plus, c'est la douceur qui m'a fait perdre pied, celle de P. B. qui rééduque mon bras douloureux et qui tranquillement m'envoie ses impressions, ses observations de ma fragilité. Sa remarque sur mes airs de char d'assaut enfermant un gros cœur m'a anéantie. Je ne suis pourtant pas dupe de cela, mais l'entendre dire matérialise brutalement ce chagrin accumulé par cette trop vive sensibilité, cette trop grande fragilité au monde qui m'a enfermée d'emblée dans des structures inadaptées. Mon énergie à vivre est née dans cette contrainte, dans ce non-vouloir être enfermée dans une gangue de mort où m'avait mise ma naissance. Le silence depuis lors n'a cessé de grimacer, protégeant tant bien que mal un secret de polichinelle que personne n'a osé questionner, encombré de toutes les peurs qui entourent les relations d'amour, fût-il maternel ou filial. D'aucuns deviennent fous de ne pouvoir vivre, d'autres deviennent morts. Serai-je moins maladroite ? Serai-je capable d'éviter et l'une et l'autre salope qui m'a envoyé son cancer émissaire ? Écrire cela ravive ma rage de vaincre cela comme j'ai vaincu (modestement) certaines peurs de vivre. L'ambiguïté à ce stade est énorme puisque la peur de vivre est parfois plus forte que la peur de mourir. Je pourrais dire hâtivement que je n'ai dépassé mes peurs de vivre que dans l'espoir de repousser encore la mort.

22/09/96 – (Au centre de radiothérapie) Ici tous sont des cancéreux comme je ne les connaissais pas, encore valides, qui attendent comme moi leur tour d'être irradiés. J'imagine leurs têtes blafardes sur l'oreiller après la dégradation. Les nôtres ont aussi été comme ça, vivant avec leurs perruques mal adaptées, ils ont même été autrement, comme le montrent leurs cartes d'identité feuilletées lors des inventaires. Je suis triste de penser comme ça mais c'est ce que ça m'inspire. Les manipulateurs sont en retard et je suis prisonnière de leur technique. Je ne vais pas trop mal mais il faut le dire vite. J'ai mal au bras et je suis fatiguée.

23/09/96 – Je suis angoissée, je ne supporte pas d'avoir laissé Marie (ma petite fille) qui pleurait. J'ai peur qu'elle s'ennuie, qu'elle pense à sa mère et se trouve malheureuse. Ce n'est pas la première fois que cela m'arrive et je suis à chaque fois rassurée quand tout se passe bien. Hier j'ai vu P. M. (le radiothérapeute) et il m'a demandé ce qu'il fallait qu'il fasse pour me rassurer. Je lui ai dit de m'extirper 30 ans de fréquentation de cancéreux lourds et sans espoir. Il m'a conseillé de reprendre les dossiers des femmes que j'ai vu mourir et de comparer avec le mien. Il a promis de me « payer un gueuleton » si je trouvais quelque similitude. Cela m'a rassurée.

26/09/96 – Le Comité d'entreprise a à nouveau tout mis en l'air. Le directeur a prévenu mes collègues, à l'issue de la réunion, de me conseiller de ne pas aller trop loin, d'éviter toute faute, à défaut de quoi il se verrait dans l'obligation de me licencier. Il a laissé entendre qu'il avait découvert des énormités dans ma gestion des plannings, ce que je sais faux. Mes collègues étaient bouleversés et pensent qu'il a essayé de les manipuler comme il manipule l'ensemble en jouant sur la dichotomie jour / nuit. Cela me déçoit et me touche à nouveau mais je sais qu'il faut que j'en passe par là. Je décide d'aller voir l'inspecteur du travail pour savoir quoi faire. En fait je ne suis pas réellement inquiète même si je sais bien qu'ils peuvent licencier comme ils veulent. Je me sens dans une position de force non sur le plan statutaire, même si je sais que mon statut de déléguée syndicale rend les choses plus difficiles pour la direction, mais sur le plan personnel. Je n'ai fait aucune faute, sinon de m'exprimer violemment à propos d'une de leurs décisions, ce qui ne constitue pas un délit. Je suis en arrêt maladie depuis peu pour une pathologie qui inspire une certaine empathie dans notre monde et ils (la direction qui comprend le directeur et le chef du personnel qui est une femme) sont en faute sur le licenciement des aides soignants. Je tire ma force de ce que je connais leurs positions à l'un comme à l'autre et que ce sont eux qui ne sont pas en accord avec elles. Je suis prête à aller jusqu'au bout de mes convictions, mais je suis en situation d'émotivité extrême.

25/10/96 – J'écris dans tous les carnets selon là où je me trouve et pourtant pas encore au jour le jour. Je me rends compte combien il m'est facile de me mettre au travail avec les autres, combien j'ai envie et combien il me vient d'éclairages quand je suis baignée dans le groupe ou plutôt quand je suis dans l'approche du travail avec le groupe. Je me sens très près d'aboutir lorsque je suis dans ma voiture et que je me rends à une des réunions de travail et me reperds dès que je rentre chez moi où les autres réalités me rattrapent et m'étouffent.

Le Maroc, espèce de grande lumière et dénuement mélangés, j'aime tes sables et tes terres de brun pâle à rouge, tes ocres et ta poussière. Je retrouve ma réalité dès que j'approche du désert, c'est là où le moins de brouillage se produit, là où ma pensée peut s'exercer sans trublion.

Le retour s'exacerbe de la mort de Valentin, petite vie si dense, si forte et si précaire, arraché avec Petit Louis à son booster sur la route de Cerny. Comment ne pas mourir aussi de cette horreur, imaginer la petite gueule de Tintin explosée, écrabouillée. Je suis moins forte que Michelle sa maman qui continue à se tourner vers les autres, qui console tous les autres de cette mort de son fils dont elle ne guérira jamais. Mimi qui sait que si elle se regarde un tout petit peu, elle s'écroulera. Nous n'avons pas plus le choix de nos décisions de faire ainsi ou autrement. Seuls la survie ou le désir d'être nous conduisent à regarder plus ou moins près de nous. Mon désir de m'interroger sur ma posture dans le monde tient compte de mon aveuglement mais aussi s'éclaire pour moi des aveuglements des autres. Je peux ainsi, m'identifiant, mesurer certains progrès accomplis dans mon apprentissage des clés de mon implication. La subtilité des expressions prend toute sa force lorsque l'on est devant l'insondable, devant l'événement dont la brutalité et l'inacceptable font baisser certaines gardes conventionnelles. C'est sans doute pourquoi nous fréquentons d'aussi près la mort, mais surtout l'abaissement progressif des diverses gardes dont s'étaient entourés, dans leur vie d'avant, tous ceux que nous soignons. Je caricature souvent, d'autant que c'est pour approcher davantage les malades dont la nudité, l'abandon des rôles et des costumes, nous permet de gommer, l'espace d'un instant, les différences hiérarchiques. Déshabille-toi afin que je puisse t'apprendre, sans a priori dérangeant... Ce n'est bien sûr pas tout à fait exact, les relents de crasse ou d'alcool, certaines attitudes demeurent nous renseignant évidemment, mais c'est une espèce de mise à égalité que constitue, dans l'urgence surtout, un premier contact avec la médecine.

Ensuite, à mesure, on se débarrasse des nécessités de paraître au profit d'un être qu'on avait pas osé essayer, sorte d'ultime chance de s'approcher de soi, sans souci de sanction, d'où l'incroyable liste des bénéfices secondaires de la maladie.

Vu H. G. hier pour parler de mon traitement. Je suis réfractaire à l'idée de ce traitement castrateur chimique. Ce cancer m'oblige non seulement à imaginer ma fin, ma mort, mais m'amène à accepter une ménopause anticipée. Je suis trop jeune encore... Je ne suis de toute façon plus concernée par le désir de maternité non du fait du cancer mais surtout de la raison. J'ai beau tempêter, je sais que la médecine me tient, que ces quelques pourcentages de pourcentages de chances de survie bloquent ma machine à penser, à décider. Le libre arbitre est le plus grand leurre que j'ai tellement cherché... La liberté de choisir entre plusieurs possibilités, les dés pipés quoi que l'on pense, qui que l'on soit. Ce déterminisme partiel me fait vomir, je suis victime de moi-même, prise dans mon monde, exacerbée par mes contradictions entre le rêve de liberté, de toute-puissance sur moi et cette maladie dont je ne sais pas encore si elle s'est développée malgré moi profitant de mes failles, ou si elle s'est nichée grâce à moi, sorte de cocon englobant les souffrances et brutalités dont j'ai été le siège. J'ai peur de choisir là encore entre liberté et aliénation, je ne sais pas ce qu'il en est mais je crains ce qu'il en adviendra. Si je choisis l'une, je renonce à l'autre. Je suis piégée jusque dans l'intimité d'un corps dont la féminité m'a si souvent dérangée mais dont j'ai aussi tellement profité. Femme je le suis jusque dans ce cancer puisqu'il me touche au cœur du sein gauche et je ne peux me défendre d'avoir si longtemps rejeté cette féminitude dans ce qu'elle produit d'inégalité, de rouerie et de merveilleuse intelligence. J'aime passionnément les hommes en ce qu'ils sont si troublants, naïfs et maladroits. J'aime aussi les femmes pour ce qu'elles ont de force de vérité, de savoir sur elles-mêmes. Les hommes hommes ne se regardent pas, seuls les hommes femmes sont forts.

Revenons à mon traitement. Je regimbe mais je vais le prendre. Que cela veut-il dire ? Que je me couvre, que je veux me donner toutes les chances de survivre à cette mortelle randonnée ou que j'ai peur que ma rébellion m'enferme dans une autre angoisse, dans une culpabilité vis-à-vis de moi-même mille fois plus agressive que tous les cancers réunis ? Je lis et relis le Vidal jusqu'à savoir en détail tous les effets secondaires de ce médicament dont mes trois mousquetaires et néanmoins médecins chargés de ma santé excellent à me citer tous ceux que je n'aurai pas mais évitent soigneusement de me parler de ce qui risque de m'arriver. Comme grossir, par exemple, que j'ai réussi à extorquer à H. G. La médecine positive, c'est clair, mais j'aime bien les mettre en face de leur aveuglement volontaire.

28/10/96 – Pour être exacte, j'ai déjà mis de côté l'actualité de ce cancer et suis tout étonnée quand les autres m'en parlent. Je ne l'ai pourtant pas oublié mais je n'ai rien à en dire. Il est devenu l'affaire des médecins, je n'en suis que le siège et si je me souviens de ce que disaient M. C. et B. (infirmières de nuit) à propos des « cardiaques nouveaux », je crois que les médecins me l'ont pris. D'ailleurs P. M. m'a conseillé de l'oublier et je n'ai pas eu beaucoup d'efforts à faire. Ainsi si les malades se sentent étrangers ou tout au moins ne se prennent pas en charge, c'est que la médecine les dépossède de leur responsabilité. Je comprends aujourd'hui la séparation entre la maladie et soi. La maladie est l'affaire de la médecine, l'humain n'est l'affaire de personne. Mon analyste n'est pas très sûr de la réalité psychosomatique car le cancer semble lui faire peur. Il parle de ce que j'en ferai mais pas trop de ce que je l'ai fait.

Ainsi nous ne serions pas tellement responsables, nous les malades, de ne pas savoir gérer nos maladies et la vie qui les génère, mais notre monde dit scientifique, par le morcellement qu'il instaure, nous coupe des liens qui nous permettraient de donner sens à ce qui nous arrive, à ce qui survient en nous, de nous. Il en est de même du tabac dont l'usage a beau être dénoncé par la médecine, qui ne peut être raisonné en direct à cause de cette objectivation forcenée du cancer, fût-il du poumon.

Je touche une fois de plus à ce débat qui m'obsède : sommes-nous responsables, ou plutôt quels efforts surhumains faut-il produire pour être responsable quand par tous les horizons accessibles la « société » nous conforme, nous contraint, nous abuse. L'espace de liberté dans mon travail, dont j'ai construit pas à pas durant toutes ces années les limites fragiles, vient de s'écrouler sur une décision administrative. Il me faut tenter de repérer tous les éléments pour reconstruire alors que ma petite raison ténue, encouragée par ceux qui ont déjà renoncé, me propose d'arrêter de me battre contre l'institution.

28/10/96 – Vu Mme T. (chef du personnel) ce matin avec la rage mais surtout le chagrin. Une forte déprime qui court depuis samedi à la suite de quelques éléments matérialisant leur prise de pouvoir, choix d'un remplaçant de surveillante sans m'en aviser, programmation de l'aide soignante à l'origine de toute cette histoire. Ce qui me perturbe le plus, c'est la non-reconnaissance par Mme T. de la spécificité de notre compétence, de la particularité de notre travail, sur quelle alchimie repose un fonctionnement harmonieux des équipes de nuit. Nous sommes passés de ma conception attentive au bien-être de chacun à une conception tayloriste des tâches. Elle ne veut pas comprendre, m'accuse d'être à l'origine des troubles par ma réaction à sa décision. Je lui fais part de mon impossibilité d'endosser un statut que je ne comprends pas, elle persiste à dire que rien n'est changé, qu'elle m'a simplement soulagée d'une tâche difficile !... Comment sortir de cette impasse, je n'ai pas envie de travailler comme ça, je n'ai plus confiance, je ne suis plus en position d'agir sur, je ne veux pas assumer la responsabilité d'une organisation dont je n'ai plus la maîtrise. Elle a prudemment glissé vers la formation me laissant entendre que nous pourrions aller plus loin. J'ai d'abord craché mon venin sur, là encore, l'imprévision, le flou, le manque de cohésion de l'ensemble mais elle ne veut pas comprendre. Elle ne voit pas le lien entre l'achat de lits à hauteur variable et la formation à l'ergonomie que j'ai mise en place... C'est ce qui m'empêche le plus sûrement de tirer bénéfice de mon travail, cette nécessité de voir avancer, progresser une situation que j'ai contribué à démêler. Elle ne comprend pas mon désespoir de la voir piétiner mes fleurs sans seulement savoir que c'en est... Elle se contente de me proposer une plus étroite collaboration pour améliorer les prestations des employés de son bureau. Je ne veux rien entendre, je campe sur mes rejets. Comment retrouver ma sérénité de chercheur entre mes désillusions de praticien que personne ne semble vouloir comprendre, la distance que cela met avec mes désirs de recherche, la maladie qui me grignote un peu et la mort de Valentin qui est toujours là en travers de ma gorge. Depuis août, les événements se succèdent qui m'empêchent d'y voir clair ou plutôt de faire le point car il y a toujours ces éclats fulgurants qui me traversent de temps à autre qui me rappellent le mouvement qui se produit en dehors de ma conscience. Ces oscillations me permettent de me retrouver, la difficulté demeure de trouver le bon rythme, de ne pas tomber à contre-temps, à contre-pied. Je suis fatiguée, déprimée et je ne sais pas ce qui est vraiment à l'origine de cela. Je n'en finirai pas de trop aimer ce que je fais, ou plutôt ceux pour qui je le fais.

19/11/96 – Du temps encore, mais le temps me masse, me brasse, et ce journal le montre. Voici venu le temps d'une autre compréhension, le temps de l'analyse, le temps d'abord de faire le point.

15/12/96 – Refus de « l'inéluctable » comme si la seule voie possible était ce cul-de-sac, cet entonnoir économique, comme si le discours de marché était la fin en soi, fin de siècle, fin d'une humanité qui nous manque déjà tellement, au seuil de se perdre. Retrouver la joie, retrouver les valeurs de base comme la confiance, l'honnêteté, la droiture. Retrouver de l'amour qui se dit, qui peut s'exprimer. Je suis désespérément nostalgique d'une organisation à peine entrevue, peut-être dans un rêve, peut-être un autre monde, peut-être cette utopie si douce à considérer et si impitoyablement anti-capitaliste. La passion de vivre est-elle condamnée à disparaître écrasée par cette organisation mondiale excluante et mortifère ? C'est là où je cherche, humanité, simplicité même si c'est un leurre... Ce leurre se présente à moi ici, simplicité et droiture.

13/07/97 – Presque un an sans toucher à ce journal que je ne peux relire avec sérénité. Quel chemin me mène en silence dans l'embrouillamini de mes jachères ? Cette maladie a-t-elle tenu tant de place qu'elle ait occulté cet accès au travail de thèse, ou l'hôpital où j'ai laissé tant de mes forces vives est-il encore trop aimé ? Il m'a pris corps et âme, esprit et combativité ne me laissant que rêves et pensée sursautant sans se pouvoir (se vouloir ?) fixer. Est-il venu le temps d'écrire tant espéré, tant repoussé, tant rêvé ? La fin de cette étape doit arriver et ne me tuera pas. Je suis émue à ouvrir ce cahier fermé depuis si longtemps, les larmes coulent révélant la douleur contenue dans ces pages, douleur oubliée en apparence, refoulée et constituante entre autres de ma pensée actualisée. Écrire semble à la fois facile et impossible car il s'agit maintenant de tenter de rendre clair ce que je me refuse encore à trier, à classifier, à stériliser de ma belle jachère tellement patiemment constituée. Je lis *Implication Transduction* de René et je suis aiguillonnée par le désir. Comment faire apparaître ma con-naissance tirée surtout du quotidien loin, très loin de cette érudition qui manquera toujours à mon esprit rebelle et désorganisé. Ma familiarité avec ces thèses s'est constituée à partir du bain dans la nébuleuse, de l'obligation de faire savoir, de faire valoir ce qui constitue la spécificité des infirmières de nuit totalement occultée, voire niée par le « power day ».

Il faut écrire tout simplement, laborieusement pour ne pas perdre cette intelligibilité qui surgit de tout, en permanence et principalement au travers de mon changement de statut insidieux et pourtant lui aussi souterrain. Je suis toujours surveillante générale du service de nuit, interlocuteur privilégié, me dit le chef du personnel, mais détachée (le peut-on ?) à la formation « que vous avez voulue et dans laquelle vous réussissez », me dit-elle. Ainsi serais-je prise par ce qui a constitué une dé-prise, attrapée par ce que j'ai construit afin de donner à mes camarades infirmières le moyen de désactiver cet engagement, de désamorcer la pompe de l'implication mortifère. Surimplication, dirait Ardoino, implication, maintiendrais-je, même si tout se peut justifier sinon expliquer. De l'implication qu'il apparaît difficile de déplier globalement tant l'alchimie se révèle différente d'un individu à l'autre, d'une situation à l'autre. Il me semble tout de même possible de faire le tri avec l'implicationnisme qui a complaisamment entretenu le doute, la nécessité aidant, la nécessité ayant pour toile de fond la confrontation à des individus souffrants.

20/07/97 – Petite série de quatre nuits, et grand retour à ma fonction officielle !... Mitigée au départ car exclusivement avec l'une des équipes, ce que je trouve stupide. Je continue à avoir de la hargne vis-à-vis de ma « subordonnée » et sa coupable abdication qui me met dans une situation impossible. J'ai retrouvé par contre les infirmières dont un grand nombre me font fête et réclament mon retour. Beaucoup de critiques aussi de la nouvelle organisation, des remarques sur la démotivation et les angoisses qu'elle génère. Je me demande comment faire passer ce message que je ne puis transmettre. Une bonne série en définitive dans cette équipe la moins familière des deux. Beaucoup de chaleur exprimée et un peu de surprise... beaucoup d'infirmières me disent regretter R. et L. et leur fantaisie. Elles revoient L. qui fait des remplacements de jour.

J'ai fait part au chef du personnel de mes remarques et critiques, mais elle ne veut rien entendre. Elle se met en quatre mais je ne trouve pas de point positif. Je vois toute l'organisation qui se fait tant bien que mal, tous les soignants semblent conscients du malaise mais je crois être la seule vraiment pessimiste. Je vois déjà les effets, démoralisation, désolidarisation, absentéisme. Je suis sûre qu'il va augmenter dans les chiffres. Rien ne semble porter, aucun argument n'est entendable par qui veut être sourd.

Faut-il écrire un livre ? A partir de mon expérience à B ? La déshumanisation d'un hôpital par l'accréditation. La destruction de la singularité pour aboutir à une maîtrise virtuelle de tout, des dépenses, des affections nosocomiales, de la subjectivité...

01/08/97 – Petit week-end à Saint-Parize. Je poursuis la lecture d'*Implication Transduction* de René Lourau en même temps que *Le travail sans l'homme* d'Yves Clot. Je commence (il est temps !) à lire utile, très près de mes préoccupations. Il est probable que le rêve des technocrates est d'annuler cette donnée humaine qu'est l'imprévisibilité des sentiments. J'ai vu le nouveau robot destiné à remplacer les infirmières... Pour le moment il fait surtout les courses et il n'est pas encore prêt à laver des culs. C'est pourtant la seule chose qui pourrait améliorer notre ordinaire et même peut-être celui des malades. Moi malade, je préférerais réserver à une machine le soin de gérer mes excrétions et pourquoi pas mon hygiène et garder pour les soignants des relations plus sociales.

Yves Clot me donne à penser que l'on est en train de revenir à une conception tayloriste des tâches malgré tout ce qu'on a pu analyser des effets négatifs, à terme, sur la qualité. Je ressens cela d'autant plus que je suis chargée de sensibiliser le personnel à la notion de prévention (des lombalgies entre autres) et à l'ergonomie, alors que se dessine une aggravation des conditions de travail par diminution progressive du budget, diminution des investissements, diminution des remplacements, diminution de la qualité de la nourriture, etc.

Il me faut me mettre à l'écriture de cette contribution au livre sur l'éthique et les chercheurs. J'ai envie de me mettre dans la situation actuelle, praticien-chercheur empêché d'un côté par mon éthique de l'autre... contradictions et empêchements.

20/08/97 – Il me vient à l'idée que nous sommes, nous les gens de terrain, instituants permanents qui haïssons ce que nous produisons. Cette institution nous déplaît-elle parce qu'à peine née elle nous échappe ? ou sa mort-naissance nous laisse-elle meurtris ?

On m'a volé « mon » institution, ce service dont j'ai construit pas à pas les règles de fonctionnement, à l'empirie, avec ce souci éthique constant d'équilibrage entre nécessaire prise de pouvoir au nom du fonctionnement et autonomie des acteurs sur fond d'implication.

Il s'agit bien de cela, mes critères d'évaluation concernent pour l'essentiel cette infirmière qui dure au travers de quelques paramètres comme le parcours professionnel, les raisons évoquées pour choisir la nuit, celles évoquées pour choisir l'hôpital. Cela me rappelle le service de cancéro de pointe dans lequel une sélection sévère avait lieu et où, malgré l'époque de pénurie, il y avait foule de candidats.

11/01/98 – Vu Paul cet après-midi pour une interview à propos de la souffrance psychique. Curieux sentiment provoqué par cette horreur qu'il raconte et que j'essaie de transposer côté soignant et qui, même si je ne crois pas que cela soit aussi répandu qu'il le dit, me paraît somme toute assez facile à imaginer.

Pour lui c'est l'institution qui est une des causes de la souffrance, sa réduction de l'individu, l'infantilisation. Pour moi, le plus grave est que la mesure « disciplinaire » pour aussi absurde qu'elle soit, me renvoie à d'autres mesures appliquées à B. pour violence en général mais il y a aussi de la violence de la part des soignants. Je retourne le problème dans tous les sens, je tiens le témoignage qui va à l'envers de mon expérience mais qui la corrobore, les soignants, n'accédant pas à l'estime de soi en sont pour autant incapables d'estimer le malade. Même imparfait, B. apparaît comme le paradis de cet enfer des « Jasmins ».

La « clinique » c'est accepter le déplacement par rapport à son projet initial. Venue pour un article dans *Pratiques*, je me retrouve à la tête d'un journal dense face à une souffrance qui demande reconnaissance. Entendue, cette demande m'oblige à dévier mais aussi m'ouvre une autre voie, un horizon différent. Je peux faire cet article, le faire travailler à mes infirmières, l'utiliser dans mon argumentation.

12/01/98 – Vu Ruth pour lui parler de mon projet et de Paul. Cela m'enthousiasme de considérer cette aventure. En fait depuis que j'avais entendu parler de ses déboires, j'avais eu envie de lui proposer B. pour une convalescence mais j'ai renoncé, il ne pourrait pas se rendre à la fac tous les jours et c'est loin de ses amis.

13/01/98 – J'ai pris rendez-vous pour le visionnage avec les filles de réa de jour. Cela m'angoissait un peu à l'idée qu'elles trouvent cela contraignant. Au contraire elles ont été très enthousiastes et je suis soulagée. Il me reste à organiser les réunions pour la nuit, les deux équipes de nuit. J'ai donc dans la foulée vu l'équipe de nuit (rose) et leur ai parlé de P. Elles ne sont pas étonnées et sont tout à fait conscientes d'être capables et coupables de ça aussi. M. L. a particulièrement insisté sur la violence de la situation de malade, rien que le fait de mettre la « blouse » (elle a insisté sur le mot mais en fait elle parle de la chemise). M. L. a fait référence à un malade qui s'extubait sans arrêt et qu'elle ne se résignait pas à attacher. Non attaché, il arrache tout, attaché il devient fou, que faire ? Je repense également à l'histoire du « toxico » soignant et me dit que Paul a raison, c'est l'institution qui produit cette violence collective, non réfléchie, le « bon droit » opposé à la déviance. Paul est évidemment un déviant dans ce cadre où le bon malade est celui qui est content d'être avec nous et reconnaissant du bien qu'on lui fait, que ce soit réel ou qu'il ait peur des « représailles ». Cela me porte un coup au moral et me dessille les yeux là-dessus. Je veux considérer les infirmières du côté de leur humanité, de leur tendresse et n'ai pas envie de les aborder par leur violence, leur inhumanité. Je crois qu'à B. il y a une aura particulière, ce qui ne nous empêche pas d'être « humaines » également dans le sens négatif.

19/01/98 – Après avoir lu le journal de Paul, je me rends compte à quel point l'aveuglement est la pierre d'achoppement de tout mon travail. Le mien qui se tient à cet endroit « intersectaire » entre le désir du malade, excessif parfois, et le désir du soignant ou son non-désir d'entrer dans ce désir. Comment reconnaître ce fatras d'invisibilités sans repérer les œillères qui m'habillent, qui nous habillent. Paul ne montre aucune compassion pour ses « collègues », rien qu'un rejet inconditionnel de tout ce qui de près ou de loin lui rappelle sa fragilité d'homme vieillissant, d'homme au seuil de ce qu'il craint le plus, la perte d'autonomie. Comment ne pas entendre en écho la peur des soignants devant ce défilé insistant, permanent de la somme des misères qui nous guette, qui nous a déjà atteints pour certains. Le journal de Paul révèle une part de la nuit de mon propre journal, entre considération empathique et rejet viscéral. La violence de mon métier ne m'a jamais échappée qui me faisait vomir et me filait la chiasse dans les premiers mois de mon apprentissage. Pourtant, cette violence s'exerce d'abord sur mon jugement. Le non-savoir, l'espérance dans une médecine arrogante, m'ont fait avaler la potion d'une nécessité jamais interrogée dans notre exercice. Je me souviens de ce malade, étiqueté psychotique, arrivé inconscient et ranimé par nos soins (après le SAMU). Ce patient présentait une insuffisance respiratoire grave qui commandait une oxygénothérapie permanente. Il refusait (dès son réveil) l'oxygène sous prétexte qu'il n'était pas bon, qu'il ne ressemblait pas à celui qu'il avait à son domicile (un appartement thérapeutique). Le médecin m'avait demandé mon avis et nous nous étions tous retrouvés autour de son lit (ou plutôt de ce qu'il en avait fait, il avait mis son matelas par terre), E. le réanimateur de garde (qui est en doctorat de sociologie...), le médecin de garde, les infirmières et moi. Cette situation exceptionnelle tenait au fait que les infirmières étaient en désaccord avec le réanimateur sur l'attitude à adopter avec ce malade qui refusait les soins. J'ai alors interrogé le malade sur ses habitudes, sur la manière dont il prenait son oxygène à la maison, prenant en compte ses réponses un peu délirantes. Je lui ai finalement proposé un système de lunettes à O2 qu'il a bien voulu accepter tout en tenant des propos mystiques à propos de Dieu à qui il fallait bien finir par rendre des comptes. J'étais assez satisfaite d'avoir réussi à le convaincre d'accepter cet O2 (qu'il a rejeté cinq minutes plus tard...) sans lequel il pouvait mourir mais surtout de l'attitude exceptionnelle des deux médecins. Il faut préciser que les médecins hospitaliers sont peu enclins (en particulier en réa) à entendre le désir du malade. C'est la réaction d'une infirmière, Ma., qui m'avait interdite. Son exaspération devant ce malade « qui n'avait rien à faire en réa... qui, s'il ne voulait pas être soigné, n'avait rien à faire là, n'avait qu'à rester chez lui... » sans tenir compte que la veille c'est à la faveur de son inconscience qu'il avait été réanimé, arrachant tout dès son réveil. Il faut préciser que l'hypoxie est le plus souvent à l'origine des troubles comportementaux (agitation le plus souvent) de ces malades mal ventilés. La position de Ma. était qu'on devait attacher ce malade et le réintuber afin de le ventiler artificiellement même s'il ne le voulait pas, se retranchant derrière les troubles psychiatriques qui enlevaient toute crédibilité à son discours. Les médecins étaient plutôt de mon avis pour une non-intervention jusqu'au lendemain matin où on pourrait juger de la suite à donner. Le chef de service à son arrivée décida de le faire sortir via l'hôpital psychiatrique où il mourut trois jours plus tard.

Ce malade semblait avoir compris l'issue fatale. Contrairement à l'avis de Ma., nous étions convaincus de la nécessité de ne pas le violenter même si la mort était à la clef. Nous le lui avons dit et répété sans que cela change sa position. Ma. n'a jamais pu admettre le bien-fondé de cette position éthique. Cette expérience reste une des seules où le malade n'a pas été intubé de force. P., le chef de service, dit souvent qu'aucun des malades qu'il a trachéotomisés ne donne jamais son accord avant... mais que tous le remercient après coup...

Le problème de Paul aux « Jasmins » est différent, il ne refuse pas les soins, il demande de l'attention, qu'on écoute ses plaintes, qu'on reconnaisse sa réalité, son angoisse. Qu'est-ce qui empêche les soignants de le prendre en considération, après tout il n'est pas très demandeur en soins... Leur propre posture dans une institution de soins qui valorise l'action, le court séjour, une image positiviste de la médecine ? Le mépris dans lequel ils ont l'air de dire qu'on les tient ? Le manque de considération ou l'incompétence qui les maintient dans un lieu où apparemment peu de soins sont prodigués ? L'incompétence à reconnaître l'autre, malade, dans sa légitimité d'humain avec son entourage amical, avec son désir de rester présent à l'université pour ne pas mourir ? La frustration du peu de dépendance de Paul qui les renvoie à la petitesse de leur place ? La perte de pouvoir qui résulte de cette situation ? Il me revient en tête nombre d'incidents souvent liés à une angoisse du malade qui nous paraît démesurée comme si l'angoisse pouvait être mesurable, comme si on pouvait se retrancher, la concernant, derrière nos clichés rationnels habituels.

25/01/98 – Revu Paul pour un deuxième entretien qui ne fait que confirmer l'autre mais qui fait apparaître un soulagement certain. Il a pris les choses en main, le fait que je l'ai entendu légitime et confirme son point de vue et lui a permis de se saisir « professionnellement » de son expérience. Une étudiante a accepté de travailler à partir de là pour la validation de son UV. Il va plutôt mieux, respire moins mal. Nos entretiens serviront de matériau à l'article pour *Pratiques* et je les intégrerai dans ma thèse. Finalement il y aura deux « malades » dans cette thèse...

2/02/98 – Première séance de travail avec les infirmières de jour à partir de la prise vidéo. Ma première impression se confirme quant à l'insatisfaction exprimée. Elles sont vraiment sur la défensive. Le mode d'expression de leur frustration est différente d'une personne à l'autre, à voir ce qui ressort de l'équipe. En tout cas, elles semblent très enthousiastes à l'idée de ce travail qu'elles ont accepté sans discuter. Espérons que j'en ferai quelque chose de bien...

03/02/98 – Réunion de surveillantes ce matin, ambiance plutôt bon enfant. Il faut dire que l'objet était de travailler sur nos fonctions et l'organigramme, ce qui n'est pas sans poser les questions de fond du dysfonctionnement, la légitimité d'un groupe que la direction ne veut pas officialiser, une existence fonctionnelle totalement informelle. Cela m'aide à comprendre la réalité de ma propre position. Dans la réalité, je suis surveillante générale de nuit mais le chef du personnel chapeaute désormais tout ce que je fais. En gros je prépare les dossiers qui sont entérinés par elle, alors que jusque-là, j'étais parfaitement autonome dans un cadre défini en commun. Je suis aussi « chargée de la formation » sans qu'aucun cadre soit défini, là aussi je prépare des dossiers, je conçois des modules de formation qui sont « visés » par quelqu'un qui n'a aucune compétence dans ce domaine.

Cette confidentialité à laquelle je suis obligée suscite évidemment les jalousies qu'elle est censée éviter. Je ne vois là qu'un seul avantage pour eux, le contrôle du pouvoir sur un plan strictement administratif, mais qui se traduit par des malentendus perpétuels dans le groupe des surveillantes sauf vis-à-vis de celles qui sont demandeuses, « pourquoi est-ce-elle qui est chargée de cela ? ». Ma légitimité de formatrice ayant été acquise dans le cadre de la prévention des lombalgies, son extension aurait justifié une explication du chef du personnel. A ma question sur cette position, elle m'a répondu qu'elle attendait de montrer que cela fonctionne avant d'en parler... Aucune de mes collègues n'a abordé cette question.

10/02/98 – Deuxième entretien ce matin avec une des équipes de nuit. Le ton est très différent même si la réalité est la même. Il faudrait que je compare les expressions qu'elles emploient pour signifier les malades, leur frustration, leur dépendance des médecins, leur satisfaction et les stratégies que cela nécessite. Il est clair qu'au-delà des personnalités, il se dégage une culture d'équipe avec des modes particuliers de gestion des problèmes.

13/02/98 – Réunion des cadres et des médecins par le directeur qui nous annonce le plan des travaux et les restructurations qu'ils imposent. Pas de surprise mais un constat général : la résignation. Quelques-uns chipotent sur l'ordre des travaux mais il n'y a pas grand-chose à dire. Je leur fais repérer que dans la forme prévue, un des services les plus lourds sera isolé dans le bâtiment, ce qui pose un gros problème la nuit où l'infirmière est seule pendant douze heures. A suivre... Je m'aperçois combien j'ai changé, je me sens toujours concernée mais beaucoup moins touchée...

26/02/98 – Deux réunions de surveillantes cette semaine. Il ne nous a surtout pas été demandé de travailler sur l'organigramme, c'était une erreur... Cela confirme mes doutes. Je me rends compte que certaines surveillantes (les dernières arrivées) commencent à mieux comprendre le sens de mes réticences et mises en garde. Elles insistent sur leur besoin de ma présence. Les jeux de pouvoir sont dispersés autrement. S. qui travaille davantage avec le directeur est la seule entendue par lui. Je n'en ai aucune amertume, au contraire, je la conseille et l'encourage à la prudence. La tactique du directeur est lumineuse pour moi et cela est encore plus visible de l'extérieur. Il fonctionne à la séduction et S. (jolie femme entre autres) correspond tout à fait, professionnellement, à ses critères d'efficacité (pour le moment du moins, car sur la durée, la séduction perd de son pouvoir et l'autorité a ses limites).

10/03/98 – Deux petites semaines de ski m'ont ragaillardie. Il y avait si longtemps que je n'étais pas montée sur les planches que j'étais un peu désorientée. Le ski c'est comme la bicyclette, on retrouve vite ses marques à défaut de retrouver des jambes... Je n'ai pas travaillé sauf lu I. Stengers avec toujours autant de difficulté mêlée d'intérêt. Je ne sais décidément pas lire utile, comment intégrer cette documentation dans mon travail, cela me semble lourd à traiter. Peut-être est-ce simplement de la paresse ? Il me semble au contraire que cela concerne toujours mon rapport à la distanciation théorique. Est-il indispensable d'en passer par là pour la démonstration ? Je n'en suis pas encore vraiment convaincue, même si j'ai décidé d'essayer. Il y a un monde entre la décision en apparence réfléchie et l'adhésion totale. Ma difficulté à me mettre à la rédaction n'est pas sans lien avec cela.

Je dois aussi me mettre à écrire ces fiches sur les missions du service de nuit. Je n'arrive pas non plus à m'y mettre par crainte de sortir de « mon travail ». Je n'écris pas mais je suis totalement habitée par cette thèse. En réalité, j'ai du mal à me résoudre à la démonstration de ce que je comprends, sinon en direct, dans la confrontation aux autres.

11/03/98 – Dernière séance de travail vidéo avec la troisième équipe. Ma. m'a remerciée de cette occasion de travailler ensemble et a trouvé cela très intéressant. Chaque équipe aurait aimé voir les autres pour comparer. Je leur ai fait part de ma prudence quant à un visionnement global et du risque de jugement hâtif sur les autres groupes. Par contre, je pense que cela pourrait avoir lieu après que j'aurai pu analyser les premiers entretiens afin qu'ils soient plus au clair avec ce que j'ai cherché à voir. Ils ont admis que ce n'était pas sans risque dans ce service où des conflits récents sont encore sujets à de nombreuses réminiscences.

J'ai travaillé ce matin avec le chef du personnel sur les fiches de poste des soignants de nuit. Pas de gros problème, sinon que j'ai dû insister pour que restent indiquées certaines fonctions inhérentes au poste défini par la spécialité médicale déjà énoncées par la fiche de jour du service. Nous avions en effet décidé qu'il n'était pas utile de redire certaines choses, qu'il fallait simplement énoncer la spécificité du poste, la nuit. En réalité, la fiche apparaissait plus que succincte malgré le rappel que l'infirmière de nuit était supposée exécuter les mêmes actes que le jour. Cela m'a montré les effets du non-dit. Cela est, va de soi, mais ne figure pas dans l'énoncé explicite et finit par ne plus apparaître. La référence au relationnel n'est pas une exclusivité de la nuit et son impossible quantification ne permet pas d'en faire état de façon significative. Son importance dans l'activité de l'infirmière est indicible faute de critères clairs. La dimension relationnelle n'est pas référençable au temps. On peut passer beaucoup de temps avec quelqu'un sans que cela apporte l'apaisement souhaité. A l'inverse, on peut rassurer, tranquilliser sans donner beaucoup de temps. La relation est toujours à réajuster, son intensité est mouvante, relative à chacun des protagonistes, mais aussi à l'environnement. C'est un lieu commun de dire que la nuit à l'hôpital les malades sont plus angoissés, qu'ils ont davantage besoin qu'on les écoute, qu'on les rassure, cela reste lettre morte dans tous les diagrammes de soins. Comment s'étonner que la mesure de l'incommensurable reste comme une irréparable frustration ! La démarche de qualité en vue d'accréditation se situe à des années lumière de cette incalculable donnée, installant à juste titre chez les soignants le doute sur le bien-fondé de cette démarche.

12/03/98 – Dire Je, cela s'organise, Jacqueline oriente le groupe vers une mise au point de nos projets. Je suis prête maintenant à ce travail, il est probable que je n'aie plus rien à craindre, il y a bien une préoccupation commune dans ce groupe malgré les objectifs différents. Je suis vraiment contente du résultat pour moi.

15/03/98 – Revu Paul avec l'idée qu'on pourrait peut-être écrire quelque chose à deux voix. Son journal croisant le mien ou quelque chose comme ça. Il confirme le terrain sur lequel se situe sa démarche, très en deçà de ce qu'on appelle l'éthique médicale. En fait, il met en évidence les rapports de pouvoir qu'on pourrait repérer dans toute situation. Qui accepterait de ne pas tirer avantage de sa position, qu'est-ce qui pourrait encourager les soignants à redonner au malade sa place d'humain respectable, pris comme ils sont dans une logique où ils n'ont pas eux-mêmes leur mot à dire. Le seul pouvoir dont ils disposent s'exerce dans ces interstices, entre décision médicale et convictions personnelles, il n'est pas étonnant que l'opinion du malade soit difficile à prendre en considération eu égard à la complexité qu'il ajoute au problème. Les remarques les plus fréquentes ont trait à la difficulté de personnaliser les soins et l'attitude qui les accompagne, « vous n'êtes pas tout seul ici », « je sais ce que j'ai à faire », « si vous ne voulez pas être soigné (sous-entendu comme je vous le propose) il faut rentrer chez vous ».

19/03/98 – Première semaine de formation à l'accueil très instructive qui s'est terminée par un énorme bouquet de roses « pour te remercier de ton accueil et de toutes les formations que tu nous as faites ». Je ne savais pas quoi dire et j'étais très touchée. Comme m'a dit mon analyste hier, cette « reconnaissance par la base » est sans doute celle que je vise et qui a le plus de valeur pour moi. Cela me pousse à revendiquer une légitimité du savoir faire valoir l'expérience sur laquelle je voudrais appuyer mon faire valoir ce savoir. Comment procéder pour utiliser cela dans une recherche quand il semble s'agir davantage d'artefacts que de la visée du départ. L'objet de recherche me semble se révéler davantage dans des effets secondaires, comme s'il était plus facile à trouver quand je ne le cherche pas. Il me semble m'approcher de lui sitôt que j'oublie que j'ai à le cerner, c'est dans cette disposition à la recherche que je me sens avancer le plus, changement en profondeur, rejet de la maîtrise indispensable à la maîtrise, inexprimable paradoxe. Est-ce-que je délire ou bien ai-je trouvé ma posture de praticien-chercheur ?

20/03/98 – Intervention à l'IGR sur la mise en place d'une formation à la prévention des lombalgies. Un des stagiaires m'a dit durant le déjeuner qu'il avait eu la sensation que je lui volais son discours tant ce que je racontais des rapports de pouvoir et de ma posture dans l'institution ressemblait à la sienne. Ce n'est pas la première fois que cela se passe, c'est le même renvoi qu'à la fac quand on se raconte le quotidien dans nos entreprises. Il reste à décider de la forme que peut prendre cette confrontation de témoignages, la valeur que l'on peut y accorder, la référence à la scientificité qui est indispensable pour la validation par l'université.

22/03/98 – Vu le directeur pour lui faire part des projets du groupe de relais ergonomie manutention concernant la remise en question de l'organisation interservices. Il m'a d'abord dit que cela était du ressort des cadres infirmiers et que je n'étais pas mandatée pour cela. J'ai insisté tranquillement lui faisant remarquer que la responsabilité de chacun était limitée à son secteur et que rien ne leur permettait davantage d'intervenir sur cette organisation générale. En réalité, cet aspect de l'organisation demande un investissement particulier qui ne semble pas entrer dans leurs préoccupations prioritaires. Il a ensuite énoncé que ça ne pouvait pas être moi afin de ménager les susceptibilités étant donné ma position. Sur le moment j'ai accepté sa position mais ai pensé ensuite qu'il ne tenait aucun compte de cette mission de formateur responsable de la prévention qu'il m'a confiée depuis déjà 12 ans et que ma proposition est directement inspirée des travaux que j'ai menés avec les employés durant cette période. Il m'a conseillé de faire part de mes préoccupations au comité de pilotage qui ferait une enquête. Il semble mettre en doute ma capacité à ménager les uns et les autres. Il me semble au contraire que je suis justement compétente pour cela mais que ce système de cachotteries ne fait qu'entretenir le malentendu. Je vais faire mon rapport dans ce sens, on verra bien.

22/03/98 – Téléphoné à Odile pour lui donner des nouvelles. Je suis frappée de voir combien nous sommes sur la même longueur d'onde même si elle l'aborde autrement avec son ordre à elle. Elle m'a parlé de *Pratiques* qu'elle apprécie beaucoup. Elle va probablement envoyer un article. Je lui ai dit que je souhaitais qu'elle fasse partie de mon jury de thèse (je croyais le lui avoir déjà demandé) et elle s'est montrée ravie. Je demanderais bien à C. Dejours dont je n'ai pas lu le dernier ouvrage mais je ne sais pas.

J'ai dit à Odile que j'en étais à constater un refus de considérer l'irrationnalité à l'œuvre et que quels que soient les résultats des recherches il n'en serait pas tenu compte. Elle m'a répondu que c'était une belle conclusion à ma thèse et qu'elle pense que le problème se situe du côté du rapport homme femme, rationnel irrationnel. Cela confirme mon intuition d'avoir à chercher du côté d'un processus de connaissance qui se détache de la rationalité. Cela va plus loin que la notion de pouvoir et implique que le rapport entre féminin et masculin soit dialectisé pour ne rien laisser sur le bord du chemin. La plus grande force découle d'une faiblesse assumée, reconnue qui est probablement derrière cette fameuse résistance qui fait vivre les femmes plus longtemps. La nuit est d'ailleurs du côté du féminin, le jour du côté du masculin. Le jour n'aurait aucun sens si la nuit ne venait pas lui apporter son ombre qui elle-même tire ses références du jour. La recherche est du côté de l'irrationnel. Sans l'irrationnalité, il n'y aurait plus aucune raison de chercher, on aurait déjà probablement trouvé.

23/03/98 – Voilà, le jour anniversaire de mes cinquante ans ! C'est le plus étrange qui me soit arrivé et j'ai beau me le répéter j'ai vraiment du mal à me rendre à l'évidence. Je me réveille avec ma problématique dans la tête et je m'aperçois que dans cette conversation avec Odile, j'ai encore dérangé mon propre ordonnancement pour considérer le sien. C'est ça qui me fait manifestement avancer, le désir d'aller au plus près qui me fait toujours réviser ce raisonnement pour le nuancer ou infléchir ma trajectoire. L'actualité est là pour encourager mes doutes, qui fait préférer à la droite l'alliance avec le diable (FN) plutôt qu'une alternance de pouvoir avec un parti de gauche que tous s'accordent pourtant à dire qu'il gouverne plutôt à droite. Considérant la rationalité portée au pinacle par les hommes, elle pourrait bien se révéler leur grande faiblesse car elle empêche de comprendre ces mécanismes qui font et défont ces « majorités », ces « votes sanction », et qui pourraient expliquer le désir aveugle de rester quoi qu'il en coûte à la tête d'une région, d'un parti, d'une institution. Notre époque actuelle voit d'ailleurs se radicaliser ces comportements de fuite en avant qui poussent à agir sans mesurer les conséquences, à se débarrasser des personnalités encombrantes dans les institutions, dès lors qu'elles ne partagent pas les vues de celui qui dirige. La situation des cadres s'est abîmée dans cette perspective qui voit les chefs d'entreprise refusant les « états d'âme » les rejeter quel qu'en soit le coût pour l'entreprise. Je pourrais dire que je me sens là aussi entre les deux logiques : féminine pour cet accès à la nuit qui renforce le « savoir être » mais aussi masculine dans ce désir de toucher à la « vérité », de confronter les points de vue, de raisonner mais sans renier la résonance selon l'expression consacrée par Ruth. C'est probablement ce qui caractérise notre groupe « démarche clinique », mais aussi « dire je » qui par le biais de l'association d'idées nous mène à cheminer sans cesse de l'irrationnel au rationnel sous couvert de notre posture de chercheur. C'est cette posture qui crée le lien, qu'on soit déjà reconnu ou en passe de l'être. La reconnaissance est d'ailleurs automatique à qui veut bien s'y coller, sachant que la sélection s'opère par la capacité ou non de s'inscrire dans cette inconfortable zone d'ombres quand le cadre de la recherche nous commande au contraire de chercher la stabilité, le vérifiable, l'incontournable. Ceci pourrait expliquer également pourquoi il se trouve surtout des femmes dans ces deux groupes mais aussi des chercheuses patentées et expérimentées. La confrontation se produit alors sur fond d'expérience qui donne à chacun sa légitimité.

08/04/98 – Encore une réunion de surveillantes qui met en évidence le problème de légitimité des cadres infirmières et la volonté de la direction de ne rien lâcher de ses prérogatives. Serait-ce parce que j'ai perdu une position fantasmée de pouvoir que je trouve grâce auprès de mes collègues aujourd'hui ? A moins que S. m'ait volé la place de bouc émissaire... Cela me paraît en tout cas tout à fait intéressant de voir la nette évolution de ce groupe. Cela ne semble pas arranger M. T. Il y en a toujours une ou deux qui vont à contre-courant. Je ne suis pas forcément dupe mais n'ai aucun ressentiment. C'est comme si j'avais déjà perdu depuis longtemps mes illusions et que rien ne puisse me toucher vraiment désormais. Elles semblent comprendre aujourd'hui ce que je sais depuis longtemps. Je suis en même temps sereine de vérifier mes intuitions et plutôt pessimiste sur la suite. Il y a encore du chemin avant qu'on puisse envisager une réelle cohésion dans ce groupe. Je me demande ce qui va se passer dans mon statut. Je me rends compte que tout cet informel permet à la direction de me laisser faire un travail sans vraiment le cautionner officiellement. Il y a une telle ambiguïté que je ne sais pas très bien ce qu'elle sert. En tout cas, je suis encore là et je continue à faire ce que je crois nécessaire.

15/04/98 – Je fais du rangement. Cet ordinateur est aussi bordélique que mes liasses de manuscrits dans lesquels j'ai bien du mal à trier. J'ai l'impression que l'écriture de cette thèse se résume à l'articulation de tout ce que j'ai écrit, griffonné, sur des bouts de papier, des bouts d'enveloppes, des tickets de théâtre, menus d'avion, etc. Une petite phrase, éclair de lucidité, de grandes pages illisibles. Je suis étonnée de tout ce travail informel produit, au sortir de la douche, dans la voiture, entre deux rendez-vous. La douche et la voiture ont été mes deux grandes sources d'inspiration, comme s'il fallait que je sois occupée à quelque chose pour que ma pensée s'élabore. J'aimerais bien pouvoir jeter tous ces papiers et pour cela je dois les convertir en texte qui se tienne.

12/04/98 – Après-midi fructueux à travailler avec Ruth. J'ai moins d'angoisse que la dernière fois face à ses critiques. Pourtant elle me met chaque fois le doute... Je me défends face à ce que je comprends de mieux en mieux, cette scientificité qui ne me correspond pas et ma conviction d'avoir à tenir ma position en marge. Je suis cependant inquiète à l'idée que mon écriture soit trop compliquée, je ne vois pas trop quoi faire.

18/04/98 – Je me suis endormie parmi les démons d'Edgar Morin et me suis réveillée après un rêve étrange. J'étais dans un pays arabe avec des copines et en haut d'une dune de sable j'ai trouvé des « joyaux » que j'ai mis dans un sac plastique. Il n'y avait personne et je n'avais pas envie de les rendre, me retranchant derrière le fait que personne ne savait à qui ils étaient. Puis, je courais le long d'une palmeraie et j'étais poursuivie par des hommes à cheval qui voulaient manifestement me prendre ces bijoux. J'arrivais enfin aux abords de l'hôtel où des équipes de cinéma préparaient un tournage. Entrant dans l'hôtel, je me sentais presque en sécurité sauf que ma réservation n'avait pas été enregistrée. Les choses finirent tout de même par s'arranger et je me réveillai. Je me souviens exceptionnellement de mes rêves et celui-là m'a trotté dans la tête jusqu'à ce que je fasse le rapprochement avec les concepts. Je les trouve, ils me vont, je sais qu'ils ne m'appartiennent pas mais je veux me les approprier. Je subis les foudres des « gardiens de concepts » à qui ils n'appartiennent pas plus qu'à moi, mais qui se sentent plus légitimes du fait de leur appartenance au « pays ».

25/04/98 – Retour à l'hosto pour deux nuits avec enthousiasme à l'idée de revoir tout le monde et un peu de regret d'avoir abandonné mon travail d'écriture. Après-midi à Rambouillet où je me sens de mieux en mieux intégrée. La nuit s'est déroulée sans problème, pourtant il y a si longtemps que je n'ai pas « fonctionné » que je me demande toujours si je vais m'y retrouver. J'ai beaucoup parlé avec B., F., et A., je retrouve mon discours de militante pour la bagarre. Ils me renvoient une image de mon « optimisme ».

B. me dit que ce qui semble me stimuler (la complexité des situations et l'accueil mitigé de certains collègues) le rebute et le démotive. Je trouve les mots pour m'expliquer. Encore une nuit blanche à essayer de les encourager à aller coûte que coûte dans le sens qui leur paraît être le bon, à ne pas se laisser abattre. Ruth me dit que c'est ma faculté de me colleter avec l'ombre, ce serait ma particularité, me colleter avec l'ombre et en tirer de l'énergie. Il est possible que ce soit sous cet angle que cela marche.

26/04/98 – Aujourd'hui j'ai quand même travaillé. Je n'en finis pas de reprendre la présentation. J'ai un peu envie de me lâcher, de me laisser écrire, tant pis si j'exagère, si ça coince. J'ai une furieuse envie de décoincer, de provoquer un peu, comme avec mes concepts « génériques ». Je m'autorise, comme dirait J. Ardoino, mais ça risque de saigner à la lecture... Je vais sûrement aller trop loin, mais je peux faire confiance à Ruth pour me ramener « à la maison ». Cette nuit, deux morts, ça commence mal. Rien que pour l'équipe de nuit, nous avons eu treize morts en huit jours. C'est le printemps et ses bouleversements. Mon bureau tant convoité m'est indifférent, je n'ai même plus envie de l'investir.

Hier j'ai lu le cahier de transmissions de réa, quelle horreur, quelle agressivité... ces piques, ces remarques blessantes... quelle violence, c'est tellement loin de ce qu'on écrivait dans le petit parallèle... comme quoi l'intention était vraiment différente.

11/05/98 – Je n'ai pas touché à ce travail depuis plusieurs jours, et ça me démange. Je voudrais m'enfermer et que personne ne me dérange... Il y a urgence désormais, mais tout me paraît insuffisant, à reprendre... J'ai du mal à retrouver le fil, je suis fatiguée.

20/05/98 – Nouvelle journée de formation très dense. La critique s'affine mais l'impuissance est telle qu'on ne peut même plus imaginer que cela change. L'une d'elles m'a dit, il faut absolument que tu continues tes formations, c'est le seul endroit où on peut encore parler ensemble et être entendus. Mes stages sont anti-stress... En rentrant, une lettre du chef du personnel allait légèrement doucher ces ardeurs... Le groupe « relais manutention » créé il y a un an et qui s'était largement engagé sous ma « direction » dans une réflexion ergonomique sur l'organisation du travail vient d'être réduit à sa plus simple expression. Le refus du directeur de « mandater » notre groupe comme un lieu de réflexion et d'action est une caricature de la situation. Le groupe de pilotage, piloté par lui, est, selon lui, le seul habilité... La démarche spontanée des soignants de reconsidérer l'organisation est ainsi impossible malgré ses qualités vivement encouragées par le chef du personnel dès le début de son fonctionnement. Je ne suis pas étonnée, seulement déçue de leur aveuglement sur les véritables enjeux de cette tentative des soignants de réinvestir leur lieu de travail, vidé de plus en plus de son véritable sens depuis la « démarche de qualité » initiée par la direction. La dictature est de moins en moins cachée, les masques tombent et la commission médicale vient de démissionner au grand complet, je ne sais pour quelle raison. J'hésite pour ma part entre une autodissolution du groupe relais et une poursuite de nos réunions, mais pour quoi faire ? Je vais laisser mûrir ou pourrir quelques jours. La décision sera prise par le groupe.

25/05/98 – Je sors de la réunion convoquée par le directeur à la suite de la démission de la CMC. Il a d'abord été question du budget et le directeur a rappelé les nouvelles normes et « sa part d'autonomie », c'est-à-dire comment il avait réparti la suppression de budget. J'y ai vu deux choses : son engagement personnel dans la voie de la survie de l'établissement par une adaptation forcenée aux nouvelles normes qui le poussent à une dictature de protection, « moins je vous en dis et moins vous ne me causez de problème », et son angoisse qu'il gère en se coupant de plus en plus des employés (médecins y compris) et en s'enfonçant dans l'illusion de la forme. Les réactions des médecins sont restées au niveau affectif, accentuant le décalage entre eux et le directeur. Lorsque P. a parlé, il était dans une telle émotion que je me suis demandé s'il n'allait pas pleurer. Paradoxalement, je me suis sentie très peu solidaire de leur préoccupation du mépris dans lequel le D. semble tenir leurs positions alors que je suis dans la même situation. Leurs positions antagonistes sont en fait assez simplistes. Les médecins veulent participer aux décisions mais sont incapables d'un consensus durable, faisant référence en permanence aux « préférences » dont bénéficient certains, regrettant un arbitraire dont ils sont les premiers à user. Je comprenais mieux le directeur, même si je ne partage pas sa logique, comme allant jusqu'au bout de la forme imposée par les tutelles. Le mode de calcul en référence à un indice synthétique d'activité (que je rejette pour ma part violemment) s'exerce ainsi totalement de l'extérieur à l'intérieur. Les médecins, contraints de reconnaître l'imparabilité de cette mesure qui frappe leur activité, sont allés jusqu'à proposer de pervertir cette mesure répartissant autrement, à l'intérieur, les contraintes sans se rendre compte, apparemment, de leur incapacité à se solidariser. Je suis restée mal à l'aise de ne pas pouvoir me ranger dans un camp ou l'autre, mais surtout frappée de constater l'extrême agressivité des médecins vis-à-vis du directeur comme représentant de la contrainte, faisant surtout, là encore, référence à la forme sans que le fond (c'est-à-dire le bien-fondé de la maîtrise comptable) soit discuté. Le silence total sur les difficultés que rencontrent les équipes soignantes dans ce nouvel exercice administratif de leur fonction est exemplaire de l'incommunicabilité entre les différents acteurs de l'hôpital. Le silence sur les effets de ces nouvelles réglementations sur les malades confirme mon inquiétude et explique mon impossibilité d'exprimer une solidarité avec les médecins.

28/05/98 – La formation à l'accueil se passe vraiment très bien. Les soignants me semblent beaucoup plus conscients que les médecins des retombées sur la qualité de leur travail. J'apprends en même temps qu'elles et j'utilise le journal de Paul pour les faire réfléchir à leur posture de soignant devant les problèmes auxquels il n'y a pas de solution. Il me semble avoir dépassé ce que je visais, sans avoir à aucun moment besoin de les « violenter ». Je suis particulièrement touchée de leur honnêteté, de leur capacité de remise en question dès lors qu'elles ne se sentent pas menacées. Je suis fatiguée mais satisfaite du résultat. Sylvie (la surveillante générale) m'a dit avoir de très bons retours. Je suis là encore dans une position contradictoire avec les autres objectifs énoncés par les cadres.

31/05/98 – Je sors de chez Patrice (mon ostéopathe « préféré ») qui a remis mon dos en « conformité ». Sa remarque concernant mes vertèbres m'a amusée et correspond tout à fait à ma préoccupation. Il m'a dit « d'habitude je mets les gens en ordre, je travaille à les remettre en symétrie, toi, c'est le contraire : quand tu es symétrique ça ne va pas, pour que tu sois bien, il faut que tu sois de travers ».

Je crois qu'il a mis le doigt sur la vérité que je cherche : la médecine a une idée de l'ordre, de la santé qui a à voir avec un fonctionnement théorique qui ne correspond que rarement à la réalité. Certes un certain nombre de constantes se retrouvent qui peuvent prétendre au modèle. Cependant comme dans les groupes homogènes de malades (GHM pour les intimes), chacun se retrouve dans une organisation physiologique différente, ce que ne peut entendre la médecine allopathique.

17/06/98 – Premiers retours des infirmières qui ont lu les ébauches de chapitres. Je suis rassurée, il y a peu de passages qui les rebutent et tous ont adhéré au discours sur la profession, et attendent la suite. Une remarque de Fausto m'a particulièrement interpellée, soulignant dans le chapitre praticien-chercheur, le problème criant, selon lui, « d'une légitimité que je demanderais comme en m'excusant... » J'avais déjà eu ce retour lors de la lecture de mon DEA par un copain médecin. L'illégitimité a la vie dure. Je croyais avoir fait un certain chemin par là, il semble que je ne sois pas encore au bout du problème. Pour citer ses paroles « Arrête de demander qu'on te fasse une petite place, rentre-leur dedans et exige une vraie place »... Cela me parle à plusieurs niveaux, le premier m'agace en ce que je voudrais bien avoir dépassé cela, un autre pour ce que cela implique de sa propre reconnaissance de mon travail, le dernier en ce que je sens une solidarité et un désir que cet espace de pensée devienne réalité. Véronique a également souligné un sentiment d'infériorité dans les préalables, mais aussi m'encourage vivement à aller plus loin avec une petite phrase humoristique que je cite : « Tu es la Nelson Mandela des infirmières, mais n'oublie pas qu'il a passé quelques années en prison avant de libérer le peuple noir de l'esclavage (esclavage infirmier : pas de liberté de pensée !)... Il va falloir que tu te prépares à intervenir, nous aurons besoin d'un leader... » Joëlle parle d'une sorte de poésie de ma vie...

« ce va-et-vient au cœur des choses, puis ce recul qui forment les pétales d'une fleur... tu n'imagines pas à quel point je suis touchée par ta thèse, non seulement par ce que tu veux faire entendre, mais aussi par ce que tu donnes à voir, cette pensée au-delà de la pensée. » Dominique a été moins explicite, m'a signalé qu'il avait apprécié certaines articulations qu'il n'avait jamais pensées et qu'il trouvait judicieuses, Franck a trouvé particulièrement intéressant le chapitre « dire je ». Tous demandent qu'on en parle ensemble, disent être frustrés, attendre la suite.

C'est comme si, en portant cette thèse sur la place publique, je devenais le porte-parole de ceux qui ne se reconnaissent pas dans les représentations dominant la profession. Même si ce n'est pas tout à fait mon objectif, cet encouragement par les infirmières à poursuivre me soulage en quelque sorte d'une partie de mon angoisse. Je ne me suis pas trop éloignée, je reste en prise avec une réalité qu'elles reconnaissent. Tous ceux qui m'ont lue me connaissent plus ou moins puisqu'ils font partie de mon entourage professionnel et il leur a fallu une certaine dose de bonne volonté pour dépasser leurs craintes face à un certain vocabulaire non habituel. Ma demande de leur lecture critique visait surtout à vérifier la lisibilité des premiers chapitres un peu construits. Ce point est atteint pour les premiers lecteurs.

10/07/98 – Après une période de bon travail à Saint-Parize, à nouveau le désert, le manque de temps et donc de travail. J'ai contacté M.-C. Pouchelle et cela m'a enthousiasmée. C'est vraiment avec quelqu'un comme elle que j'ai envie de confronter mon expérience. Ce serait parfait si elle pouvait être mon rapporteur.

30/07/98 – Longue absence dans ce travail. Décidément, le travail à l'hôpital est vraiment antinomique avec cette écriture de thèse, et principalement dans cette partie vouée à la nuit et la profession. J'ai la sensation que je frôle une limite dont je n'arrive pas bien à préciser si elle a à voir avec la peur de finir, ou avec la crainte de n'être pas à la hauteur de mes espérances. J'ai ainsi renoué avec la longue visite des équipes que je termine à l'aube, épuisée, vidée. Je suis contente car l'une des équipes a commencé à s'insurger contre les façons de faire dans leur service. Elles m'ont soumis leur lettre et je l'ai « tapée » sans y toucher une virgule.

J'ai aussi renoué avec la peur du noir... Ma peur des bureaux vides, des meubles qui craquent, des portes qui grincent dans la nuit, de ces archives qui me terrorisent par leur inhumanité, leurs grosses enveloppes de carton pleines de radios, d'examens, de sentences... et par-dessus tout, le dossier introuvable du patient qui poireaute aux urgences... J'ai renoué avec mon exaspération de perdre mon temps (deux heures...) à chercher dans tous les bureaux, tous les paniers à dossiers non rangés, non répertoriés, pour rien au bout... Je pensais connaître tous les secrets des secrétaires dans leurs systèmes d'archivage... Mais c'était sans compter le nouveau service qui a encore ajouté un archivage sauvage... Je pourrais écrire un roman sur les rites d'archivage, car il y en a autant que de spécialités dans cet hôpital. J'ai aussi retrouvé mon petit pincement à traîner dans les longs couloirs déserts, les allées et venues d'un pavillon à l'autre avec le regard inquiet jeté subrepticement à l'arrière de la voiture qui craque, mes petites paniques aux montées et descentes de voiture, les arbres qui se parlent fort dans ce parc magnifique mais dont je ne peux apercevoir que les ombres au bon vouloir de la lune.

05/08/98 – C'est la période fatidique des examens de suivi de ce cancer dont la mauvaise cicatrisation ne me laisse pas l'oublier (encore faudrait-il que cela soit possible !). Deux réactions amusantes, celle du chirurgien qui me dit : ôtez-vous de la tête qu'il y a de la psychologie dans le cancer du sein... mais qui, lorsque je lui fais part de mes soucis avec mon bras me dit : « Vous avez peur de récidiver ou quoi ? » J'ai beaucoup de sympathie pour les efforts qu'il fait pour me convaincre que je suis guérie, cela me touche de sentir sa propre peur de me voir récidiver. L'autre est d'aujourd'hui. Le radiothérapeute à l'examen de mon sein me dit : « Il faudrait aller chez votre analyste... vous y pensez trop. » Lui répondant que la période anniversaire de la découverte (qui est aussi la période d'examens de suivi) réactivait un peu mon angoisse, il me répond qu'on va espacer ces examens. Je lui dis quand même qu'il me semble avoir beaucoup moins peur que lui, le chirurgien et même la kinésithérapeute... à quoi il rétorque que j'ai mis dans le mille... Il me dit songeur : « Mais vous n'êtes pas là pour soigner mes angoisses, ce n'est pas bien, allez, on se voit dans six mois, sans examens... J'ai trois patientes comme vous et ça m'emmerde, toutes des femmes jeunes en plus. » J'insiste : « Vous êtes sûr ? le radiologue m'a demandé de revenir le voir dans trois mois. » « Bien sûr, dit-il, lui aussi a peur... »

Ce petit trésor de dialogue m'aide à prendre conscience de la difficulté de toucher à la nuit qui cerne ces zones d'insavoir qui nous baignent. Le médecin met tout son savoir en œuvre pour arrêter un processus tumoral, alors qu'il ne maîtrise pas la « machine ». Moi je pilote ma machine à l'aveugle, interprète et agis selon ma culture, mon expérience, ma perception de ce cancer, mais je suis aussi sensible aux angoisses visibles de mes thérapeutes et ai envie de les rassurer afin qu'ils cessent de m'angoisser. P. M. a reconnu qu'il était probable que les médecins contribuent à l'angoisse de leurs patients...

17/10/98 – Encore une longue période de non-écriture, de jachère, mais pas d'angoisse. Tout se passe comme si j'avais trouvé mon rythme de croisière, mon articulation particulière avec le temps. Petite fête hier soir chez A. où j'ai parlé de mon travail avec C. J'ai pourtant envie de m'y remettre, j'ai envie de parler de la maladie, de ses articulations avec la nuit. La nuit que j'ai réinvestie depuis quelques semaines et qui me paraît encore un peu étrangère, comme si je me réveillais d'une convalescence un peu longue. La réunion avec les gens de *Pratiques* me rassure, je suis contente de travailler avec eux, leur intérêt pour mes témoignages me rassure.

12/12/98 – Mes nuits se déroulent sans que j'aie le temps de faire ce que j'aimerais. La dispersion me pèse de plus en plus. A. (ma subordonnée) me cherche des poux dans la tête, elle m'oblige à prendre une position que je déteste, mais je déteste encore plus ces petites sournoiseries qui sont ses armes préférées. Je ne céderai pas. De cela au moins je suis sûre. La nuit résistera tant que j'aurai assez d'énergie pour la défendre. L'angoisse de certains me trouble un peu. Je dois me défendre de la morosité ambiante qui semble les décourager. Je reprends la direction des opérations, ce qui pousse A. à l'agressivité. Je suis partagée entre la compassion et la colère... C'est la colère qui domine.

24/12/98 – C'est la nuit de Noël. A. m'a fait un cadeau. C'est la deuxième fois qu'elle fait ça. Comme par hasard depuis qu'elle a tout fichu en l'air. L'année dernière j'ai été très troublée et n'ai pas voulu la peiner... j'ai pris son cadeau à contrecœur... cette année je le laisserai dans le bureau. Comment peut-on agir de la sorte ! Je refuse de participer à son cinéma. Elle cherche à se déculpabiliser. Très bonne nuit, réveillon sympa. Mimi ne sait pas encore si on devra la réopérer de son artère. Nous fêtons tout comme si c'était la dernière fois. C'est notre petit jeu « drôle ».

20/03/99 – La machine s'accélère. Il faut que je me mette vraiment au travail mais je ne sais pas comment faire. En même temps que j'entrevois une certaine sortie de la nuit, j'ai de plus en plus l'impression qu'elle s'installe ailleurs. Mon incapacité à écrire ce journal est significatif de mes résistances, la vie va si vite que j'ai la sensation d'avoir à choisir entre la vivre et la décrire. Une certaine réticence aussi à me positionner en extériorité, ce que demande l'écriture. Comment résoudre le dilemme ?

24/04/99 – Ce journal est à l'abandon et pourtant il se passe continuellement des choses qui intéressent mon aventure dans la recherche. D'abord il y a *Pratiques* qui me pousse à m'inscrire dans une posture plus politique et qui me montre un autre aspect de la médiatisation. Je constate que les médecins qui m'ont invitée à partager cette aventure « journalistique » sont très proches de ma vision des problèmes. C'est un peu une surprise, c'est aussi un soulagement. A l'hôpital, la désagrégation s'accélère, tout le monde va mal. Les médecins semblent anéantis par les structures de plus en plus pesantes, et se débattent entre leur idéal professionnel et une réalité qui leur échappe de plus en plus et qui les oblige à changer d'optique. C'est surtout frappant au travers du changement de dénomination entre les lits « aigus » et les « soins de suite ». Il y a une blessure vive dans cette condamnation aux soins de suite. Les médecins ne savent pas se défendre et apparaissent bien démunis dans cette déstructuration. Je suis partagée entre une réelle compassion pour la souffrance qu'ils manifestent et un vieux sentiment qu'ils ne l'ont pas volé. Pourtant, là encore, il ne faut pas mélanger les médecins avec la médecine. On les a formés au découpage, dans des spécialisations très fines, ils ont poussé leurs compétences parfois très loin avec tout ce qu'on peut savoir de l'énergie que cela leur demande et tout cela est effacé d'un revers de structure. Il leur reste à se contenter de « prendre soin » de ceux qui ont précisément échappé à leurs rêves de tout guérir. Il n'est pas difficile de partager leur amertume quand on sait que toutes ces manipulations « structurelles » ne sont pas inscrites dans un projet de changement de vision de la médecine, mais uniquement liées à une réalité économique qu'eux-mêmes ne remettent pas forcément en question. C'est un moment particulièrement difficile pour eux, qui sont traités comme nous et qui n'y étaient pas habitués... Je suis solidaire avec leur amertume bien qu'ils n'aient jamais manifesté la moindre solidarité avec la nôtre. Ils ne sont pas innocents de cette situation même s'ils ne l'ont pas voulue. La responsabilité de leur aveuglement est flagrante qui a laissé s'installer une situation dans le système de soins qui semblait irréversible. La preuve nous est donnée quotidiennement qu'elle ne l'était pas au travers de toutes les failles qui apparaissent à l'utilisation des appareils de mesure d'activité. Leur activité médicale est mesurée aujourd'hui, comme la nôtre hier, avec leurs propres outils de découpage, ce qui leur donne à toucher tout ce qui y manque. Cette part de la nuit qu'ils croyaient bien à l'abri de la rationalité ressort violemment dans la déception qu'ils expriment.

28/04/99 – Reçu une lettre très chaleureuse de M.-F. Collière qui a lu mon article sur praticien-chercheur paru dans la revue *Soins*. Je suis très surprise car je reste très marquée par mes difficultés de fonctionnement avec les cadres et j'ai tendance à mettre toute « la profession » dans le même sac. J'ai beau le savoir, je suis encore très excessive dans mes a priori. Il est urgent que je me rassure si je veux être entendue. On ne sort pas aisément de toute une vie de silence et il est probablement normal que ça sorte tout en vrac, ressentiment y compris. Sa lettre est un soulagement, un encouragement à oser, une légitimation de ma posture « dissidente », l'indication qu'il existe bien un courant et que je m'inscris dans ce courant. Par le même courrier, à propos du même article, une proposition d'édition de ma thèse... Il faudrait vraiment que je la finisse. Cela vient à point m'aiguillonner...

15/05/99 – Me voilà repartie dans les négociations syndicales. Je m'étais pourtant mise à distance mais « ils » sont venus me chercher. Les 35 h ne se profilent pas très bien et je me sens poussée dans ma radicalité. Il n'y a pas de négociation possible puisqu'il s'agit de diminuer le temps de travail dans un contexte de restriction budgétaire. On est loin de pouvoir embaucher du personnel puisqu'on nous rogne continuellement les budgets, et on est embarqué dans ces histoires de qualité, de normes iso 9002, dont nos structures auront bien du mal à se sortir vivantes. Sentiment d'être pris dans des contradictions insolubles. Je me sens beaucoup plus près de la direction que de mes « camarades » des syndicats signataires. Impression d'un manque de rigueur et de projection dans l'avenir. On discute de tout et de rien, la position dominante des syndicats est d'embaucher coûte que coûte, alors que nous savons qu'il n'est pas question d'augmenter les budgets. Je propose à mes « camarades » de lancer une action dans la direction du public. On achète une tente, on s'installe devant la porte de l'hôpital et on fait signer une pétition en distribuant un tract explicatif que j'ai rédigé. Cette action a eu beaucoup de succès, mais la suite ne donne pas grand-chose. On a bien du mal à sortir de notre inertie et surtout on n'a pas tellement confiance dans les instances qui nous entourent. Pour l'instant cela reste en l'état. La moindre manifestation demande une énergie formidable mais nous sommes trop peu nombreux pour être efficaces.

02/07/99 – Dure journée hier. D'abord tirer ma thèse m'a pris des heures alors que j'avais travaillé la nuit puis participé à la réunion sur les 35 h. Pourtant je suis assez contente du résultat. Il ne se profile rien puisque les modalités d'application à notre structure ne sont toujours pas ratifiées par la ministre, ce qui me rassure dans les positions de rejet. Par contre, il se passe des tas de choses intéressantes au niveau des discussions autour des conditions de travail. Les principes de fonctionnement de l'équipe de nuit sont mis en avant et c'est explicite pour la première fois dans le discours des soignants de jour, que ce qu'ils désirent c'est avoir les mêmes possibilités de récupération que la nuit. J'insiste sur les éléments de responsabilisation individuelle que nécessite ce plus de liberté dans les prises de congé que je sens bien qui coince du côté de l'encadrement. C'est le directeur qui me soutient dans cette option. Cela vient contredire leur attitude de reprise en main de tous les secteurs mais c'est incontournable dans la discussion. La résistance est particulièrement forte de la part du chef de bureau qui gère la totalité des employés. J'insiste pour qu'ils repèrent bien que cela pourrait être plus simple pour elle aussi de redistribuer... Je fais référence à toute l'organisation du service de nuit qui s'est construite à partir de la suspicion qu'exprimaient en permanence mes collègues de jour et qui est devenue, à force d'explicitations et d'argumentations, transparente à tous. J'arrive assez aisément à emporter l'adhésion chez l'ensemble des participants qui ne peuvent pas faire « moins bien que la nuit »... C'est étrange d'être là à défendre ma conception d'une organisation du travail qui repose sur davantage de responsabilité individuelle en face de gens qui se disent majoritairement d'accord avec le principe mais qui agissent autrement. J'ai conscience de jouer avec leur ambiguïté. Est-ce que ça marche parce que je n'attendais plus rien ? Je sors de là en me disant que c'est toujours ça de pris. J'ai l'impression que le directeur est beaucoup plus détendu parce qu'il sait que cette négociation ne peut aboutir pour l'instant et que ça n'engage pas à grand-chose de lâcher un peu de lest sur l'organisation, d'autant qu'il est plutôt dans cette optique.

Réunion à la MSH autour du projet de livre. Douche froide, mon article est très critiqué sur le fond par V. de Gaulejac. J'essaie de comprendre ce qu'il me reproche sans tout remettre en question. Je reconnais la validité de certaines critiques, mais elles ressemblent trop à ce que je dénonce pour ne pas en être troublée. En même temps je me souviens avoir eu du mal à comprendre ce qu'on attendait de moi dans les différentes phases de correction. A suivre...

Dîner avec Bertrand Bergier organisé par Ruth autour de la restitution qui est la « spécialité » de Bertrand. Danielle Guiller s'est jointe à nous. Comme d'habitude un peu d'angoisse à l'idée de m'expliquer en face de « chercheurs » d'une autre sensibilité, d'une autre approche que celle que je poursuis. Les ouvertures que donne Bertrand sont très révélantes pour moi, une fois de plus Ruth a vu juste. Je reste avec une impression que toute ma thèse est une tentative de restitution de paroles perdues, de sens enfoui, de cette légitimité volée aux infirmières. Il est fait référence à mes excès de langage ou d'émotions, à cette violence que je renvoie à l'institution, que j'adresse aux technocrates qui n'est pas dans le ton de ce qu'on appelle une recherche. Je n'en suis pas si aveugle, depuis le temps que Ruth me le signale, me corrige, m'interroge. Pourtant je n'arrive pas à me résoudre à baisser le ton. L'asepsie serait une contre-vérité, j'en ai l'intime conviction, je veux aussi rompre avec les « bons sentiments » comme avec la langue de bois, bien que ma violence me mette souvent mal à l'aise. C'est elle qui répond à ma place qu'il n'est peut-être pas possible de faire état de tant de souffrance dans des termes mesurés, que la vérité de ces situations ne peut être dite sans en faire état. Il est clair pour moi que la violence engendre la violence et que je ne pourrai mieux la circonscrire qu'en la reconnaissant, qu'en ne la niant pas. Il est probable que c'est dans cette violence que je trouve l'énergie, non plus du désespoir, mais de l'espoir que génère l'idée d'un changement.

29/09/99 – Dernière touche à ce journal qui va être « immortalisé » dans cette thèse. Beaucoup d'angoisse à livrer finalement tous ces états d'âme, mais la certitude d'avoir à le faire. Ces dernières semaines ont été particulièrement denses en émotions. J'ai l'impression que tout devrait être revu, mais je n'ai plus le temps et il faut impérativement que j'en finisse avec cet aspect-là du travail. C'est comme si j'avais enfin trouvé le fil de départ... L'obnubilation est un état que j'avais déjà connu, mais pas aussi longtemps.

Chapitre 2

Infirmières : le savoir de la nuit

I - Les valeurs de l'ombre

C'est à partir de la nuit objective, ce temps où le soleil dort et avec lui une part non négligeable de l'humanité, que j'aborde ce voyage au cœur de la profession infirmière. C'est la face cachée de la profession, celle qui, depuis la nuit des temps, a perdu une partie de son sens faute d'être reconnue et défendue comme valeur en soi par ses membres, que je décide de tenter de montrer.

DIT ET NON-DIT

Dans cette exploration, je m'appuie sur mon expérience, sur les dires des infirmières recueillis au cours de mes différentes observations mais aussi sur certains documents qu'elles ont contribué à produire. Les matériaux conçus pour la recherche l'avaient été prioritairement comme garde-fou, comme nécessaire distanciation de mon expérience propre. Ce qu'ils ont produit d'autre, un savoir sur les aspects professionnels refoulés, est ainsi une surprise en ce qu'il vient couronner une intention qui n'avait d'autre prétention que donner aux infirmières la parole qu'on leur dénie à tous les niveaux de leur exercice.

Le déroulement de ma carrière, terreau se reconstituant au jour le jour dans ma pratique, fournit à lui seul un matériau dont j'ai largement usé pour me conduire dans le labyrinthe de ce processus de recherche.

De mes études d'infirmière (de 1965 à 1967), je retiendrai surtout la sensation d'un fossé infranchissable entre la réalité des malades à l'hôpital dans laquelle on nous plongeait sans ménagements ni information dès le premier jour, et l'apprentissage d'une médecine « propre » n'exprimant aucun doute sur la pertinence de ses choix techniques et épistémologiques ni sur ses orientations délibérément et exclusivement techno-scientifiques.

Cette dichotomie demeure une des difficultés majeures à appréhender la situation de soins, l'écartèlement qu'elle instaure ne facilitant guère l'équilibre. La succession des actes dans le silence imposé, le vide de sens qu'elle installe évacuant une part non négligeable des bénéfices : l'estime de soi englue et démotive l'infirmière par la perte de valeur de soins coupés de leurs présupposés.

Je conclus mes études d'infirmière sur un sentiment de vide, une immense inquiétude devant le peu d'éléments à ma disposition pour affronter les malades et la maladie à l'hôpital. Ce désarroi ne concernait pas seulement un sentiment d'incomplétude face aux nombreux gestes à peine appris, mais englobait surtout une incapacité à argumenter ce que mon intuition m'avait déjà fait sentir.

Mon premier poste me confrontant à la réanimation et à la nuit, je fus d'emblée submergée par l'inaudibilité de ma parole. Cette illégitimité institutionnelle de la nuit m'apparut d'autant plus caricaturale qu'elle ne s'appuyait sur aucun fait significatif pas plus que sur la compétence des soignants : elle allait de soi, comme j'allais le vérifier tout au long de ma carrière. Cette première « injustice » accompagnant la négligence qui était apportée tant à notre encadrement qu'à nos conditions de travail allaient me projeter dans une attitude défensive déjà bien affûtée. Il m'était impossible d'assumer l'absence de réflexion, le fonctionnalisme, la routine qui me semblaient protéger nombre de dysfonctionnements. Je commençai naïvement par attribuer cette réalité à une situation de « pénurie » d'infirmières dont la seule évocation coupait court à toute velléité de consacrer un peu de temps à la réflexion. Il est par ailleurs remarquable que cet argument soit encore le premier mis en avant pour justifier le dysfonctionnement.

L'ESTIME DE SOI, ENTRE ÉPANOUISSEMENT ET POUVOIR

Comment définir ce terme d'estime de soi[1] quand il m'apparaît surtout comme un manque, comme une espèce de Graal vers lequel nous tendrions tous, du plus puissant au plus démuni ?

L'oubli de soi impossible qu'évoquent les infirmières est le plus tenace des dommages inhérents à la profession de soignant. Il est d'autant plus inconcevable que l'essentiel de la motivation à soigner s'appuie justement sur le don

1. « Estime : sentiment qui attache du prix à quelqu'un ou à quelque chose. Estime de soi-même, la juste opinion de soi que donne une bonne conscience. La source de toutes les consolations est dans l'estime de lui-même. L'estime de soi-même est le plus grand mobile des âmes fières ; l'amour-propre fertile en illusions se déguise et se fait prendre pour cette estime. J.-J. Rousseau. » Littré, *Dictionnaire de la langue française*, tome 3, édition décembre 1996.

de soi ! Il faudrait paradoxalement que l'infirmière s'oublie pour se donner, ce qui ne favorise pas, loin s'en faut, cette conscience de soi qui préside à l'estimation de soi, forme active de l'estime de soi, dans un contexte d'emblée aussi complexe. Le malentendu fondamental est protégé par l'incapacité dans laquelle se sentent les infirmières de conceptualiser quelque chose de l'ordre d'un affectif refoulé socialement. On conçoit aisément combien, dans ce contexte, la construction de l'estime de soi devient problématique. Interroger ces allants-de-soi implique de mettre au jour les dérogations permanentes à une symbolique qui se trouve de ce fait préservée mais qui place les soignants face à une insuffisance insurmontable qui entretient leur culpabilité.

Steven P. Brown [1] a réalisé à Dallas, dans le Texas, une synthèse de 212 recherches portant spécifiquement sur le thème de l'implication au travail. Premier constat général : il n'y a pas de lien entre l'implication au travail et l'âge, le sexe, l'ancienneté dans l'entreprise, le niveau d'éducation ou le statut familial. En revanche, il observe des corrélations avec certains traits de personnalité, l'un des plus importants étant l'adoption par l'individu de « l'éthique du travail », c'est-à-dire de l'idée selon laquelle le travail est une valeur en soi. Un autre aspect remarquable est une estime de soi positive. Mais Steven Brown précise que l'on ignore, la plupart du temps, si c'est tel trait de personnalité qui entraîne l'implication au travail, ou l'inverse. Ainsi il observe de nettes corrélations entre l'implication au travail et la satisfaction au travail, le sens que l'on attribue à la tâche à accomplir et sa complexité. Les liens sont, en revanche, modérés avec le type de relations entretenues avec le supérieur hiérarchique, ainsi qu'avec la promotion obtenue.

Ni exclusivement acteur, ni uniquement penseur de sa vie professionnelle, le soignant (et il n'est pas le seul) a besoin de confronter son ressenti à celui des malades qui lui sont confiés. Porté par son propre projet et son idéal de vie, il cheminera sans cesse accompagné de ces valeurs dont il n'est jamais possible de faire état dans sa pratique quotidienne mais sans lesquelles il ne pourrait supporter cette confrontation.

Le terme d'« estimation de soi » [2] me paraît particulièrement juste, approprié à l'univers comptable dans lequel les soignants sont actuellement

1. Steven P. Brown, « A meta-analysis and review of organizational research on job involvement », *Psychological bulletin*, vol. 120, n° 2, septembre, cité par *Sciences humaines*, n° 69, février 1997.

2. « Estimation : 1 - Action d'évaluer, d'apprécier. Suivant l'estimation qui en sera faite par des experts. Il faut (pour être autorisé à tuer) que la chose soit de grand prix au jugement d'un homme prudent ; ce n'est rien dire, mon père ; où ira-t-on chercher un homme prudent pour faire cette estimation ? Pasc. *Prov.* 7.

« 2 - Jugement par lequel on attache du prix. Dans ses premiers écrits, il s'attache davantage à détruire ce prestige d'illusion qui nous donne une admiration stupide pour les instruments de nos misères et à corriger cette estimation trompeuse qui nous fait honorer des talents pernicieux, J.-J. Rousseau. Dial. 3. H. D'où s'ensuit une estimation desmesurée de soy-mesmes et un (contemnement ?) d'autrui, Lanoue, 328. » Littré, *op. cit.*, tome 3.

contraints de vivre et d'exercer leur profession. Il s'agit d'une « évaluation » de soi-même dans un rapport, actualisé en permanence, entre soi et ses valeurs, face à l'autre, dépendant s'il s'agit du malade, dominant s'il s'agit du médecin ou de l'administration, chacun accompagné de ses propres attentes. L'estimation comptable, par ses évaluations nombreuses, est à l'ordre du jour qui vient brouiller encore davantage le processus de construction de l'estime de soi. L'estimation de soi devient problématique quand elle recouvre le travail d'ajustement permanent des infirmières à ce que l'on exige d'elles, en regard de leurs propres attentes, valeurs, fantasmes et représentations remisés dans l'ombre d'un refoulement mortifère. C'est dans ce processus voué à l'échec que s'inscrivent les difficultés de construction d'une identité professionnelle entre soumission à la prescription et rôle propre.

Elle recouvre alors une tentative, actualisée en permanence, de résolution d'un conflit intérieur, de compromis inexprimable entre une certaine idée de soi inatteignable et la réalité avec son cortège de débordements et de situations immaîtrisables. Les infirmières sont à la recherche de cette impossible résolution du fait de la mise « en souffrance » des valeurs qui constituent la base même de leur motivation à soigner – les affects, l'altruisme, le don de soi – au profit de ce que leur impose l'idéologie médicale et comptable dominantes : l'objectivation des soins.

Dans une étude sur la nuit des infirmières, de 1980, « l'estime de soi-même » est déjà signifiée comme étant le besoin à privilégier. Malgré cela, ce dossier très complet reste surtout sur un plan ergonomique, dont la visée est d'ailleurs : « La qualité et la sécurité des soins ne sont pas assurés, la nuit, dans les hôpitaux publics – pourquoi ? Que faire pour que cet état de fait soit réversible ? » [1] Dans ce rapport, même si les réponses des personnes interrogées font bien apparaître les bénéfices précédemment cités, c'est encore sur l'aspect négatif de la situation que l'on se propose d'agir. Ainsi c'est l'aspect technique de la profession la nuit qui est mis en avant, par des propositions de recyclage dans les services, le jour. Si je suis bien d'accord pour penser que, la technique évoluant sans cesse, la formation continue devrait faire porter son effort sur des mises au point régulières, cette mesure concerne l'ensemble des infirmières et non particulièrement celles de nuit. En effet, une infirmière de cardiologie, de jour comme de nuit, se révèle très vite incapable d'intervenir en cancérologie ou en pneumologie et vice versa évidemment. Par contre, s'il est bien fait état des spécificités professionnelles qu'acquiert une infirmière au fil des nuits, elles restent secondaires, comme si les actes techniques, bien que largement moins fréquents, restaient le seul paramètre conduisant à l'estime de soi professionnelle.

Je défends pour ma part la thèse que l'estime de soi est conditionnelle à l'acceptation par l'individu soignant de la part de la nuit qui le guide, l'accom-

1. Anne-Marie Rabiet, *op. cit.*, p. 10.

pagne et détermine une grande part de ses choix. Elle est conditionnelle au travail du deuil d'une toute-puissance dont M. Wenner nous dit qu'il préside au choix professionnel. « Ce qui préside au projet professionnel des infirmières relève des fantasmes de toute-puissance, de restauration d'image de soi... D'où un certain désintérêt pour la technique et une plus grande exigence quant à la qualité des relations humaines. Par cette qualité, ils espèrent atteindre le niveau de leur blessure narcissique. A défaut de cette évolution, nous pouvons faire l'hypothèse que ce qui est à l'origine du choix professionnel, la conquête ou la reconquête de l'estime de soi, n'est pas atteint. »[1]

Je pense que les infirmières sont victimes dès leur formation d'une négation de la nuit par la scientification forcenée, la volonté « médicale » d'objectivation de la maladie et, partant, du fonctionnement humain. Le problème majeur des infirmières réside, du moins le croient-elles, dans la reconnaissance impossible des éléments qui fondent leur motivation à soigner, reléguée au fin fond de leur subjectivité. Rien n'est fait pour qu'elles la reconnaissent et, au contraire, tout concourt à leur en faire oublier les présupposés afin de les soumettre à une façon de penser « clés en mains » protocolaire et systématique. Leur libre arbitre abandonné, tout doit être contrôlé, assuré, maîtrisé.

« La disponibilité, la réciprocité, le renoncement aux intérêts personnels dans le soin aux malades ne relèvent ni d'une compétence naturelle ou biologique des femmes, ni d'une vertu morale, mais d'un travail spécial. Il apparaît que dans le processus qui construit l'estime de soi, le travail est premier et la rétribution morale est seconde. »[2] Le travail spécial, dont parle P. Molinier, peut prendre différentes formes dont les résultats sont contradictoires. De la frustration qu'expriment certaines infirmières devant l'absence de reconnaissance de leurs patients et des médecins, à la sublimation que parviennent à atteindre d'autres, il y a le travail souterrain de la nuit, la reconnaissance puis l'acceptation de l'impuissance. Ce travail n'est ainsi pas tant spécial qu'inconscient, conditionné par un environnement qui le permet ou l'empêche.

Je pense également que l'éthique s'expérimente du côté de l'estimation de soi, donc dans la reconnaissance au « jour le jour » de la nuit en soi-même, alors que la morale symbolise l'adhésion au consensus, la négation du singulier, la participation à cet ordre prescrit qui produit immanquablement l'exclusion. C'est, aussi, un difficile mais passionnant cheminement dans les méandres accidentés du rapport au monde, entre acceptation et rébellion, tantôt passif tantôt actif selon l'alchimie transductive de nos constructions individuelles et collectives.

1. Micheline Wenner, *Comment et pourquoi devient-on infirmière ?*, thèse de doctorat, Paris IX, 1987.
2. Pascale Molinier, *Psychodynamique du travail et identité sexuelle*, thèse de psychologie, CNAM, Laboratoire de psychologie du travail, Paris, 1995, p. 211.

LES ORIGINES D'UN CONFLIT ARCHAÏQUE

La nuit intervenant comme révélateur d'une certaine subjectivité « objectivée » par le fait même qu'elle s'érige en lieu et place des systèmes en éclaire ainsi la fragilité et la vanité. L'objectivation d'événements parallèles, le jour, où l'attention est tout entière tournée vers les éléments matérialisables, apparaît plus caricaturale encore lorsque l'on instaure les systèmes et protocoles visant à cibler, maîtriser, objectiver, uniformiser, contrôler. La réticence à cet enfermement de la profession infirmière, ne pouvant se dire, est perçue et renvoyée par l'encadrement comme « résistance au changement ». Elle n'a alors d'autre voie que le déplacement sur d'autres objets qui verra, par exemple, certains conflits se porter ailleurs que là d'où ils viennent.

Les rapports du jour avec la nuit (les soignants) évoluent souvent en positif quand la nuit se rapproche du jour par l'augmentation des soins techniques. C'est la seule référence abordable par les soignants dans certains services. L'ampleur du malentendu est ainsi fonction du rapport que l'équipe de jour entretient avec la conception dominante de la profession par le biais de la hiérarchie. Individuellement, les rapports entre les soignants des différentes équipes sont plutôt bons, articulés autour de valeurs implicites malgré tout partagées. Ce sont les incidents, les conflits souvent liés aux difficultés d'organisation, à la surcharge de travail le jour qui ramènent les vieux réflexes archaïques de solidarité de groupe, invariablement le jour contre la nuit. Ces différends sont souvent alimentés par un encadrement privilégiant une organisation des soins basée sur la rationalisation des tâches, pour lesquels la nuit est, à l'évidence, un espace sous-exploité. La souffrance des soignants de jour, soumis à l'insupportable échec permanent de réalisation de soi au travers des buts prescrits et impossibles à atteindre, trouve dans ces rancœurs l'exutoire qui leur permet momentanément d'évacuer le trop-plein.

Les valeurs de la nuit ne sont pas différentes de celles du jour, mais leur « hiérarchie » est quasiment inversée. Certaines sont davantage mises en évidence par les particularités du travail, par les demandes spécifiques des malades. La nuit amplifie ce que le jour doit souvent laisser de côté : une écoute attentive, la présence auprès du malade, la discussion avec lui autour de ses préoccupations, la réponse aux mille petites attentions que le malade angoissé réclamera pour gagner un peu du temps de l'infirmière, pour échapper à la solitude. Il s'agit le plus souvent de réponses simples en apparence : fermer et ouvrir les fenêtres ou les rideaux, donner à boire, donner le bassin, enlever ou remettre une couverture, l'insomnie, la douleur... tout est prétexte à demander une petite visite. Il arrive que toutes ces demandes soient exprimées par le même malade, alternativement... Ainsi les vertus principales dont devrait être dotée l'infirmière de nuit seraient-elles une patience indéfectible, une infinie disponibilité, une capacité d'abstraction de cette objectivité qui ne trouve pas souvent terrain où s'exprimer. Toute tentative de quantification des soins, d'évaluation des besoins des malades la nuit, se heurte à ces incompressibles demandes irrationnelles qui recouvrent la peur du malade devant la solitude, son besoin d'échapper, pour un instant, à une réalité qu'il ne supporte pas. Cet aspect de la nuit des malades n'est cependant pas reconnu comme objectivable car n'est pas mesurable. La transmission de ces états se traduit le plus souvent par : « n'a pas bien dormi... », « est angoissé » ce qui ne peut donner aucune indication sur la réalité du travail de l'infirmière bien qu'ils occultent parfois totalement les autres aspects de son travail.

Cette inversion de la hiérarchie des valeurs constitue la source majeure de malentendus entre le jour et la nuit. Les éléments de surveillance « privilégiés » involontairement par l'infirmière de nuit mettent l'infirmière de jour face à sa frustration de ne pouvoir accorder le même temps au malade (et encore moins à la cohésion de l'équipe). Il en résulte des sentiments contradictoires entre envie et rejet, se traduisant souvent par des tentatives de déplacement de certaines tâches du jour vers la nuit, au nom de la continuité des soins et surtout de la charge de travail. La résistance de la nuit à ces transferts de tâches s'appuie sur le sommeil du malade qu'elle privilégie et sur la nécessité pour l'infirmière de rester disponible, lui interdisant de s'engager dans des tâches systématiques trop prenantes. Cette antinomie, insoluble, est la base de repli de tous les conflits dans la hiérarchie des valeurs professionnelles, chacun campant sur ses positions à partir d'un argumentaire invariable.

Ce malentendu fondamental est enrichi du silence qui recouvre ces frustrations. Si le jour est frustré d'une qualité relationnelle qui aurait besoin de temps et d'intimité pour se développer, la nuit est privée de ce qui reste sa blessure secrète : une technicité qui ne cesse de risquer d'être prise en défaut, lui échappant d'autant plus sûrement qu'elle se fait rare dans son exercice. La rareté de ses contacts avec les médecins de sa spécialité la prive également de cet entretien des connaissances dont elle ne peut, pas plus que ses collègues de jour, faire l'économie, sans compter la suspicion qui ne manquera pas de s'exprimer au moindre incident.

Ainsi, les relations jour/nuit se développent-elles d'autant plus harmonieusement que les soignants se comprennent mieux, qu'ils sont, toutes équipes confondues, mis en face de pathologies difficiles à contrer. Ils se rejoignent alors par cette impuissance qui ne leur laisse guère d'autre alternative que ce travail dit de « relation d'aide » qui reste, malgré la place que les soignants lui reconnaissent dans leur contenu professionnel, sur le bord du chemin, soumis à la prépondérance de la technique, à l'impérialisme du « curatif ». C'est dans les services les plus difficiles que se construisent les relations les plus compréhensives, que l'estime réciproque entretient le mieux la cohésion. Le récent développement des services de soins palliatifs, mettant uniquement l'accent sur le confort du malade, a permis de mesurer à quel point cet aspect était négligé dans les services dits spécialisés. Leur défaut, rédhibitoire pour moi, est de faire de la proximité de la mort la seule justification de cette attention, comme une déculpabilisation, *in extremis*, de ne pas avoir su guérir...

Cette attention, à mon avis caricaturale, aux mourants rend insupportable la faiblesse de la relation d'aide tout au long de la maladie, d'autant plus quand celle-ci est mortelle. On peut dire de la nuit qu'elle tend à assurer une présence proche de l'esprit des soins palliatifs, sans en avoir les moyens, ce qui alimente son sentiment d'être incomprise par le jour qui représente davantage le courant curatif (sans pour autant que les soignants soient toujours partie prenante).

La mort n'est pas une exception dans le soin, mais elle en est l'aboutissement le plus difficile à digérer. Les soins palliatifs la séparent, la singularisent la mettant encore plus à part de la vie. Or, ce qui me paraît caricatural, c'est que pour répondre au rejet de la mort par les soignants on ait cru bon de créer des ghettos où l'on refoule cette mort, même si ces ghettos offrent aux mourants ce que jamais la vie de malade pas plus que la vie de « bien-portant » ne leur a donné, c'est-à-dire une attention très particulière à un moment difficile... le dernier. Le manque cruel d'attention aux malades dans les différentes phases de la maladie me semble particulièrement souligné par ces vitrines du soin d'autant que le nombre de malades mourants dans les structures « normales » n'a pas diminué alors que les conditions générales de soins se sont considérablement aggravées. Le marasme général ne doit certes pas justifier que l'on renonce à ces expériences d'une qualité de soin qui devrait faire école, et je n'ignore pas tout ce qu'on doit dans ce domaine à quelques professionnels particulièrement impliqués dans cette évolution. Je persiste cependant à m'interroger sur la fascination morbide qu'éprouvent certains soignants à se consacrer exclusivement à cet aspect ultime de la vie. Lorsque je mets en avant l'amertume que peuvent éprouver les soignants des services qu'on nomme aujourd'hui « de soins de suite », qui doivent affronter les problèmes de fin de vie dans ce qu'on peut appeler une très grande pauvreté de moyens, ce n'est pas pour regretter que tous les malades n'aient pas droit aux « douceurs » qu'offrent ces services, mais au contraire pour souhaiter qu'ils puissent continuer à vivre ces instants décemment dans les mêmes structures où ils ont vécu leur maladie. Or on vient de séparer les phases de « court séjour » qui recouvrent la période dite « aiguë » des « soins de suite » sans aucune considération de cette nécessité de continuité dans les liens thérapeutiques qui s'instaurent entre les soignants et les patients. Cette séparation administrative s'est faite au nom de la facilité du contrôle et, bien que rejetée par l'ensemble des soignants et des médecins, elle tend à affirmer le positivisme qui se cache derrière cette réforme. Il y a désormais de nombreuses formules séparées dans l'hôpital qui vont des différents services de soins aigus aux soins de suite et réadaptation (concept en expérimentation) pour finir par les soins palliatifs si mal nommés. Le traitement palliatif recouvre en effet l'essentiel de l'activité médicale puisque comme son nom l'indique il tend à pallier les déséquilibres des fonctions vitales. L'idée de guérison attachée à la notion curative est ainsi une exception dans le paysage soignant.

LA FRUSTRATION

> « Il n'y a pas d'autre vérité pour la nuit que celle dont elle-même accouche, pas d'autre langage possible que celui qui s'est forgé depuis la nuit des temps, dans son mouvement même, et dont on a perdu l'usage. La nuit se suffit à elle-même, elle n'a nul besoin des grilles et des prothèses du jour pour se dire. » [1]

Comment les infirmières expriment-elles leur insatisfaction le jour, la nuit ? Comment la résolvent-elles ? C'est l'entrée par laquelle cette exploration d'un univers voué à la souffrance a pu se faire. Il y est question de faire savoir ce qui n'est jamais dit, de rendre visible à d'autres ce que nous, soignants, connaissons tous et partageons éventuellement (la nuit sûrement) de notre ressenti, de nos conditions de travail objectives et subjectives. C'est un des chemins explorés afin de retrouver, pour les interroger, les soubassements et présupposés de la profession qui semblent mieux occultés que jamais par l'orientation actuelle, sous prétexte de crise, vers une évaluation forcenée et quantitative.

Constamment évoquée par les infirmières de jour, la frustration s'origine selon moi dans une incommunicabilité culturelle entre affects et objectivité. Ne pouvant assumer leur subjectivité dans un monde où elle est constamment dévalorisée, elles ne cessent de la contourner sans pour autant réussir à s'en débarrasser ni à s'approprier cette objectivité qui leur est suggérée. Ne pouvant par conséquent argumenter ce qu'elles ont été accoutumées à occulter, elles semblent condamnées à traîner leur insatisfaction sans pouvoir en tirer un quelconque bénéfice. Leur incompréhension du processus de frustration entretient leur aveuglement sur la façon dont elles s'auto-évaluent, se valorisant ou se dévalorisant. L'image qu'elles se font (et donc véhiculent) de la profession tient alors davantage du pathos que du « plus beau métier du monde »...

Le malaise apparaît beaucoup moins fort chez les soignants de nuit malgré les raisons « objectives » de moindre satisfaction sur le plan technique, médical, institutionnel, malgré la totale confidentialité de leur compétence spécifique.

1. Pascal Dupont, *op. cit.*, p. 43.

Le silence imposé aux valeurs des infirmières de nuit, première motivation de cette recherche, allait me conduire au silence de toute une profession et aux dommages inestimables qu'il a causés à la construction de son identité.

La nuit des infirmières de jour se révèle ainsi particulièrement à la faveur des positionnements de leurs collègues de nuit, mettant en lumière leur frustration d'un espace qu'elles entrevoient et qu'elles fantasment sans vraiment savoir ce qu'il recouvre. Ceci ne signifie pas que les infirmières de nuit échappent à leur propre nuit, elle est seulement un peu moins dense et manifestement beaucoup moins dommageable.

Les qualités permettant aux infirmières d'assumer la nuit que suggère la maladie ne sont pas seulement fonction de leur capacité à donner de soi, mais surtout des moyens qu'elles mettent en œuvre pour y parvenir. Selon leur personnalité, leur engagement peut prendre des formes très variées. C'est ainsi que certaines infirmières de jour parviennent à la nuit qu'elles ont en elles, et que quelques infirmières de nuit restent à jamais nostalgiques du jour.

C'est dans l'expérience de la non-reconnaissance par leur pairs que se développent le mieux les particularités des soignants qui peuvent supporter de travailler la nuit. Ils y apprennent, par-delà le silence rendu complice, à entretenir leur résistance par la recherche d'un équilibre entre l'estime de soi et la participation au grand jeu, fût-il pervers, du cirque sociétal dans son expression « hospitalière ». L'indistinction des rôles propre et prescrit va de soi la nuit puisque l'infirmière est la plupart du temps seule pour faire face à l'ensemble des besoins exprimés par les malades. Une moindre pression institutionnelle, liée à la disparition d'une grande part des systèmes de contrôle (médical, administratif mais aussi celui des représentations collectives et néanmoins inaccessibles de « l'équipe » de jour) leur laisse une grande marge de manœuvre qu'ils peuvent gérer à leur guise. Cet allégement est renforcé par un vide hiérarchique certain. Les effectifs sont réduits à leur plus simple expression puisqu'une seule personne assume de fait la responsabilité partagée le jour par l'ensemble des acteurs. L'encadrement infirmier subit la même proportion puisque dans la plupart des cas un seul cadre infirmier assume, la nuit, les tâches d'organisation, la gestion des événements, ainsi que la « supervision » de l'ensemble des paramètres qui définissent le fonctionnement d'un hôpital aux heures non ouvrables. On comprend aisément qu'il est fort peu présent dans les services, contrairement à ce qui se passe le jour, ce qui permet de mieux repérer certaines des articulations du pouvoir rendues plus palpables du fait de cette « carence ». Cette absence joue autant sur le cadre infirmier lui-même, obligé de faire confiance puisqu'il ne peut se trouver partout en même temps, que sur ses « subordonnés » qui jouissent ainsi d'une liberté et d'une responsabilité qui permettent un déplacement et même parfois un renversement des valeurs.

Les infirmières ne sont pas totalement inconscientes de la situation, elles souffrent souvent d'un tel manque d'écoute de la part des décideurs, qu'elles n'osent pas exprimer leurs analyses et n'apprennent pas de ce fait à les développer. Elles se trouvent devant un manque crucial de reconnaissance de leurs observations, faute de savoir les argumenter, qui les conduit à se taire, ou plutôt à se plaindre en permanence sans trouver l'apaisement. Ainsi que le formulaient quelques étudiants de troisième année en stage de nuit au cours d'une petite réunion destinée à parler de leur ressenti au cours du stage : « L'école nous met en situation de stress permanent. Nous devons être des superinfirmières, des superpharmaciens, des supertechniciens, et des superadministratifs. Il n'y a aucune place pour nos difficultés, pour la parole, pour le doute... »

Ainsi c'est dès la formation que se prescrit le silence sur tout ce qui pourrait révéler l'inadéquation des moyens avec les exigences. La « profession », soucieuse de son évolution, est ainsi particulièrement responsable de ces dérives bureaucratiques sous prétexte d'évaluation des pratiques et de faire valoir les actes, quitte à dénoncer les conditions qu'elle contribue à aggraver. Je vois dans cette situation une des raisons majeures de la difficulté à mobiliser les infirmières qui rejettent dans leur immense majorité silencieuse cette dérive de la réalité des soins.

Peut-on espérer trouver les voies de la compréhension et de la reconnaissance sans faire savoir cet incontournable rapport permanent entre affects et profession soignante ? Comment mieux le travailler qu'en reprenant à leur source les différents dérapages dans la reconstitution des différentes étapes du malentendu ? Comment penser ce malentendu sans aggraver le sentiment d'incomplétude des soignants, sans les projeter dans une analyse qui rajoute le découpage au découpage ?

PAROLES D'INFIRMIÈRES

Les paroles d'infirmières qui suivent sont issues d'une réflexion collective à partir de la projection d'observations vidéo de chacune d'elles en situation habituelle de soin. Cherchant à mettre en visibilité les éléments qui les différencient, mon objectif était de donner la parole aux infirmières de jour et de nuit d'un service de réanimation à partir de leur quotidien. Ce dispositif visait à éviter autant que possible, par la saisie « en scène » de leurs propres actes, les discours stéréotypés qui étouffent la profession sous un « devoir être » au-dessus de tout, inatteignable et iatrogène. Elles ont été filmées sur la même période (plusieurs fois 24 h sur 24) afin que les malades soient les mêmes le jour et la nuit, facilitant les demandes d'autorisation et produisant des conditions relativement identiques en termes de charge de travail qualitative et quantitative. Ces commentaires ont eu lieu trois ans plus tard en trois équipes travaillant habituellement ensemble.

La reproduction très large de ces paroles d'infirmières est volontaire, soulignant combien il est rare qu'elles s'épanouissent dans les ouvrages professionnels ou dans les recherches. Les quelques interprétations relèvent par conséquent ce qui sert ma propre problématique sans gommer ce qui fait la complexité de la question pour elles. Les différents aspects du malaise se révèlent ainsi petit à petit, à mesure que le déploiement de la pensée met au jour les contradictions, soulève les paradoxes auxquels le tourbillon du quotidien évite de prendre conscience. Il y a ainsi trois temps repérables dans cette observation dont la limite de production de sens est loin d'être atteinte : la prise de vue qui les surprend dans leurs activités coutumières, la projection qui les met en scène en les plaçant face à leurs comportements et la lecture des retranscriptions agrémentées de mes commentaires et analyses. J'avais particulièrement pris soin de les mettre en garde contre tout esprit d'évaluation, insistant sur l'aspect de la construction problématique de l'estime de soi dans leur exercice.

L'aspect formateur de cette étude est ainsi partagé par l'ensemble des participants (sujets chercheur et cherchés) à qui est donnée l'occasion de s'interroger au cours de ces séances à partir de gestes dont la banalité ne semblait *a priori* pas très prometteuse de révélations de sens. Le cours des discussions devait soulever les nombreux empêchements qui font la réalité du soin, et, en particulier, le silence qui accompagne certaines difficultés. Les longs extraits cités sont ainsi obligés par la subtilité des retournements d'opinion, par le temps inestimable dont a besoin la parole pour arriver à une expression juste, à mesure que la confiance s'installe et avec elle la prise de conscience de la complexité inabordable d'emblée.

2/02/98 (Brigitte, Cécile, Inès, infirmières de jour)

Inès : Il n'y a pas que nous et le malade, il y a tout l'environnement aussi qui joue.

Cécile : L'environnement matériel, les chambres et tout...

Inès : Non, l'environnement complet parce qu'on peut se dire « bon, aujourd'hui celui-là je... vraiment... faire quelque chose pour lui et puis... »

Cécile : Oui.

Inès : Et puis t'as plein de boulot qui arrive et puis... j'ai pas fait un quart de ce que j'aurais prévu et... malheureusement il n'y a pas que deux acteurs quoi.

Anne P. S. : On n'y pense pas à toutes... ces « nuisances » que présentent tous les autres malades, le téléphone, enfin bon les médecins qui en rajoutent un maximum...

Cécile : Je crois justement que c'est une adaptation perpétuelle, il faut tout le temps s'adapter...

Brigitte : En fait c'est nous qui devons nous adapter.

Cécile : Au jour par jour, oui c'est vrai c'est à nous de nous adapter...

Brigitte : Et c'est pour ça qu'on n'est pas à l'aise, parce que... faut s'adapter et...

Cécile : En fait tu veux prévoir quelque chose, du style tiens je vais aller heu... je sais pas moi, faire un shampooing à un malade ou n'importe quoi, et... total tu peux pas parce que t'as autre chose de prévu et... finalement t'es frustrée... parce que t'avais prévu quelque chose et que t'es pas arrivée à tes fins et t'es énervée...parce que... t'as pas pu le faire...

Première difficulté liée à l'exercice même d'une profession dans laquelle rien ne peut être durablement défini : l'« autonomie » de l'infirmière consiste à s'adapter en permanence à des réalités sur lesquelles elle n'a que peu de prise. Ses propres projets sont le plus souvent contrecarrés par les événements qui émaillent une journée hospitalière. La réanimation est caricaturale de ce fait par la multiplicité des inattendus, mais le problème est identique dans chaque unité de soin.

(Suite entretien du 2/02/98)

Alice : Et à la fin tu le fais et puis après...

Cécile : Alors que ça te paraît pas grand-chose parce que ce n'est qu'un shampooing finalement, pour toi c'est pas grand-chose mais pour le malade ça peut être...

Inès : Puis le médecin il en a rien à faire que tu lui aies lavé les cheveux ou pas, il y a aussi le problème reconnaissance... à la limite tu vas le poupouiller, tu vas lui faire tout ce qu'il faut et tu as oublié un petit détail heu... mais le détail...

Alice : Technique...

Inès : Technique, la faille... technique... On vient gratter la faille et tu te dis bon ben... tu te remets en jeu tu te dis tiens je suis passée à côté de quelque chose alors que... l'essentiel est superflu c'est encore là la différence.

Anne P. S. : Je crois que ça vient d'une différence de considération qu'on a, tous les acteurs dans un hôpital enfin dans un service, on a *a priori* tous le même objectif, c'est-à-dire redonner son autonomie au patient, en principe, mais en même temps on n'a pas tous la même façon de considérer ça.

Cécile : Parce qu'on est tous différents ?

Anne P. S. : Pas seulement, aussi parce que notre métier est différent de celui des médecins...

Cécile : Ah oui, aussi oui.

Anne P. S. : Et que c'est jamais nous qui passerons avant... Enfin peut-être que de temps en temps vous y arrivez mais... en général on n'y arrive pas...

Inès : On s'en souvient généralement.

Anne P. S. : Je crois que ça aussi ça fait partie des malaises, des malentendus, c'est que... on peut penser qu'on est là pour la même chose et on n'est pas là pour la même chose. Il y a des divergences d'objectif quoi, donc on ne voit pas ça. Je ne sais pas, privilégier un shampooing par exemple et avoir oublié un truc, effectivement le médecin, lui, il va juste regarder ce que vous avez oublié, il va pas vous dire c'est rien, enfin ça dépend aussi du jour... et de son humeur je suppose... mais c'est vrai que ça vient aussi du fait qu'effectivement on n'a pas tout à fait le même regard sur les gens, nous on a un regard en fait qui est complètement écartelé, on est obligé d'avoir un œil sur la technique, un œil sur la personne...

Inès : Et encore heureux on est en réanimation, c'est pas encore pareil, en réa tu vas déjà à l'essentiel, après heu... c'est toujours pareil, le superflu, enfin c'est ce qu'on te demande aussi, tu t'y plies, plus que plier même tu t'y soumets et puis ça t'arrange par moments...

Anne P. S. : De toute manière, on finit par s'arranger de tout, mais c'est pas pour autant qu'on s'épanouit, c'est là où ça coince quoi.

SOIGNER...

L'attente d'un satisfecit du pouvoir médical vient aggraver la difficulté d'estimation de la pertinence des choix des soignants. Privilégier un shampooing par rapport à un soin vital est évidemment inimaginable, mais l'exemple est intéressant qui met l'accent sur un élément de « confort » n'entrant pas dans l'évaluation médicale. Le bien-être d'un patient en réanimation (comme ailleurs) passe pourtant par ces soins d'hygiène mais aussi et surtout pour leur connotation « prendre soin » qui compte énormément dans le ressenti du malade hospitalisé. Les infirmières sont particulièrement sensibles à cet aspect du fait de leur proximité avec lui, ainsi que par l'identification avec la souffrance de l'autre qui constitue leur mode majeur de compréhension. Le défaut d'estimation de soi, dans cet exemple, est lié à l'indécidabilité de la valeur accordée à un acte qui contribue à « la santé » mais qui ne se situe pas dans le champ médical. Quelle valeur accorder à des soins qui ne sont pas techniques ? La plus grande partie des soins reste ainsi dans un registre sous-estimé par les infirmières elles-mêmes. Appartenant au « rôle propre » de l'infirmière, le plus souvent délégué à l'aide soignante, le nursing est en même temps dévalorisé et convoité par les infirmières qui restent malgré tout nostalgiques d'un espace dans lequel elles jouissent d'une grande autonomie. La plus-value bénéficiant aux soins techniques, dépendant le plus souvent de la prescription, place les infirmières dans une situation ambiguë qui alimente leur frustration. Leur incompétence à se saisir d'un quelconque pouvoir de décision tient précisément à ces tergiversations avec le rôle propre, tantôt revendiqué, tantôt méprisé.

Cécile, commentant un pansement d'escarre dans le film : C'est bizarre, c'est des trucs qu'on fait tous les jours, c'est bizarre de nous voir là, ça le met en valeur en fait, tu as l'impression que c'est un soin hypertechnique et en fait...

La spécificité du service de réanimation offre un terrain particulièrement intéressant puisque les malades non seulement justifient de soins très techniques, mais sont le plus souvent totalement dépendants pour tous leurs besoins. Cela donne un éclairage aigu de situations qu'on trouve dans n'importe quel service mais qui, diluées, sont moins visibles.

2/02/98 (suite)

Cécile : Oui, moi ce que je ressens, c'est vrai, c'est une frustration parce que soit t'as pas le temps de t'occuper correctement de ton malade parce qu'ils te demandent à droite à gauche d'aller répondre au téléphone, d'aller enfin heu... faire ce qu'il y a à faire et puis heu... ben dans le sens aussi où quand le malade s'en va de la réa et puis qu'il est en forme, enfin qu'il va bien qu'on a réussi à le sortir d'affaire, on sait pas... enfin les médecins... personne nous dit... bon ben c'est bien on a... enfin c'est à nous de nous rendre compte de nos... dire... bon ben c'est bien il a quitté la réa, ça va. Mais personne ne nous le dit...

Cécile : Il n'y a aucune motivation, aucune motivation, rien...

Alice : C'est vrai que c'est le travail des médecins et pas vraiment le nôtre... Plus la réussite des médecins que la réussite...

Inès : De l'équipe... Nous on est des exécutants...

Cécile : Ouais ouais... je crois que c'est ça, c'est vrai.

Inès : Si, tu vas tomber avec P. dans un endroit puis il va te dire « ah au fait heu... »

Cécile : Oui mais il te parlera jamais de...

Alice : Oui mais il va te dire le malade est rentré chez lui et voilà... on l'a sauvé... entre parenthèses « on » l'a sauvé.

Brigitte : Il n'a plus de fièvre, des choses vraiment médicales, cliniques, ça va pas être...

Alice : Il va pas te dire, « t'as bien travaillé heu... ou on a bien travaillé... »

Inès : Voilà, ou alors quand tu dis celui-là on l'a eu et quand on te recasse les pattes tout de suite derrière en te disant oui, pour trois jours quoi... on te fait comprendre que c'est pas...

Cécile : Ah oui quand toi t'es contente de ton boulot et que t'en parles on te dit de toute façon ça va pas durer longtemps, c'est ça que tu veux dire ?

Inès : Voilà... On ne nous a jamais dit, les malades vous vous en occupez bien... non, on sait te dire ce qui ne va pas.

Brigitte : On n'a jamais, de la part des supérieurs, on n'a jamais un compliment. Vendredi j'ai entendu un médecin qui me dit : « t'as pas fait ton bilan de 18 heures », effectivement je ne l'avais pas fait, parce que j'avais fait autre chose, parce que je ne sais plus ce qui s'est passé, il y avait d'autres raisons et puis, bon, j'ai oublié... ça m'a vexée quoi ; je me suis dit : mince on a vu que je n'ai pas fait mon bilan de 18 heures mais on n'a pas vu tout ce que j'ai fait à côté.

Cécile : Parce que tout ce que tu as fait à côté, du style discuter avec le malade, eux ne le voient pas ça... Ça ne se voit pas, c'est pas palpable.

Brigitte : Il y a des malades qui sont dans l'angoisse bon là, j'ai peut-être passé trop de temps... moi, ce qui va me sembler important,... eh bien on est complètement en décalage, c'est sûr...

Inès : On n'exerce pas un métier pour avoir une reconnaissance mais un minimum, je crois qu'on donne assez nos... nos tripes, parce qu'il n'y a pas d'autre mot et puis je crois qu'il ne faut pas s'étonner de temps en temps qu'on lâche.

Inès : T'as pas de reconnaissance de la hiérarchie, t'as pas de reconnaissance des malades et quand tu fais le compte, t'es épuisée...

Le travail d'équipe ne favorise pas la prise de conscience des bénéfices. Privées de « retour », une bonne part de la frustration des infirmières naît dans cet amalgame de situations dans lesquelles elles ne se retrouvent guère. Pourtant, dans ce service, elles n'ont en charge que quatre malades, ce qui devrait leur permettre de davantage personnaliser leurs actions. On voit particulièrement à quel niveau le bât blesse : incapables de jauger leur part dans les améliorations de l'état de leurs malades elles restent focalisées sur la multitude de petits oublis qui émaillent une journée de travail et qui leur sont reprochés. La part des choses n'est jamais faite, la mesure de leurs actes est ainsi tronquée par la référence systématique à l'encadrement médical et au rapport à la prescription.

La difficulté d'estimation de soi s'augmente du sentiment d'un manque de considération par les médecins et les cadres infirmiers de la part que prend le soignant dans la « guérison » d'un patient. L'impossible prise en compte de certains bénéfices est alors ressentie comme un mépris de toute la part affective qui entoure les résultats, positifs ou négatifs, des « bagarres » que symbolise souvent la lutte contre la maladie. C'est derrière cette non-reconnaissance que s'abritent les soignants de jour pour justifier leur incapacité à aborder ce registre. Pourtant, il ne s'agit pas tant de l'estimation du médecin que de leur propre projection négative. Cette reconnaissance « attendue » ne produit d'ailleurs pas, lorsqu'elle se manifeste, les effets escomptés. Les infirmières semblent ne pas pouvoir se rendre compte que c'est d'elles-mêmes qu'elles doivent attendre une reconnaissance.

2/02/98 (suite)

Brigitte : Les malades ne savent pas le dire et puis quand tu sens que...

Cécile : Tu essaies de passer outre mais quand tu accumules...

Brigitte : Parfois tu établis une relation avec ton malade, ton malade il est content, il te dit « vous êtes là demain ? », tu sens qu'il est content quand même...

Inès : Maintenant, c'est peu souvent.

Anne P. S. : Les gens vous semblent plus exigeants qu'avant ?

Inès : Ils se croient de plus en plus à l'hôtel.

Brigitte : En plus, même pas exigeants pour des trucs qui... comme dit Cécile : pour la télé, pour le plateau... c'est pas nous qui... moi, ils me diraient « vous n'êtes pas aimable... » bon... mais ils ne nous reprochent pas ça.

Anne P. S. : Ils vous reprochent le reste du fonctionnement ?

Cécile : Ils nous reprochent l'environnement, c'est pour ça que je disais que l'hôpital c'est pas la maison.

Les exigences de certains malades, encouragées par l'idéologie : « l'hôpital est une entreprise comme les autres et les malades sont des clients... » augmentent le sentiment d'impuissance. Les conditions de travail inégales d'un instant à l'autre sont souvent à l'origine de malentendus avec les malades qui ne peuvent se référer qu'à leur propre expérience. Ainsi il est difficile de leur faire admettre à quelqu'un que si le lait est froid le matin, ce n'est pas par négligence, mais pour des raisons que la discrétion nous interdit d'évoquer (en général, parce qu'un autre malade mobilise l'attention...).

Ceci est aggravé par la difficulté qu'éprouvent les soignants à accepter la nouvelle idéologie qui tend à prendre le contrôle de « la santé », la considérant comme industrie. « L'hôpital est une entreprise comme les autres, qui produit des soins, qui a des clients »..., nouveau credo pour une révolution qui atteint de plein fouet une profession jusque-là protégée de ce rapport à la production. Ce discours est accompagné de corollaires bien connus (sauf pour la profession infirmière). Je veux parler de la précarité de l'emploi, des discours sur l'efficacité, l'évaluation, du rapport à l'argent qui se traduit par une diminution des budgets pour aboutir à une moindre reconnaissance de la valeur du travail humain. Christophe Dejours [1] dans ses travaux montre combien ce mépris de nos valeurs peut provoquer de souffrances, combien la dévalorisation du travail en même temps que sa raréfaction autorisent les dirigeants d'entreprise, au nom d'une efficacité toute budgétaire, à détruire un équilibre sans aucune tentative de projection des risques encourus tant par les personnes que par la société qu'elles composent.

M.-F. Collière constate que « l'une des raisons majeures d'insatisfaction de l'exercice professionnel, créant l'un de ses principaux malaises, n'est pas tant le statut d'auxiliariat médical dans lequel les infirmières se reconnaissent volontiers... mais bien plutôt le ressenti affectif de la dépréciation de leur rôle en tant que celui d'un acteur social dont le travail ne fait pas autorité... » [2].

Elle insiste sur l'équivoque qui subsiste entre soigner et traiter qui constitue une des difficultés majeures pour l'infirmière. C'est bien d'un problème de légitimité qu'il s'agit, en ce que la parole de l'infirmière à l'hôpital n'est entendable qu'à la condition qu'elle se situe dans la ligne médicale et qu'elle évite toute référence à une vision subjective des problèmes.

2/02/98 (suite)

Brigitte : Le lait qui n'est pas chaud le matin, les petits déjeuners qui sont froids...

Inès : Hier on avait le temps, mais le jour où tu ne vas pas pouvoir le faire, le malade va te le mettre dans le bec... t'as beau lui expliquer que t'as pas le temps, il ne va pas comprendre...

Brigitte : Nous on aimerait mieux leur servir un lait chaud...

Cécile : D'ailleurs c'est vrai qu'ils n'ont que ça à penser, d'ailleurs il y en a beaucoup qui nous disent, moi, je ne suis pas malade, les cardiaques en particulier... du coup, ils pensent à autre chose, à tout ce qu'il y a autour...

Inès : Je pense que quand on commence à préférer... euh... on en a parlé... moi je sais que maintenant j'ai tendance à préférer les malades intubés, ventilés, sédatés... eh bien je trouve ça malheureux, honnêtement je trouve ça triste... Un cardiaque... il m'emmerde, y'a pas d'autre mot...

Brigitte : Oui mais c'est parce qu'on n'en peut plus...

Inès : Oui, mais pourtant, un intubé va te demander beaucoup de travail, même plus physique mais à la limite il va te laisser le côté...

Cécile : Pourquoi, on n'en peut plus ?

Brigitte : On les préfère parce que les autres on n'a pas le temps de leur donner ce qu'ils demandent, on n'a pas le temps.

1. Christophe Dejours, *Souffrance en France, la banalisation de l'injustice sociale*, Paris, Seuil, « L'Histoire immédiate », janvier 1998.

2. Marie-France Collière, *Promouvoir la vie*, Inter Éditions, Paris, 1982, p. ??.

Anne P. S. : Donc, plus ça va plus vous êtes frustrés parce que vous n'arrivez pas à donner le minimum que vous aimeriez donner... et puis il y a des jours où on n'a plus envie, il y a des jours où on est fatigué, ça c'est clair... C'est là où la nuit a de la chance par rapport à vous, c'est que vous n'avez pas de possibilité de ressourcement... elles, elles déconnent tout le temps, elles se balancent des trucs... elles évacuent beaucoup plus facilement... il y a des tas de moments pour ça dans la nuit où on est tranquilles... alors que vous c'est plus difficile.

Cette stratégie d'évitement des équipes de jour se fait dans un surinvestissement de l'inconscience du malade. A défaut de pouvoir répondre de façon satisfaisante, elles finissent par préférer un silence qui ne leur nuise pas. Ne pouvant faire partager leur réalité aux malades, elles souffrent moins quand ceux-ci sont réduits à l'état de machines : « intubés, sédatés, ventilés », ce qui signifie : muets et inconscients, et surtout ne pouvant pas se plaindre. En même temps, ce sont ces malades qui les rebutent le plus vite par le peu d'espoir de survie qu'ils représentent, et l'absence de retour positif qui est tout de même le seul vrai bénéfice de ce travail ingrat. Les équipes de nuit expriment plutôt l'inverse, préférant, en général, les malades réveillés...

2/02/98 (suite)

Cécile : La charge de travail n'est pas... on s'en était fait la réflexion avec Inès, on a l'impression de rétrograder, bientôt on va remettre les cornettes, ou je ne sais pas, en fait on ne nous laisse plus de place, à part aller répondre aux sonnettes et puis basta quoi, je trouve que c'est pas assez valorisant.

Inès : On nous demande déjà de pas avoir de sentiments de toute façon, c'est clair et net...

Cécile : C'est pas une nouveauté mais je crois que c'est pour se protéger aussi, c'est pas plus mal... enfin tu peux avoir des sentiments mais heu... pas des sentiments...

L'ambiguïté de ce problème de place s'inscrit dans un flou qui semble, malgré tout, rester préférable à un éclairage qui viendrait concrétiser la crainte d'une « place » tronquée. La valorisation est effectivement liée à la place mais, dans le cas de ces infirmières, il s'agit de la place qu'on veut bien leur laisser, pas de celle qu'elles pourraient prendre. Yvonne Knibiehler met l'accent sur cet aspect de la difficulté des infirmières à décider de leur place : « Coincées entre les aides soignantes qui donnent désormais tous les soins d'hygiène et des médecins de plus en plus nombreux qui ont peur du chômage, et qui pour garder leur place veulent saisir certaines techniques, les infirmières voient leur champ d'action se rétrécir. » [1]

1. Yvonne Knibiehler, *Cornettes et blouses blanches. Les infirmières dans la société française 1880/1980*, Paris, Hachette, 1984, p. 345.

UNE IDÉOLOGIE « SURHUMAINE »

Si je me réfère aux « fiches de poste et fonction » rédigées par les infirmières dans le cadre de la démarche de qualité, elles sont supposées faire preuve de qualités humaines dont on peut aisément comprendre que la somme soit parfois hors d'atteinte, quand elles ne se révèlent pas antinomiques... Si on ne peut toutefois théoriquement en supprimer aucune, on a là un éclairage sur cette dichotomie entre la réalité des pratiques et la symbolique qui colle à la fonction soignante. Les soignants, qui sont des humains comme les autres, sont d'emblée mis en échec par la « hauteur de la barre »[1] dont les énoncés qui suivent donnent un aperçu. Il est important de souligner que les soignants n'apprennent aucune des valeurs requises au cours de leur formation, bien que, comme en attestent ces fiches de postes, elles aillent de soi dans le contenu professionnel. Les : « rigueur, dextérité, capacités d'écoute, respect des individus, savoir travailler en équipe, disponibilité, adaptabilité, fiabilité, maîtrise de soi, empathie avec les patients... » qui sont les « qualités humaines requises » dans le service de réanimation, le jour, ne sont que la face éclairée et déjà inquantifiable d'autres qualificatifs, indicibles, de vertus s'énonçant principalement en négatif... lorsqu'elles s'énoncent. La nuit, ces qualités s'écrivent de façon plus explicite et nettement moins froidement, je cite : « Être autonome, organisé, tolérant, patient, discret. Avoir l'esprit d'équipe et de coopération entre collègues (jour-nuit et surtout nuit-nuit). Être de bonne humeur, résistant au rythme de nuit, vigilant, disponible. Savoir gérer l'angoisse. Être à l'écoute, apaisant, rassurant, rapide, efficace. Avoir du sang-froid. »

Ces énoncés officiels, fort différents, ne sont pas le fait du hasard. Ils sont le reflet de la différence de conscience de soi et de l'importance de ses propres valeurs qui penche nettement en faveur de la nuit. Dans le service de soins de suite polyvalent, la nuit, la liste est identique à celle de la réanimation substituant cependant à « rassurant, rapide, efficace, avoir du sang froid » : « Faire autorité sans psychorigidité – savoir gérer les conflits », plus approprié à leur réalité.

De jour, dans le même service, elles sont déjà plus explicites qu'en réanimation bien que recouvrant les mêmes concepts. Je cite : « L'infirmière doit être capable d'écouter les malades et les collègues, d'analyser les situations, d'adapter sa communication et ses actions aux situations des patients et de leur famille, de l'équipe et de l'institution. [...] doit faire preuve de compréhension, disponibilité, patience et de tolérance, envers les malades et l'équipe.

1. *Le processus de stress à l'hôpital, op. cit.*, p. 12-14.

[...] doit respecter les malades (charte du patient), les collègues et médecins, la hiérarchie, le secret professionnel et les règles d'éthique. »

Les anciennes valeurs par ces mots recouvertes n'en sont pas moins toujours à l'œuvre dans l'ombre des diverses strates du magma culturel, il s'agit de : générosité, honnêteté, discrétion, voire soumission, dévouement et abnégation... « capital symbolique et idéologique légué par l'Église » [1]. L'évolution du vocabulaire est allée de pair avec la prise de conscience des connotations morales, issues en particulier des origines religieuses de la profession, mais changer les mots ne suffit pas à faire changer les représentations ni les attendus. L'importance donnée à cet aspect de la fonction de l'infirmière, dans une fiche de poste, contraste avec le manque de reconnaissance effective de ces données. Il n'en faut pour preuve que l'absence remarquable de recherche de critères « objectifs » pouvant qualifier les comportements, ce qui n'empêche pas l'encadrement de les évaluer en toute subjectivité. La pratique de l'évaluation des élèves infirmières, analysée par R. C. Kohn, est sur ce point significative qui montre une inversion proportionnelle de la valeur finale de la note (un/dixième) avec le volume de pages consacrées aux appréciations des comportements et attitudes. Ces appréciations de l'élève en situation de stage sont en effet quatre fois supérieures à celles rapportant les résultats aux contrôles de connaissances. L'auteur suggère que l'insistance portée sur cet aspect de la qualification souligne la difficulté de sa mise en forme, de la même manière que la liste des savoirs à maîtriser. R. C. Kohn s'interroge sur l'absence de référence à « l'humour, à la capacité de jouer ou de chanter, à la tendresse ou à la sympathie... » et poursuit par le constat que « c'est tout autant dans ce qui a été retenu que dans ce qui a été écarté que se dessine le profil attendu de l'élève infirmier/ière [2] ». J'ajouterai qu'il s'agit là d'un des reflets de l'impensable de la formation qui recrute ses élèves sur un certain nombre de critères « objectifs » comme les tests psychotechniques, et qui les juge ensuite sur leur comportement. La langue de bois ne saurait être mieux servie mais aussi l'alimentation de cette dichotomie institutionnelle entre penser et agir qui produit immanquablement la frustration.

COUPABLES D'ÉMOTIONS

Le jour, à défaut de pouvoir émerger du torrent de leurs affects jugés parasites par l'ensemble des décideurs, toute possibilité pour les soignants de regarder plus loin ou ailleurs est occultée. L'interdit qui recouvre en silence ce magma de sentiments non seulement en paralyse l'expression mais surtout en empêche l'analyse, verrouillant de ce fait l'accès à une distanciation néces-

1. Wenner, *op. cit.*
2. Ruth C. Kohn, « L'évaluation », *L'infirmière enseignante*, n° 2, février 1989.

saire à leur équilibre. L'estime de soi est contrariée par le sentiment d'être incapable de dépasser le stade émotionnel, par la culpabilité de ne pouvoir accéder à une posture distanciée que valorise un idéal professionnel mythique prôné par la médecine. Ce brouillage les empêche de comprendre, au-delà de leurs émotions immédiatement perceptibles, les implications culturelles, institutionnelles, sociétales et politico-financières d'un pouvoir qui verrouille l'institution de soin. Il en résulte une confusion, un non-savoir entretenus se traduisant par un malaise que j'ai nommé [1], étirant le concept rendu célèbre par I. Illich [2], la maladie iatrogène des infirmières [3]. Je postule que cette « iatrogénie » [4] professionnelle est un effet du silence que lui impose la médecine, un des symptômes de ce refoulement des sentiments qui, ajouté à une crise générale des valeurs du travail, maintient les infirmières hors la nuit, les aveuglant sur les possibles résolutions à portée de leur main.

Les infirmières de la « génération coordination » [5], rompant momentanément avec un « apolitisme » traditionnel et tenace, ont tenté de mettre en évidence la difficulté persistante des femmes à se situer professionnellement dans ce monde médical masculin, malgré les évolutions successives de la formation. Elles ont cependant laissé passer l'occasion de faire savoir ce par quoi elles sont radicalement différentes, des médecins par exemple, et par là même de faire valoir ce qui les porte et leur permet de durer : un savoir-être avec la souffrance qu'aucune formation n'a été capable pour l'instant ni de reconnaître ni *a fortiori* d'analyser et par bonheur n'a pas pu détruire...

« LAISSER SA VIE AU VESTIAIRE »

L'orientation de la formation des infirmières s'appuie et se construit sur cet aveuglement institutionnel volontaire qui cherche à mettre à l'écart l'encombrant magma d'affects qui sous-tend les motivations des candidats à « soigner » et qui, dans un monde tourné vers l'objectivation, les dévalorise. Du « il faut laisser sa vie au vestiaire » clairement énoncé lors de ma formation (très médicale au demeurant) aux réactions de l'encadrement face aux « débor-

1. Anne Perraut Soliveres, « Implication, iatrogénie. Quelle pédagogie pour quelles infirmières ? » *Les cahiers de l'ENS*, Tétouan, 1996.
2. Ivan Illich, *Némésis médicale. L'expropriation de la santé*, technocritique, Le Seuil, 1975.
3. Voir article « Les infirmières malades de leur métier », *Le Monde des débats*, n° 8, mai 1993.
4. « Iatrogenèse : de *iatros* : médecin, *génésis* : origine. 1) qui est créé ou provoqué par le médecin, voir maladie iatrogénique. 2) se dit d'un trouble ou d'une affection survenant à la suite d'un acte médical quelconque, le plus souvent après l'administration prolongée d'un médicament. » Masson éd., *Dictionnaire français de médecine et de biologie*, Paris, 1971.
5. Cette « génération » est issue des années 80. J'attribue à cette période la responsabilité de la dérive technocratique du métier d'infirmière qui les amène aujourd'hui à passer davantage de temps à démontrer et à justifier ce qu'elles font, qu'à le faire..., et à le regretter... Elle est le « résultat » des différentes tentatives des infirmières visant à faire reconnaître leur profession, mais aussi à préciser les limites de leur responsabilité.

dements » des soignants, toujours d'actualité, on peut s'apercevoir que cet aspect particulier de la fonction soignante n'a pas changé. L'évolution technique, puis l'offensive comptable, par l'objectivation qu'elles représentent, sont venues au contraire enfoncer encore davantage ces présupposés, les reléguant dans un silence embarrassé.

2/02/98 (suite)

Inès : Oui mais parce que au fur et à mesure, on s'aperçoit que ça empiète un peu trop sur notre vie privée. Moi, je faisais le calcul avec Cécile, en fait maintenant les jours de repos, c'est pas que tu es dans l'attente de revenir travailler, mais c'est comme un stand-by. Tu dis il faut que je me repose... mais pourquoi il faut que tu te reposes ? pour pouvoir attaquer, vivre en second temps sa vie personnelle pour son travail...

Cécile : Pour pouvoir vivre quand on est au boulot.

Inès : Voilà... Il y a des événements qui te le font comprendre, moi c'est depuis la naissance de ma fille, je me suis dit ben... déjà les douze heures ça commence à me peser rien que pour ça... parce que j'ai l'impression de ne rien faire à côté, rien, je ne profite de rien... bon, c'est peut-être une question d'organisation personnelle mais, tôt ou tard, tu te retrouves comme dans une souricière où tu te dis bon, je vais aller bosser... et on nous demande de laisser nos problèmes à la maison, mais le boulot, lui, on l'emmène à la maison.

L'indésirable séparation entre les affects et la notion de soin, ce « de soi à l'autre » dans un rapport aussi intime que non choisi, éclaire la rupture impossible entre une vie qualifiée de « personnelle » et la profession. Il en résulte les plus grands bénéfices pour les infirmières lorsque la relation est « réussie » mais aussi les plus douloureuses désillusions lorsque le moindre aléa se présente. C'est l'impensable de cette réalité qui maintient le plus sûrement les infirmières dans le déni de leurs affects, les partageant entre le dévoilement de leurs faiblesses, indésirable socialement, ou une attitude offensive que l'ensemble de l'institution concourt à disqualifier.

2/02/98 (suite)

Brigitte : On ne sait pas discuter sans relâcher plein d'émotions et...

Inès : C'est pour ça qu'on a des... aussi.

Inès : Surtout quand on tourne (changement d'équipe), c'est ce qui s'est passé hier, quand au tour tu essaies d'en parler, et on te dit ben... de toute façon...

Cécile – A la limite on te dit « il faut changer de métier ».

Inès : Voilà.

Cécile : C'est pour ça que je te disais que tout ce qu'on pourrait dire, en fait...

Anne P. S. : C'est pas entendu ?

Cécile : C'est entendu, mais c'est mal... c'est mal ressenti.

Inès : On n'a peut-être pas les bons mots pour s'exprimer non plus...

Anne P. S. : Parce que je crois que les gens autour n'ont pas envie que ces choses-là soient posées, parce qu'eux-mêmes ne les posent pas, donc, ça n'a pas droit de cité.

Cécile : Ben oui, mais qu'ils ne fassent pas de jugement de valeur, dans ce cas-là, tu vois, moi c'est ça que je reproche, c'est que les gens te jugent alors qu'ils ne te connaissent pas, de quel droit ils se permettent de te juger, en plus c'est un petit peu à côté de la plaque quand ils te jugent, généralement, mais ils te font sentir « c'est nous qui faisons le meilleur travail », mais pas du tout, il faut que chacun se remette en question aussi parce que sinon ça ne va pas.

Anne P. S. : Mais ça c'est l'éternel problème, la remise en question premièrement, ça ne peut se faire que dans un climat de confiance totale, ce qui est de plus en plus rare, quand tu ne fais pas confiance tu ne peux pas te remettre en question, parce que l'autre est là à l'affût pour saisir ce que tu vas dire, si tu fais ton autocritique, si l'autre n'en fait pas autant...

Ainsi le silence est imposé par l'ensemble du corps professionnel qui refuse d'entendre, en dehors de la stricte intimité interne à l'équipe (« dans la salle de soins »), ce qui concourrait à mettre en péril cette symbolique soignante idéalisée. L'implacable jugement, qu'il soit réel ou fantasmatique, autocensure les transmissions de la façon la plus efficace qui soit. Ma réticence à laisser l'ensemble des infirmières ayant participé à l'observation vidéo la visionner ensemble, sans précautions, se justifie dans ce commentaire. On se trouve là devant le plus sûr verrou, intériorisé, qui enferme la profession dans l'indicible de sa souffrance, y compris dans le cadre de la plupart des réunions de travail.

LES « ÉVIDENCES » DU MÉTIER D'INFIRMIÈRE

Le moteur de ma recherche fut alimenté, dès mon entrée dans la vie professionnelle, par le doute sur le bien-fondé de certaines explications ou pratiques et la nécessité de la mise en questions de ces « évidences » sur lesquelles s'articulent nos actes au quotidien. Le besoin pour l'acteur de donner sens à ce qu'il fait l'oblige à revenir sur ces évidences, voire à rechercher leur sens premier, afin de retrouver quelque chose qui le motive à poursuivre. Ceci se révèle particulièrement important dans cette profession où les nombreux écueils sont plus faciles à énoncer que les satisfactions. En effet, si la profession est largement connue par ses inconvénients, ses manques et ses fortes contraintes, rares sont ceux qui évoquent les satisfactions qui émaillent la pratique de soins. La densité relationnelle, le sentiment d'être utile, le bonheur d'une relation harmonieuse, la réussite d'un geste difficile sont autant de satisfactions qui bénéficient aux soignants.

Odile Quirin nous invite au chevet du patient, là où tout se passe, où le soignant se construit entre ses rêves et ses peurs, entre réussite et échec, entre patient et médecine. Elle parle de la passion de soigner et de ses aléas alors que « les thérapeutiques devenant de plus en plus agressives l'exercice professionnel devient de plus en plus dangereux et, plus on descend dans l'échelle des techniciens-exécutants-spectateurs, de moins en moins gratifiant ». Elle dit aussi : « Comment les soignants accepteraient-ils les souffrances, les risques et les charges de leur métier s'ils n'étaient compensés par des satisfactions intenses, joies et plaisirs profonds ? Connivence dans l'urgence, dans des opérations délicates, dans l'erreur rattrapée ensemble ; plaisir du diagnostic découvert, de l'intervention technique, précise, osée ; plaisir de la recherche menée à bien... Les passions apportent des plaisirs violents lorsqu'elles sont la résultante d'heureuses rencontres, mais elles font des victimes lorsque le désir change d'objet et que s'émousse le plaisir pris dans la confiance mutuelle. »[1]

L'implication est évidemment partie intégrante et souterraine de la réalité du soin. Car il s'agit de mettre ses mains, ses yeux, son nez et son cœur (celui de l'amour) dans un corps à corps inéluctable et pourtant indicible comme tel. Malgré les injonctions d'une médecine rationaliste qui ne cesse de découper, d'instituer des protocoles, de tenter de réduire la maladie à des critères objectivables, les soignants sont heureusement protégés par l'impossibilité d'une instrumentalisation de leur rapport physique et affectif avec « le malade » (ainsi que de la relation qui le permet !). Partant, ils semblent avoir occulté cet aspect jamais interrogé (et peut-être ininterrogeable comme tel) de ce que d'aucuns s'accordent cependant à nommer un des « plus beaux métiers du monde ».

L'implication est le rapport constant de toute activité humaine avec celui qui la produit. Nous sommes, en effet, construits par notre milieu, par notre culture, par notre ambiance familiale. Nos difficultés et facilités sont ainsi le résultat de la potentialisation actualisée en permanence de tout ce qui nous a traversés, bonheurs, malheurs et aléas particuliers. Cette banalité n'en est pas une lorsque l'on envisage une position aussi problématique que celle des soins. Ce concept d'implication est en effet particulièrement important à considérer dans la profession de soignant. Il signifie que la totalité de notre être est engagée dans le moindre contact avec l'autre, *a fortiori* lorsqu'il s'agit de le soigner. L'indifférenciation de l'apprentissage des différents aspects objectifs et techniques du métier ne pourra jamais, et on doit s'en féliciter, effacer la matrice de nos sentiments, de nos émotions, de notre être. Elle ne pourra pas non plus, et cela par contre doit nous tenir éveillés, gommer nos intolérances, nos insuffisances, nos défauts particuliers. En bref, aucun apprentissage, aussi bien conçu soit-il, ne peut changer l'humain en profondeur. Cela nous place devant un pari particulièrement osé que tente de relever sans le dire (et souvent sans le savoir) chaque soignant devant chaque patient : produire une relation de qualité en essayant de faire fi des imperfections non seulement humaines, mais également structurelles.

Nous sommes là devant ce qui me semble essentiel et dont a besoin la profession pour sortir de son malaise : une reconnaissance de la part consi-

1. Odile Quirin, *L'hôpital, la science et les soins*, Paris, Bayard, 1993, p. ??.

dérable de subjectivité que contient un exercice aussi complexe que celui du soin, et, partant, une formation qui serait capable d'en tenir compte plutôt que la nier.

Le silence naît de la négation de la nuit en soi. Faute de pouvoir exprimer leurs doutes, leurs sentiments dans un monde qui les étouffe, les soignants finissent par négliger l'importance de la compassion, de l'empathie sans lesquelles leurs soins ne seront qu'application de remèdes. L'estime de soi a besoin de davantage de courage pour pousser, mais combien d'entre nous oseront-ils briser cet interdit, déborder cet allant-de-soi qui recouvre aussi bien les insuffisances professionnelles qu'il tente de protéger les malades de leur propre histoire. Le débat actuel sur l'accès du malade à son dossier est exemplaire de la difficulté pour le corps médical à laisser voir la part humaine d'une observation, d'une démarche diagnostique. Il ne faut pas négliger la part de pouvoir qui disparaît dans le partage d'un savoir sur l'autre qui fonde une grande partie du pouvoir médical ni ses effets de sens, mais ce qui se parle dans les couloirs tient principalement à la peur d'être pris en défaut, de montrer ses doutes voire ses erreurs. Cette attitude est ainsi directement responsable d'une évolution vers le juridisme, seul moyen qu'ont trouvé les malades de passer la barrière de l'interdit frappant leur propre histoire de maladie racontée par un autre.

Le silence s'imposerait-il comme gardien d'une certaine sérénité ?

UNE PRESCRIPTION IDENTITAIRE PATHOGÈNE

La médecine s'est construite de l'irrémédiable et rien ne semble annoncer un quelconque changement de ce côté. Les infirmières, filles bâtardes de cette médecine, ont tenté de nombreuses contorsions afin de s'en dépêtrer. Espérant échapper à son inéluctable emprise, jusqu'à parfois se perdre et régresser, elles se sont fragilisées d'avoir échoué sur les contreforts d'un « rôle propre » fantasmatique qui n'en finit pas de tenter de se définir, sans cesse refoulé par « la prescription ». Cette improbabilité d'une définition satisfaisante s'origine, entre autres, dans la persistance de l'occultation des présupposés affectifs indicibles, sinon dans le secret des salles de soins, loin de ceux qui pourraient s'en gausser.

L'évolution délibérément « économique » de l'institution de soin ajoute au malaise en rejetant tout ce que « l'agir compatissant » comporte de liberté dans la situation de soin, qui devient exigible et par conséquent disparaît. En effet, « l'hyperinvestissement dans les relations dites privilégiées », qui constitue un accès à l'estime de soi quand « la gratitude du patient vient donner du sens à la souffrance du soignant » [1], contribue à l'usure des soignants quand

1. Pascale Molinier, *op. cit.*, p. ??.

l'ingratitude de patients « fragiles », les amenant à les rejeter, alimente leur culpabilité.

Prenant pour exemple la formation des infirmières, force m'est de constater que la mise en protocoles, en procédures et autres systèmes de « traçabilité » les prive de l'essentiel du travail de maturation et de réflexivité indispensable à la digestion de la fréquentation mortifère de la misère humaine concentrée dans les institutions de soin. Ainsi, paradoxalement, ce sont les outils construits aux fins de donner à voir, d'objectiver, qui occultent le plus sûrement ce qu'ils seraient supposés aider à démontrer. Partant du projet de permettre la prise en compte du malade dans sa totalité, c'est en le découpant en besoins (quatorze) que V. Henderson [1] propose que l'on procède. A l'œuvre depuis une vingtaine d'années, cette méthode, calquée sur la démarche médicale, continue à faire recette auprès des cadres infirmiers en ce qu'elle permet (entre autres) de faire entrer le malade dans les grilles du système informatique tandis que les infirmières continuent leur résistance passive (mais efficace) à cet engouement de l'encadrement pour la « traçabilité ».

A ne pouvoir assumer leur propre évidence, les infirmières n'ont cessé de s'éloigner d'elles-mêmes. Cherchant la légitimation au travers d'outils de plus en plus sophistiqués et informatiques, elles n'ont réussi qu'à appliquer « cautère sur jambe de bois ». Même (et surtout) placebo, un traitement ne peut être envisagé qu'à condition que soient nommés la crise, le symptôme, qu'ils soient décrits et reconnus d'abord par celui qui les présente, puis entendu par celui qui prétend à les soigner. A défaut, le traitement risque même d'aggraver la situation, insensant un peu plus à mesure que l'on s'éloigne du « bon » diagnostic.

La iatrogenèse de la profession infirmière est probablement ma plus forte motivation (de soignante !) à chercher où « le bât blesse ». Cette iatrogenèse a lourdement pesé sur l'ensemble de ma carrière tant sur le plan personnel que sur le plan de ma responsabilité de cadre-infirmière ou de formatrice qui m'a d'abord fait sentir, puis donné à voir, ses effets sur les autres soignants. Elle désigne un ensemble d'effets secondaires et néanmoins pervers sur le corps professionnel des infirmières, corrélé, selon moi, aux choix de l'entreprise médicale soutenus par une gestion administrative en passe de la supplanter. J'attribue par conséquent, pour une grande part, la pathologie professionnelle développée par les infirmières et pudiquement dénommée « malaise », à une orientation médicale qui heurte leurs convictions et valeurs, non seulement par son impact direct, mais également par les transformations qu'elle opère tant au niveau social qu'au niveau symbolique. La soumission au « mythe selon lequel la suppression de la douleur, du handicap et le recul

1. V. Henderson (1961), « Principes fondamentaux des soins infirmiers », Conseil international des infirmières, Genève.

indéfini de la mort sont des objectifs désirables pour tous et réalisables grâce au développement sans limites du système médical »[1] amène les médecins et par conséquent leurs « servantes » à négliger toute autre forme symbolique à laquelle se réfèrent plus ou moins consciemment leurs « patients », comme l'ensemble de la société, et à méconnaître ce qui fait sens et cohérence pour eux.

Cette iatrogénie est caractérisée par une souffrance qui s'exprime uniquement dans les salles de soin faute de pouvoir être entendue ailleurs. Elle se « résout » par la fuite, les lombalgies, les dépressions et leur cortège de somatisations jusqu'au fameux « burn-out » qui est l'étape finale de l'usure du soignant. Cette pathologie professionnelle des infirmières me paraît la résultante du tiraillement entre leur propre imaginaire refoulé, sa réminiscence au contact des résistances du patient au « guérir », et leur allégeance à la toute-puissante idéologie médicale, sourde à ces données « parasites », tout entière tournée vers une conception scientiste de la maladie. L'impossible mise en perspective des multiples facettes de leur profession, puisque les affects en sont bannis, vient concrétiser la sensation d'impensable. Les autres données, non négligeables (statut, salaires, horaires contraignants), n'interviennent qu'en seconde intention, nécessaire rationalisation de symptômes qu'il faut bien nommer afin de tenter de replâtrer une situation vacillante pour qu'elle dure malgré tout. Les changements de politique de santé, caricaturalement comptables, ont accéléré la dégradation du paysage sans qu'on puisse encore augurer de la morbidité ajoutée. Les infirmières, nourries du petit-lait de la médecine, participent de fait à l'entreprise de réparation, mais leur contact plus étroit avec les malades ne leur permet pas d'ignorer la souffrance qu'ils expriment, ni leurs brèves études de se retrancher derrière des objectifs scientifiques, masques privilégiés de leurs prescripteurs.

UNE RATIONALISATION MORTIFÈRE

L'incompétence des infirmières à argumenter leur impossible posture entre affectivité (suspecte) et rationalisation (dépersonnalisante) s'inscrit dans l'aveuglement volontaire d'une médecine organiciste tournée vers l'illusion d'un progrès scientifique et technologique qui a mis toutes ses compétences au service du découpage, de l'étiquetage, et de la classification des dysfonctionnements physiques et psychiques. La notion caricaturale de « groupe homogène de malades », qui caractérise aujourd'hui le traitement comptable de la maladie, est l'aboutissement logique de ce découpage dans lequel la maladie devient officiellement un objet en soi, séparé de toute référence à la

1. Ivan Illich, *op. cit.*

personne qui la « présente ». La difficulté à faire entrer les malades dans ces groupes homogènes pousse les technocrates à sophistiquer toujours davantage les découpages comme s'il leur était impossible de les reconsidérer.

L'idée que le progrès pourrait consister aujourd'hui à recoller les morceaux épars et rechercher en amont ce que la médecine a ignoré du sens donné à la maladie par chacun des membres d'une société multiculturelle est inévocable parce que inconcevable... de même que l'idée que le « progrès » matériel pourrait aller à l'encontre de l'idée que les humains se font du bonheur...

La subordination des infirmières à cette idéologie ne les incite guère à s'interroger autrement et c'est tout naturellement qu'elles espèrent le traitement de leurs symptômes, à l'instar de cette médecine qu'elles critiquent, dans une tentative d'appropriation des outils conceptuels ou techniques de leurs « maîtres ». « Il est en effet évident que c'est le monde infirmier qui est le plus proche des patients... : c'est lui qui a le plus souvent la charge de soutenir la singularité du malade face aux injonctions de l'efficacité technique médicale. Et si, jusqu'à aujourd'hui, le "savoir infirmier" a toujours eu sa place à épauler le médecin, dans une dialectique très proche de la conjugalité, devons-nous nous étonner que les modifications survenues en médecine mettent de plus en plus en péril la transmission de ce savoir-faire. La recherche d'une nouvelle identité par l'infirmière au travers par exemple de la constitution d'un "diagnostic infirmier" peut donc être entendue comme une tentative de sauver une spécificité entraînée dans la débâcle du sujet à laquelle contraint la soumission de la médecine au seul techno-scientifique. »[1]

Des formations vont même, entérinant la situation ainsi produite, jusqu'à proposer d'apprendre à « re-totaliser » le malade... (infirmière holistique, clinicienne, etc.).

L'orientation des études d'infirmières, et *a fortiori* de celles des cadres, se situe, logiquement, dans le prolongement de cette idéologie rationaliste. Ainsi qu'une école d'infirmières le précisait dans son projet pédagogique : « Les enseignements ont pour but de faciliter l'acquisition de comportements nouveaux caractérisés par l'intégration d'idées, d'attitudes, d'intérêts, de façons de penser et de capacités professionnelles que l'étudiant ne possédait pas auparavant ». Nous voilà loin de l'implication et de sa prise en compte dans la formation des infirmières, et encore plus loin de l'idée de faire émerger des qualités sans lesquelles ces futures infirmières ne pourront pas supporter les conditions de leur exercice, voire, ainsi que me le confiait la directrice de cette même école, n'iront même pas au bout de leurs études[2].

1. De la maladie médicale

2. Sur une promotion de trente étudiants, neuf ont été éliminés au cours de la première année. D'après le témoignage de leurs camarades, ils l'ont été principalement sur des critères scolaires sans tenir compte de leurs autres qualités de soignants.

Dans « Soigner l'hôpital »[1], Alex Mucchielli fait état des répercussions sur la fatigue des personnels des divers dysfonctionnements, et, en particulier, de ce qu'il nomme le « management hyperaffectif » de l'encadrement. Sa description montre que si la rationalisation est à l'ordre du jour, il en est tout autrement de la gestion des « ressources humaines » qui gagnerait à un peu de recul... « Le management hyper-affectif est le système d'autorité et de commandement d'un responsable qui cherche avant tout à *être aimé* par ses subordonnés... Le management hyper-affectif est une des principales plaies des établissements de santé. Il repose sur de profondes racines culturelles entretenues par une organisation éclatée des pouvoirs et par les intérêts spécifiques des médecins et des autres acteurs... Il ne sait pas résoudre les tensions de groupe et les conflits interpersonnels... »

Les soignants se trouvent à l'intersection de deux systèmes de pouvoir qui concourent à verrouiller toute expression du malaise. D'une part, en effet, la médecine offre une palette d'objectifs qui laisse de côté l'affectivité du malade comme celle des soignants ; d'autre part, l'encadrement joue principalement sur la corde affective laissant croire que cette question est bel et bien prise en compte. L'aveuglement de l'encadrement infirmier sur sa responsabilité dans le malaise de la profession est remarquable et constitue un verrou d'autant plus efficace qu'il partage la frustration qui résulte de ces indicibles.

Dans sa forme « paternaliste », le manager hyperaffectif joue le rôle de parent protecteur à l'égard de subordonnés vus comme des enfants. Dans cette famille il ne donne jamais d'ordre ou d'instruction. Il « demande », il « fait comprendre » ou à l'inverse il menace, il « engueule », il « gronde ». Les demandes et exigences sont d'ailleurs implicites, comprises à demi-mot, tout comme les « faire semblant de ne pas comprendre »...

Voilà un autre aspect des représentations des infirmières, clairement repéré, mettant en évidence la prépondérance des affects dans les relations de pouvoir. On ne saurait en effet imaginer combien les relations entre les membres d'une équipe de soin sont calquées sur la problématique familiale, aussi bien dans ses aspects avantageux que dans ses revers pathologiques. Les infirmières sont donc prises entre différentes formes d'expression de leur affectivité sans qu'elle soit jamais explicitement reconnue par elles-mêmes d'abord. Ce silence empêche à l'évidence que soit pensé ou travaillé cet aspect du soin ou de l'organisation du travail, laissant peu d'ouverture au changement ou même à un soulagement des tensions résultant de la frustration. La seule alternative reste par conséquent la fuite, le surinvestissement des aspects techniques du métier plus valorisants et surtout moins questionnants, la fermeture sur sa nuit. « Nous avons regroupé les éléments de l'étiologie du management

1. Alex Mucchielli, « Soigner l'hôpital », *Sciences humaines*, n° 44, novembre 1994.

hyper-affectif en deux grandes catégories : l'enracinement de la culture "affective" et l'impossibilité de remise en question de cette culture. La culture affective des établissements de santé s'enracine dans une série de caractéristiques propres aux formations des personnels et la situation spécifique de travail... »

Je ne pense pas que la formation ait grand-chose à voir avec cette survivance des affects des soignants, sauf si l'on considère l'absence de considération comme un effet pédagogique. Considérant ma propre formation où il n'en était fait état que pour les laisser dehors, les nombreuses promotions qui se sont succédé depuis ne me paraissent pas leur avoir donné davantage de place. Il reste à subodorer que ces traces d'humanité ne se laisseraient pas éteindre... « L'absence de remise en question de la culture affective est, quant à elle, fonction de trois éléments très importants qui sont : les conflits latents de pouvoir, dus à la divergence des enjeux professionnels, l'absence de système rationnel d'évaluation, de sélection et de promotion et les insuffisances des formations universitaires ou professionnelles. »

Quoique ne partageant pas la vision du « traitement » de cette « pathologie » de l'hôpital, je retrouve dans cet « état des lieux » un tableau que les soignants connaissent bien. Ainsi je ne crois pas que le problème de l'affectivité à l'hôpital pourrait être résolu par davantage de rationalisation, mais, bien au contraire, par une véritable et... révolutionnaire prise en compte de cette affectivité. Il s'agit d'envisager un mode de travail qui permette de reconnaître ces présupposés plutôt que les mettre à distance, qui accepte de les regarder plutôt que faire semblant de ne pas les voir, avec, à la clé, la culpabilité pour les soignants et leur encadrement. Contrairement à ce que propose A. Mucchielli, la rationalisation en vigueur depuis plus d'une décennie n'a réglé aucun des problèmes qu'il a cités. Nous pouvons, par contre, voir les effets pervers de cette rationalisation au travers de l'évolution de la formation des « cadres de santé » qui va plus que largement dans le sens qu'il propose. Les objectifs énoncés par leur formation les installent dans l'illusion d'avoir accédé à une certaine objectivité par la référence aux systèmes, ce qui ne les empêche pas de continuer à gérer le personnel dans un aveuglement remarquable. Les écoles d'infirmières « forment » des élèves qui n'attendent que la fin des études pour enfin accéder à la réalité, au non-falsifié, à la « vraie vie » telle qu'elle se présente dans ces « vrais » lieux de souffrance et de mort que sont les hôpitaux.

Je partage tout à fait la conviction d'A. Mucchielli concernant la nécessité d'une clarification des rôles et des responsabilités dans la hiérarchie, une formation de meilleure qualité et l'intérêt d'un recours à une analyse institutionnelle. Je crains cependant que cela ne soit très loin d'être à l'ordre du jour dans le contexte actuel où la dictature administrative et comptable fait le gros dos, ferme ses yeux et ses oreilles, pour mener « à bien » une réforme de la santé qui balaie tout ce qu'il y a encore d'humain sur son passage.

On peut penser que la formation des soignants a mal intégré cette référence aux systèmes, mais plusieurs promotions de cadres infirmières y ont été formées, accentuant la distance avec les soignants « au lit du malade ». La caricature actuelle me donne tristement raison, qui voit les soignants submergés d'outils d'évaluation, de transmission, de justification et qui n'ont plus le temps matériel de rencontrer leurs malades et *a fortiori* de se rencontrer dans l'équipe. Leur charge affective n'a pas pour autant diminué puisque, au contraire, elle s'est augmentée d'une culpabilité de « ne rien pouvoir faire » qui n'a d'égale que leur propre frustration. Engagée, par ailleurs, dans une réflexion sur l'accueil à l'hôpital, je ne peux que relever l'extrême clairvoyance dont font preuve les soignants sur les outils dont les submergent leurs cadres. Cette formation à l'accueil, menée auprès du personnel d'un service de moyen séjour, montre qu'il suffit de se donner collectivement le temps de penser, dans un cadre délimité et bienveillant, pour que des analyses de l'existant tout à fait pertinentes débouchent sur une prise de conscience des insuffisances. Si les soignants sont ainsi capables de mesurer ce que leurs cadres semblent ne pas vouloir comprendre, c'est qu'ils ne sont pas encombrés par le désir de maîtrise qui pollue toute initiative desdits cadres et ne se réfèrent pas à autre chose qu'à leur expérience. La multiplication des réformes sur fond de protocoles et procédures a brisé net toute cette énergie que sont capables de fournir ces soignants pour peu qu'on leur en laisse la liberté. La prescription de ce qui pouvait relever de la spontanéité, d'une certaine générosité, a ainsi figé une situation jusque-là difficile mais tolérable. Dans cette période de profonds remaniements, il apparaît caricaturalement que ce n'est ni la motivation toujours très forte des soignants, ni leur disponibilité personnelle qui est en question, mais bien une impossible reconnaissance par les cadres de la désorganisation profonde qu'a provoquée une réorganisation sur fond de rationalisme.

DU DON DE SOI...

Il est question d'avoir le courage d'interroger la réalité des infirmières à la lueur d'une problématique générale et contemporaine, à savoir : comment quelqu'un, fût-il souffrant, peut-il demander à d'autres ce qu'il ne serait pas lui-même en mesure de leur apporter : attention indéfectible, compréhension et ouverture d'esprit et de cœur. Quelle infirmière n'a-t-elle jamais entendu ces énoncés : « C'est un beau métier que le vôtre, moi, je ne pourrai pas le faire... » « Je ne pourrai pas supporter tout ça... » « Vous devez vous y faire avec le temps » ?...

Le premier écueil à la parole des soignants se tient précisément là. Le silence s'impose non d'une incompétence spécifique des infirmières à s'exprimer, mais de leur culpabilité de ne pouvoir donner systématiquement cette attention sans rien attendre, de leur incapacité à produire indéfiniment des soins de qualité face à des situations de plus en plus difficiles du fait de la dégradation des conditions de vie d'une partie non négligeable de la population. Elles-mêmes sont de plus en plus négligées dans leurs conditions de travail mais beaucoup plus encore dans le sens de leur mission.

Il est surtout parlé du silence comme symbole, son questionnement traversant silencieusement toute la problématique. J'ai voulu m'attacher, au contraire, aux bruits qui recouvrent les paroles indicibles, aux mots qui occultent d'autres mots (une faute de frappe m'a d'abord fait écrire « d'autres morts »...), aux diverses stratégies de diversion et aux différents déplacements de sens qui permettent de dire ailleurs ce qui ne peut s'exprimer là où il surgit.

Le silence est en effet la pire des solutions qui s'offre à nos stratégies, le dévoilement en est la plus dangereuse pour le pouvoir et son organisation. J'ai conscience que les retombées d'un changement de posture collective des soignants peuvent produire des effets dont je n'ai pas idée (bien qu'ayant déjà une certaine expérience professionnelle de ces retombées) mais je suis par ailleurs le témoin des dégâts qu'il produit sur les humains qu'il contraint. C'est dans cette expectative éthique que j'ai ouvert doucement les vannes d'une parole des infirmières qu'il me démangeait de laisser jaillir... pour voir. Le premier effet est une anecdote : lorsque je fis part aux infirmières de jour du service de réanimation de la demande de leur surveillante d'avoir accès à ce qu'elles avaient dit dans nos entretiens afin de le retravailler avec elles, l'une d'elles me répondit : « Mais, il suffirait simplement qu'elle nous écoute, car ce que nous t'avons dit nous le lui répétons quotidiennement sans jamais être entendues... »

LE TRAVAIL DE LA NUIT

Si les choses sont différentes la nuit, c'est que les infirmières ont dû d'abord apprendre à se taire pour mieux se parler. Dans la complicité de ce silence, elles ont aussi, de ce fait, appris à s'entendre.

Elles ont appris à leurs dépens que l'essentiel était d'apprendre à vivre dans un univers différent à défaut de se faire reconnaître. Elles ont accepté de construire en silence une identité professionnelle qui, bien qu'imparfaite et sans cesse controversée, n'en est pas moins restée très proche de leurs motivations de départ. Le sommeil de l'institution comme toile de fond, elles (ils) se pensent, se définissent, rient (beaucoup...), confrontent leurs points de vue, activité extrêmement soutenue entrecoupée de leurs interventions auprès des malades, jusqu'à ce que l'aube vienne parfois les interrompre, fourbus et ravis.

Les dialogues de nuit qui suivent abordent un certain nombre de sujets rarement parlés dans le soin : le toucher, la parole, la pudeur, le dégoût, le sexe, aussi bien du côté du soignant que de celui du patient.

Apparaissent également, en filigrane, les bénéfices « secondaires » du métier, plus ou moins explicites ou refoulés, selon le degré de conscience de cette part de la nuit dans le fait de soigner. Si ces quelques lignes balaient ce champ peuplé de lumières et d'ombres aussi tranquillement, c'est parce que la nuit a fait préalablement son travail...

Extrait de l'entretien du 10/02/98, 2e groupe, infirmiers/ères de nuit

Fabrice : T'as demandé leur avis à tous les malades ?
Mathilde : Il pouvait pas te le dire, celui-là, il était dans la choucroute.
Carol : C'est pas Mme...
Mathilde : C'est un homme, regarde, il n'a pas de seins...
Anne P. S. : Tu n'en sais rien, ils sont un peu écrasés.
Mathilde : Pourquoi t'as mis un masque, Françoise ?
Françoise : Parce qu'il y avait du microbe...
Carol : De toute façon tu n'as filmé que des hommes.
Anne P. S. : Non.
Carol : Mais si, t'as dit que c'étaient les Sciences de l'homme...
Mathilde à Françoise : Il ne te répond pas celui-là... tu parles pas aux gens...
Françoise : C'est pour ça que je ne lui cause pas.
Carol : Mathilde, elle, elle leur parle, de leur chien...
Mathilde : Moi, je parle même au mur...
Fabrice : Non pas toujours, c'est vrai que quand ils sont comme ça, dans les vaps...
Françoise : Je m'active, mais bon, c'est quand je les touche que je leur parle.
Bob : Ça dépend des patients si tu veux...
Fabrice : C'est un tort, c'est vrai, on pourrait aussi leur parler de choses et d'autres car même s'ils dorment ils peuvent entendre ce qui se passe autour d'eux. Il y a toujours quand même cette ambiance de calme, de relative sérénité, même si ce n'est pas forcément serein. C'est vrai que pour quelqu'un qui ne connaît pas la réa, il doit se dire, c'est sympa, c'est cool, c'est pas stressant. Même si ça l'est par tout ce qu'il y a, par la technique, l'ambiance, l'atmosphère qui règne est calme.
Françoise : Je le regarde de temps en temps mon malade, je lui cause pas, mais je le regarde...
Fabrice : On a peut-être le regard un peu tronqué parce qu'on connaît, je pense que ça doit être assez marquant avec le jour.
Bob : Oui oui, quand même...
Mathilde : Déjà, c'est le fait de la nuit qui calme les choses, les grands, ça en excite peut-être d'autres mais ça calme le reste...
Françoise : Oui, ça excite des choses...

La rapidité des remarques qui fusent, les recouvrements des voix ne sont pas restituables. Cependant, derrière le ton très humoristique, Françoise insiste sur le fait qu'elle regarde son malade, qu'elle lui parle quand elle le touche. La remarque insistante de Fabrice concernant l'ambiance sereine met bien l'accent sur leur crainte de ce que pourrait penser un spectateur non averti devant ce calme apparent. Il souligne de ce fait un des problèmes majeurs des soignants la nuit : l'invisibilité de la réalité nocturne pour un non-initié. Le stress ne s'exprime en effet pas comme le jour, il est évacué en permanence dans cette dérision qui peut aller très loin, si loin qu'elle ne soit plus visible que par eux-mêmes.

VOIR OU NE PAS VOIR...

Je me souviens d'une patiente d'une quarantaine d'années en attente de greffe cœur-poumons. Elle était hospitalisée depuis des mois lorsque son état s'est subitement aggravé. Elle venait d'être transportée en réanimation lorsque « France transplant » l'a appelée pour la greffe... trop tard, son état ne lui permettant plus de supporter le déplacement. Sa famille était installée dans le couloir et nous étions tous bouleversés par cette situation, n'osant affronter le regard de son mari ou de sa fille. Le chef du personnel, travaillant ce soir là avec moi, après que nous ayons dîné avec les infirmières concernées, me dit : « Elles ne sont pas trop touchées quand même, cela ne les empêche pas de rire... » m'obligeant à entendre qu'il ne suffisait pas d'être témoin d'un fait pour en voir toutes les subtilités. L'écoute comme la vision « nocturnes » ne sont ainsi pas données d'emblée, seule l'expérience permet d'affûter cette observation attentive de ce qui se cache derrière les faits et dits. Les comportements et le langage eux-mêmes prennent des libertés qui, si elles révèlent souvent des émotions plus ou moins explicites, n'en peuvent pas moins être souvent mal interprétés quand des « étrangers au service » en sont les témoins involontaires.

Cette anecdote a marqué un tournant dans mes relations avec cette personne, me permettant de comprendre qu'elle ne voyait pas la même chose que moi, ce qui pouvait expliquer certaines de nos incompréhensions mutuelles. Je ressens de nouveau devant cet événement ma crainte des malentendus d'une équipe à l'autre qui m'a fait surseoir à un visionnement des films par les soignants autres que ceux, acteurs des séquences.

Une autre remarque qui revient souvent dans les commentaires des équipes de nuit concerne le temps. Ils se disent systématiquement frappés par la durée de leurs interventions silencieuses dans les chambres dont ils n'avaient absolument pas conscience et s'interrogent sur les similitudes avec le jour. Je vois dans la répétition de leur étonnement poindre un des griefs permanent des équipes de jour à leur endroit qu'ils ont manifestement injustement intégré : le sentiment de travailler beaucoup moins qu'elles...

DE LA DOULEUR QUE L'ON DOIT TAIRE...

La maladie est à l'individu ce que la nuit est au jour : une somme d'inconnues, d'invisibilités dont il ne sait que faire mais qui sont indissociables de lui. Soupçonnant que la maladie est une des formes d'expression ultime de cette nuit de l'individu dans laquelle peuvent figurer les plus vives souffrances, les soignants ne sont pas dupes des réponses stéréotypées que tend à proposer la médecine. L'acutisation [1] actuelle du modèle rationaliste (groupes homogènes de malades, groupes homogènes de journées, qui sont les nouveaux critères de gestion économique) accentue l'impression d'une traque instituée de la persistance, au moins au travers de l'attitude des soignants, d'une humanitude qui serait le dernier cancer qui empêche le rationalisme de triompher jusqu'au cœur des gens. Sommés « de rendre les âmes », les soignants semblent paralysés devant la menace de disparition de cette symbolique implicite qui protège en silence leur motivation à supporter leurs conditions de vie au travail. L'impossibilité de satisfaire conjointement au rationalisme de la médecine et à l'imbroglio de sens que représente sa maladie pour le malade place l'infirmière dans une position d'extrême complexité qu'elle ne peut ni résoudre ni même souvent exprimer. En effet, et c'est toujours vrai aujourd'hui malgré quelques progrès, discuter, pour une infirmière, le bien-fondé d'un geste ou d'une décision médicale est toujours vécu par les médecins comme une négation de leur savoir, une tentative de prise de pouvoir, quand bien même ils se rendraient finalement à son avis.

Les infirmières ne font pas vœu de silence, elles apprennent à se taire et à taire, à déplacer les dires, à recouvrir la douleur que génère le spectacle de la douleur. A force de vivre dans un univers voué à la souffrance, elles apprivoisent la leur, la « dépassent » ou la refoulent avec les « moyens du bord » faute de savoir qu'en faire, faute surtout de pouvoir l'exprimer simplement. Nul ne permet que surgissent ces encombrants affects, ni le malade qui a le statut de souffrant, ni le médecin qui représente la rationalité et met lui-même ses sentiments au rancart. L'institution de soin s'est construite autour de ces positions incontournables, négligeant les effets produits sur les soignants, femmes dans leur immense majorité.

1. Acutisation : Se dit en médecine pour signifier le fait pour une maladie chronique de passer à une phase aiguë.

C'est là que se justifient et se construisent les déplacements qui permettent aux affects de s'exprimer, fût-ce à un tout autre endroit, comme un fleuve sur lequel on construirait des barrages et qui n'aurait d'autre alternative que de déborder là où la rive est la plus ténue. Pour « tenir », les soignants ont ainsi été contraints à apprendre à déplacer leurs mots, leurs affects, leurs conflits même. C'est ainsi que se construisent les nœuds qui empêchent ces infirmières de se défendre face à une institution qui ne tolère aucune faiblesse de ses membres.

Si, comme le supposait W. Gombrowicz [1], le talon d'Achille des sciences humaines est leur relation trop flegmatique avec la douleur... celui des infirmières serait plutôt la relation trop intense et douloureuse avec cette douleur exprimée par l'autre. Apprendre à nommer cette douleur imposerait donc de la reconnaître, de ne pas se laisser leurrer par les nombreux artifices de sa mise en invisibilité. Reconnaître sa souffrance serait également donner à voir son incapacité à maîtriser ses émotions, à surmonter sa peur face à la peur de la mort, ce serait avouer son incompétence à les « dépasser ». La reconnaître, pourtant, donnerait accès à la nuit à l'infirmière, lui permettrait d'oser la dire sienne. Ainsi seulement pourraient se dégager les voies d'un soulagement, car enfin le lieu et la force de cette douleur seraient nommés.

Ne pouvant pas s'exprimer directement, c'est dans le déplacement à différents niveaux du fonctionnement de l'équipe que les conflits de valeurs trouveront le plus souvent une issue possible. Ces multiples déplacements rendent alors incompréhensibles ces conflits à qui ne connaît toutes les étapes de leur survenue, sans pour autant que les protagonistes y voient plus clair. Le silence consensuel (mais aussi les ragots qui s'en dégagent...) vient à point recouvrir le magma qui se complexifie à mesure pour aboutir à un inextricable imbroglio dont chacun possède un morceau d'histoire. C'est dans ce cadre particulier que je convoque la rupture du consensus silencieux, que je vise la réappropriation par les protagonistes des différents effets de sens. Je propose alors comme méthode de résolution des conflits, plutôt que de « mauvais » arrangements si prompts à remplacer les explications, la mise en perspective de ce que chacun connaît de l'histoire, l'expression de ce que chacun en a compris, la mise en acte d'une intersubjectivité, reconnue, afin de restaurer la confiance et l'esprit d'équipe.

1. Witold Gombrowicz, *Cours de philosophie en six heures un quart*, Paris, Rivages poche, « Petite Bibliothèque », 1995.

II - DES SOINS DU SEXE AU SEXE DU SOIN

Lorsque je leur proposai de parler de l'influence du sexe dans la relation de soin, trois hommes et quatre femmes, soignants de nuit, se sont prêtés à ce délicat examen de leur vécu professionnel. Tous, sauf une, reconnurent « user » de la séduction dans leur exercice. Cette discussion à bâtons rompus a pour décor le poste de soin d'un service de réanimation, entre minuit et trois heures. Son ambiance, on ne peut plus représentative de la nuit, est décousue des incessantes allées et venues des interlocuteurs. Sa musique est inspirée d'une cacophonie de sonneries, de bips, d'alarmes et autres doux bruits de la nuit à l'hôpital.

Ce qui est évoqué dans ces échanges balaie l'essentiel de la problématique : les soignants attendent une réciprocité des malades. Ils voudraient qu'ils les reconnaissent comme des êtres sensibles, avec leurs principes, leurs difficultés, qu'ils ménagent leurs pudeurs. Ce qui est au contraire exigé des soignants par l'institution tout entière, c'est qu'ils mettent leur ressenti en « sommeil ». Ce qui fonde la différence en faveur de la nuit, c'est que les soignants répondent non à cette injonction.

SÉDUCTION ET SENTIMENTS

Dominique (homme), 45 ans : Je me sers de la séduction en fonction des gens, cela fait partie de ma façon de voir le soin. J'ai une attitude différente avec un homme ou avec une femme, et cela varie également en fonction de l'âge. La séduction sert à gagner du temps dans la relation, à aller plus vite, plus facilement à l'essentiel. Je ne suis pas sûr que cela soit différent parce que je suis un mec, ce qui m'intéresse au bout, c'est les relations vraies, cela dépend aussi de l'autre, tout dépend de son humanité.

Michelle, 47 ans : Il y a des nanas soignantes infectes. Les hommes infirmiers expriment davantage leur sensibilité féminine. C'est plutôt l'humanité que le sexe qui me paraît changer d'une personne à l'autre.

Dominique : Tu ne peux pas être infirmier si tu ne peux pas laisser s'exprimer tes sentiments.

Michelle : Il y a aussi l'hypermasculinité... pour être le seul homme dans la basse-cour...

Dominique : A domicile, je me suis méfié avec des femmes jeunes dont je soignais le mari. Quand je vais en chirurgie oncologique, mes collègues se plaignent souvent du comportement des femmes qui ont subi une reconstruction mammaire immédiate, moi, je n'ai jamais eu de problème. On joue le rôle de père, d'amant, on se déguise.

Michelle : Il faut réconforter, en parler, dédramatiser les situations.

Véro, 35 ans : Moi, je me souviens des mains au cul au sanatorium par les grands tuberculeux en isolement. Quand on a une anatomie provocante comme j'ai toujours eu, on ne peut pas y échapper. Les musulmans se couvrent la tête quand ils dorment, ils bloquent le drap entre leurs pieds et sous la tête. (Riant) j'adorais le tour des prises de sang l'été au sanatorium, tous les matins ils avaient la gaule dans le lit... ça faisait comme un piquet de tente.

Michelle : C'est physiologique de bander le matin...

Véro : Oui, je sais, mais la prise de sang les faisait vite débander. Ils n'aiment pas ça les Maghrébins qu'on leur prenne du sang... C'était une population jeune, j'étais jeune... tu n'es pas insensible. Quand j'arrivais en civil, les malades me faisaient signe, cela me faisait plaisir. Maintenant, je suis consciente de jouer sur la séduction pour obtenir quelque chose du malade. Avec les trachéotomies, je joue un rôle plus tranquillisant. Les débuts de chimiothérapie, je me mets en valeur pour le patient, je me maquille. Tu le séduis aussi quand tu as un malade chiant. D'une chambre à l'autre j'ai un comportement différent, quand je me présente, je crée une intimité en donnant mon nom. Cela me gêne davantage d'éprouver de l'attirance pour un homme de l'âge de mon père.

Sylvie, 28 ans : A D. je suis beaucoup plus distante, quand ce sont des jeunes, tu as plus un rôle de gendarme. Si tu es sympa, ils t'accaparent, je vois le côté un peu sexuel, je me méfie. Quelque part je crains ça, ils sont très demandeurs, ils charment. Entre Sophie et moi, ça n'a rien à voir, l'âge joue, ils n'ont pas du tout le même comportement. En cardiologie, ce n'est pas non plus le même rapport. C'est une séduction qui n'est pas physique. Quand les gens sont plus vieux, c'est moins dur. Moi un mec qui a entre 25 et 30 ans ça me gêne beaucoup, au-delà de quarante je ne ressens plus aucune gêne.

Michelle : Ça dépend aussi des équipes, ils cherchent souvent à te blouser (elle parle des toxicomanes qui essaient d'obtenir des produits). Pour moi, ça dépend des gens. La séduction, c'est le moteur. Moi, quand j'avais 25 ans, cela me gênait beaucoup de soigner un homme de mon âge, maintenant cela ne me gêne plus du tout.

Fausto, 35 ans : La séduction ça marche dans les deux sens, pas forcément pour obtenir quelque chose, mais surtout pour passer un bon moment. Chez moi ce n'est pas forcément conscient, je n'ai jamais réfléchi à ça mais ça doit se produire.

Franck : La séduction, c'est quelque chose qu'on n'aborde jamais dans notre formation, quand on parle de décalage... ce rapport est complètement exclu d'emblée...

Michelle : Pourtant c'est le moteur...

Fausto : J'ai l'exemple de deux femmes qui étaient dans une chambre, l'une avait 60/65 ans, bien dans sa tête, sourde comme un pot, l'autre était là pour un bilan, j'éprouvais de l'intérêt, j'ai eu du mal à m'extraire de la chambre. C'était plus sympa de rester avec elles, on aurait pu discuter toute la nuit. Je le ferais plus facilement avec une femme. J'ai eu un homme aussi avec qui je discutais beaucoup. Lui avec les femmes ça ne passait pas, il puait. P. aussi, je discutais bien avec lui.

POUVOIR TOUCHER

Sylvie : Pour moi, un malade, c'est un malade. Quand j'étais plus jeune, j'avais peur que ce soit mal perçu de toucher le malade. C'est une question d'éducation et de peur du jugement.

Michelle : On est gâtés de pouvoir toucher les gens, dans notre métier, on a le droit, les autres n'ont pas le droit... Les gens attendent d'être touchés par nous aussi. On a le pot d'avoir un job où les leurres et frous-frous disparaissent. C'est un privilège d'avoir accès à des relations vraies, de pouvoir toucher. Moi, je me fous des protocoles.

Fausto : Le statut d'infirmier t'autorise à toucher. Cela te donne une place que tu ne pourrais avoir nulle part ailleurs. Même dans la discussion tu vas beaucoup plus loin. C'est la même chose homme ou femme, c'est la blouse qui fait passer les choses. On se met plus près des gens, on leur dit des choses qu'on ne dirait pas à tout le monde. C'est également la blouse à mon avis, qui neutralise l'aspect sexuel. Ce n'est pas direct. C'est l'habit qui permet aux hommes d'avoir un rapport professionnel aussi intime.

Franck, 32 ans : C'est vrai que c'est un privilège, la vie en société ce n'est pas comme ça. Le plus gênant pour moi, c'est de soigner une nénette de mon âge. Je me mets beaucoup plus de barrières qu'avec une adolescente ou avec une femme plus âgée. Les mecs par contre, cela ne me gêne pas du tout. Quand j'étais en stage, on m'avait envoyé baigner une jeune fille qui avait une broche. J'étais très gêné et elle aussi, les infirmières l'avaient fait exprès. Maintenant, quand j'ai une femme jeune dans mes lits, j'essaie de demander à une collègue pour la petite toilette ou le bassin. Quand c'est possible c'est quand même préférable. Il est probable qu'il y a plus de risque d'attirance sexuelle avec des gens de notre génération.

Michelle : Il faut en parler surtout, leur permettre de le dire aussi au lieu de rester gêné.

Dominique : J'ai eu à soigner une fois un vieil homosexuel qui avait une escarre et qui refusait de la montrer à mes collègues infirmières. A moi, il me l'a montrée d'emblée. C'est vraiment important qu'il y ait des hommes et des femmes dans une équipe, parce qu'on peut se refiler les problèmes, respecter la pudeur.

Fausto : J'ai eu une malade musulmane pratiquante, elle ne voulait pas que je la masse. Quand c'était ma collègue, elle demandait à être massée, avec moi, ce n'était jamais la peine.

PUDEUR ET EXHIBITION

Franck : Montrer le sexe, c'est sale. C'est ce qu'on nous apprend. On est régis par notre éducation.

Chantal : Ce qui me gêne c'est la vulgarité.

Véro : Mon père a été opéré des hémorroïdes, il s'est demandé comment les infirmières pouvaient supporter cela.

Franck : Il y a des gens qui ont plus ou moins de facilité avec ça. C'est pas pour rien qu'on choisit ces services-là. Peut-être que certains sont moins gênés, ont moins d'inhibitions. Moi, je n'aurais pas pu travailler dans un service de gynéco, par exemple, je n'aurais pas envie de soigner des foufs (un des doux noms du sexe féminin) toute la journée.

Sylvie : Moi, je crois que j'aurais du mal à aller me faire opérer des hémorroïdes...

Michelle : C'est comme les suppositoires, les femmes acceptent les suppos, mais les hommes n'en veulent pas. C'est pire que si tu leur proposais une sodomie...

Franck : C'est culturel...

Sylvie : C'est comme le toucher rectal, c'est plus difficile à faire accepter à un homme qu'à une femme.

Véro : Et les fécalomes (matières fécales très sèches, trop dures pour être évacuées naturellement et qu'on doit aller chercher...)... quand tu te tapes les fécalomes en pleine nuit, j'ai toujours l'impression de les violer... J'ai souvenir aussi d'un homosexuel qui ne supportait pas qu'on voie ses fesses, pourtant il avait une fistule anale, il fallait bien qu'on le soigne.

Sylvie : C'est vrai que là tu violes une intimité...

Véro : Mon fils de 9 ans ne veut plus de suppositoires. Il m'a dit qu'il préfère les médicaments par la bouche, alors que jusque-là il ne posait pas de problème. Regardez le nombre de femmes qui ont la hantise de chier en même temps qu'elles accouchent, par honte... Il y en a plein, plein... Tu as beau leur dire que c'est normal, qu'elles n'y peuvent rien...

Franck : Cela fait partie de nos tabous, cela touche tout le monde parce que toute notre enfance on nous a appris à nous cacher.

Michelle : Je crois que le vrai problème, c'est l'intimité sans forcément parler de sexe. Une fois j'avais une jeune femme qui était hospitalisée depuis 24 heures, elle était tombée dans les pommes, elle me dit : « J'ai un tampax depuis deux jours, je n'ai pas osé demander. » Je ne comprends pas comment c'est possible, les filles auraient dû lui demander si elle avait besoin de quelque chose...

Franck : Oui, mais tu ne penses pas forcément, en tant que soignant, à demander à une nénette si elle a ses ragnagnas, si elle a un tampax...

Michelle : Non, mais tu dois établir un lien suffisamment confiant pour qu'elle puisse en parler. C'est quand même navrant qu'elle ait attendu la nuit pour me demander de quoi se laver... elle n'osait pas. Elle avait été prise en charge principalement sur le plan technique et basta...

Franck : Il est certain qu'on n'aborde pas ça aussi facilement que le boire et le manger. Cela devrait faire partie du questionnaire au même titre que le reste.

Fausto : C'est souvent avec les musulmans que l'on a les réactions les plus extrêmes avec la pudeur. Pour moi, cela dépend de l'âge. Plus les gens sont jeunes, plus je fais attention à leur pudeur. Dans mon esprit, c'est plus facile avec un homme jeune qu'avec une femme jeune. Tu le sens à la manière dont ils se comportent, s'ils sont dénudés sur le lit ou s'ils retiennent le drap. En fait, dans les cas d'intégrismes religieux, le sexe joue davantage. On essaie de faire dans la douceur, en plaisantant, pour mettre le bassin on essaie de ne pas les mettre à poil sur le lit.

Michelle : C'est comme les mecs qu'on trouve assez vicelards et puants, on ne veut pas s'en occuper, on les refile aux garçons quand c'est possible.

Franck : Comme le petit jeune qui avait la trique systématiquement quand C. s'en occupait. Il était là depuis deux, trois jours. Cela va mieux maintenant, mais c'est vrai que ça commençait à l'énerver.

Michelle : Le pauvre, il bande.

Franck : C'est vrai qu'un mec de mon âge... il bandait... maintenant c'est passé, c'est vrai qu'il avait sûrement des conséquences neurologiques qui faisaient qu'étant un peu frontal, il se tripotait sans arrêt...

Michelle : Il se tripote encore pas mal puisqu'il enlève son péniflow sans arrêt. Dès que tu es amenée à le toucher, cela lui fait de l'effet.

Franck : Peut-être aussi que C. lui faisait de l'effet, à chaque fois qu'elle devait intervenir... elle commençait à en avoir marre. Elle passait généralement le bébé à un des mecs qui étaient là... Il faut comprendre aussi. Moi, je m'en fous, un mec qui a la trique cela ne me gêne pas.

Sylvie : Oui, mais tu es un homme...

Michelle : Même en tant que bonne femme, moi ça me gêne moins d'avoir affaire à un gosse comme ça, qui a une atteinte frontale, qu'à un vieux machin qui bande moins mais qui est beaucoup plus vicelard... c'est vraiment très subjectif. Il y a des mecs, quand tu les vois, tu ne peux pas... c'est pour cela qu'il faut toujours être plusieurs, car tu ne peux pas non plus te forcer à supporter des trucs comme ça... à la limite même s'il ne l'est pas, tu vas le rendre comme ça... c'est vrai qu'on agit sur l'autre...

Franck : M. D. quand tu rentres dans sa chambre, il est toujours les pattes écartées, les couilles à l'air, moi je ne peux pas m'empêcher de lui dire : « je ne suis pas censé vous voir toujours à poil, surtout que je ne viens pas pour ça... si je viens vous aspirer, ce n'est pas pour observer vos roubignoles... » Il y en a qui ne font pas gaffe. C'est vrai qu'il y a des patients qui font preuve d'un sans-gêne, d'un manque de pudeur, c'est pas que ça me gêne, cela m'énerve.

Chantal : Et alors la nénette les pattes écartées, c'est pas trop plaisant non plus...

Franck : Moi par contre cela ne m'est quasiment jamais arrivé. C'est beaucoup plus rare. On a plus souvent des mecs qui se laissent aller à avoir les pattes écartées, la bite à l'air, sur un lit parce qu'ils ont chaud, soi-disant, alors qu'ils pourraient quand même garder un petit drap... alors que des femmes c'est hyper rare.

Michelle : Cela dépend comment tu es derrière, parce que moi quand j'ai été opérée, je crevais de chaleur ; j'étais quasiment à poil sur mon lit, avec juste un petit drap entre les jambes, j'ai pu leur sembler impudique... Vu du côté du malade, c'est là où tu aimerais que les soignants ferment les portes...

Chantal : Moi, ça m'est arrivé d'avoir une patiente comme cela. C'est aussi indécent qu'un mec. C'est vulgaire. On était toutes dérangées par ses positions. En réanimation, c'est difficile de fermer les portes.

Franck : Ce n'est pas rare qu'un patient ventilé, sédaté, soit laissé à poil sur son lit, tout le monde passe dans le couloir et on ne s'en aperçoit même pas.

Michelle : C'est quand même curieux que quand ils sont inconscients on ne s'en préoccupe pas alors que quand ils sont lucides on ne le supporte pas... (Riant) on aime bien que ce soit nous qui choisissions...

Franck : Si la personne n'a pas le choix c'est différent que si elle est consciente et qu'elle peut se cacher...

Chantal : Ce n'est même pas la nudité qui me dérange, c'est la position qu'ils prennent dans leur nudité, la position peut être vulgaire.

Franck : La nudité inconsciente est beaucoup moins gênante. C'est vrai que c'est probablement lié à la position. Généralement quand ils sont inconscients ils n'ont pas les pattes écartées, ils sont arrangés dans le lit, c'est une nudité, on va dire standard... ce n'est pas une exposition.

Chantal : Voilà, cela fait exposition. Il y a des gens alités qui vont prendre une position vulgaire alors que d'autres ne le seront pas.

Michelle : Oui mais dans le lit avec leur matelas en plastique quand ils chauffent, ils ne vont pas se serrer... s'ils sont à poil c'est qu'ils essaient de ventiler... c'est sûr que ce n'est pas attrayant, ce ne sont pas des canons, pas des miss Monde qu'on a, il y a beaucoup de pneus, beaucoup d'odeurs, s'ils sentaient bon la menthe et s'ils avaient de belles cuisses, peut-être qu'on materait... Rires...

Franck : Cela nous gênerait moins...

Anne P. S. : S'ils étaient beaux, cela ne vous gênerait pas ?

Michelle : Moins...

Chantal : Allons, cela nous gênerait tout autant, c'est cette position vulgaire...

Michelle (plaisantant) : Allons, ça te gênerait moins si c'était tentant...

Franck : Si tu avais un beau mâle de quarante ans avec un braquemart comme ça dans le lit... (rires...).

Michelle : Je crois aussi que ça dépend des moments, il y a des moments où on supporte mal, cela ne vient pas que d'eux...

Franck : On accepte plus facilement ce que nous on impose que ce que eux nous imposent...

Michelle : Il y a des moments de ta vie où t'en as marre de voir des vieilles queues vertes qui coulent... ou mauves.
Chantal : Oui mais même des jeunes queues...
Franck (riant) : Oh, des queues vertes et mauves... on ne soigne pas les mêmes...
Michelle : Non mais j'exagère, mais il y a des époques où la nudité de l'autre te gêne moins que d'autres...
Franck : Non, non, moi c'est tout le temps.
Chantal : Moi aussi. Mais c'est la vulgarité qui me gêne.
Michelle : En 25 ans de carrière, il y a des moments où ça me gonfle plus que d'autres.
Franck : Qu'est-ce qui est vulgaire selon toi...
Chantal : Une femme en minijupe qui s'assoit les jambes écartées est vulgaire, alors qu'une autre qui s'assoit correctement ne l'est pas... vous ne vous souvenez pas de cette patiente au fond ? Chaque personne qui passait la couvrait...
Sylvie : C'est montrer... montrer c'est exister...
Anne P. S. : Finalement ce n'est pas la nudité qui est dérangeante... mais la sexualité qui est présente derrière.
Michelle : Ben oui, c'est ça...
Chantal : Je ne sais même pas si c'était sexuel la connotation de cette dame...
Franck : Ben si, puisque tu dis que les fesses ne te dérangent pas, c'est surtout la foufoune (autre doux nom du sexe) qui te gêne.
Chantal : Non, n'interprète pas, je dis que si le malade est exposé parce qu'il dort je m'en fiche, mais cette vieille-là ne dormait pas... elle s'exposait... c'était de la vulgarité.
Sylvie : Moi je peux comprendre que quelqu'un qui écarte vraiment les jambes, cela peut être vulgaire.
Franck : Quelqu'un qui te montre son cul dans un lit, cela peut être vulgaire aussi. Effectivement, le sexe, masculin ou féminin, c'est quand même plus intime, c'est plus provocant que les fesses. Pourquoi le sexe gêne alors que les fesses ne gênent pas ?
Chantal : En dehors du sexe, il y a des gens qui ont des gestes qui me gênent tout autant que ce putain de sexe...
Anne P. S. : Sexuel ne signifie pas uniquement génital, si on insiste sur l'aspect vulgarité que vous soulevez, c'est parce qu'on parle de quelque chose qui nous interpelle plus ou moins selon que l'on suppose ou non une intention derrière la nudité de l'autre. Vous dites bien que ce n'est pas la nudité en soi.
Franck : La plastique joue aussi un rôle. C'est vrai que quand tu vois un bébé nu, ses petites burnes, ses fesses, ne te gênent pas. C'est bien parce qu'il y a autre chose chez l'adulte, c'est les intentions. Ce sont tous les interdits aussi qu'on nous a appris. Ils ressurgissent tout le temps.
Michelle : On nous a appris à fermer les jambes.
Véro : Et qu'est-ce que tu penses de ces vieilles infirmières à l'AP qui envoyaient systématiquement les petites jeunes raser les pubis des mecs en chirurgie... les pauvres mecs bandaient... et nous on ne savait plus quoi faire.
Sylvie : Avec l'expérience, tu vas parler au malade, dédramatiser, mais on nous balançait comme ça. Déjà quand il y a un garçon de ton âge qui a une jambe dans le plâtre que tu dois le laver, tu dois faire un effort...
Michelle : C'est de la connerie, de la provocation, cela s'apparente au bizutage.

MASCULIN, FÉMININ, LES DIFFÉRENCES ET INDIFFÉRENCES

Sylvie : Moi je suis toujours surprise quand les malades croient que les infirmiers hommes sont médecins. C'est souvent, même quand ils les détrompent, que certains malades ne les entendent pas. Il arrive d'ailleurs qu'on en joue pour les calmer.

Véro : Parfois les hommes se confient plus facilement aux femmes, il y a toujours le côté maternel qui reste.

Fausto : Par rapport au travail particulier de la pneumologie où il y a beaucoup de mécanique, machines, trachéotomies, ventilation assistée, tu retrouves souvent des mecs. Du fait que la technique nous pose moins de problème, on est assez tranquilles, rassurés avec les patients. On fait ça plus naturellement que nos collègues femmes. Elles ont toujours un peu de mal à s'y intéresser et à gérer ça. Les chefs de service sont aussi beaucoup plus patients avec nous qu'avec nos collègues femmes. Par ailleurs je ne donne pas les mêmes explications à un ou une malade. Avec un homme, je vais aborder plus facilement l'éducation trachéale d'un aspect technique, avec une femme cela va plutôt porter sur les aspects pratiques, les aspects vie courante. Souvent les femmes ne supportent pas l'image du corps, le trou supplémentaire. Chez les hommes c'est moins exprimé. De là, on aborde les choses différemment. Dans les services de pneumologie, les malades sont souvent très exigeants, très demandeurs, le fait d'être des hommes nous donne plus d'autorité, on a moins cette image de bonne sœur, les malades essaient moins de nous exploiter, ils vont moins tirer sur la corde, davantage nous respecter.

Michelle : Moi, j'ai vu des femmes gynécologues plus brutales que les hommes. Je me souviens de ma première consultation, j'étais allée demander la pilule, j'étais vierge, elle m'a mis le spéculum, elle m'a violée.

Franck : Moi, la violence de certaines femmes me dérange. La giclette d'éther destinée à faire débander les hommes plus vite n'est pas indispensable.

Fausto : Dans ma promotion, on était 3 mecs pour 50 nanas, pourtant je ne me suis jamais senti gêné d'être à l'école d'infirmières. Pendant les études, le comportement des équipes était souvent différent avec les garçons et les filles. Je me souviens d'un service qui était la hantise de toutes les filles, à l'Hôtel-Dieu. On allait jusqu'à fouiller leur sac à main, les infirmières et la surveillante... c'était une angoisse pour les élèves d'aller là-bas, les notes étaient toujours déplorables. Moi, quand on m'a filé ce stage, je n'étais pas ravi, je devais y passer un examen... Tout s'est très bien passé. La surveillante qui était une peste, qui faisait pleurer les filles, s'est montrée très cordiale avec moi alors que je n'ai rien fait de particulier. En fait, c'était flagrant, les mecs n'avaient pas de problème dans ce service.

La « restitution » de ces paroles se fait là dans son intégralité, se suffisant à elle-même, afin de laisser voir comment se déplie la pensée collective, comment elle s'autorise et se stimule dans l'exploration mutuelle. Ces soignants ont demandé à ce que leurs prénoms soient conservés, tenant ainsi à assumer pleinement leurs dires. Le résultat immédiat consiste alors dans le plaisir pris ensemble à pouvoir aborder un sujet aussi rarement évoqué, dans la conscience de cette permissivité exceptionnelle de la nuit. Ce n'est certes pas le seul aspect. La confiance ainsi établie renforce les liens autour d'une fonction déniée aux soignants en général : une réflexion collective qui, par mon intermédiaire, pourrait sortir du ghetto. La possibilité d'évoquer tranquillement ces aspects, hommes et femmes ensemble, met en évidence que pour pouvoir s'explorer, la pensée a besoin d'un cadre confidentiel et d'un climat que la nuit permet d'entrevoir.

III - RÉPULSION ET VIOLENCE

Le silence est également intimé au nom d'une confidentialité qui s'exerce principalement contre les soignants. Chargée d'assumer ce que la population en général ne veut pas voir, l'infirmière doit faire face à la misère, la vieillesse, la souffrance, la déchéance physique et mentale, la folie et la mort et est priée de n'en pas faire éclat.

Les deux incidents relatés ici mettent en lumière certaines violences subies par les soignants dont non seulement il n'est pas convenable de faire état, mais qui se retournent le plus souvent en plus-value par la culpabilité ajoutée.

LES INAUDIBLES...

Un père de famille corse, désespéré, qui venait d'apprendre simultanément la mort prochaine de son fils et l'homosexualité à l'origine du sida qui le détruisait, a agressé l'infirmière de nuit qu'il est allé jusqu'à bousculer physiquement.

Cet incident fut relaté au cours d'une réunion de délégués du personnel [1] par une infirmière, qui souhaitait faire comprendre à la direction et aux employés non en contact avec les malades certaines difficultés auxquelles les soignants sont parfois confrontés. Cette infirmière n'était pas directement concernée mais, alertée par sa collègue, avait assisté à une partie de l'incident. Son discours était clair : elle ne discutait pas la réaction du père, qu'elle pardonnait, mais elle tenait à faire entendre la souffrance que génère ce genre de scène pour les soignants. Elle tenait également à faire comprendre leur exaspération face à la réaction du médecin qui, appelé, avait minimisé les faits, estimant que le père n'avait pas été aussi violent que l'infirmière voulait bien le dire. La non-reconnaissance du fait que le père s'était comporté de façon très différente avec le médecin (comme c'est souvent le cas) mettait l'infirmière dans l'impossibilité de dire son désarroi et la plaçait dans une situation où il lui était signifié qu'elle aurait dû « prendre sur elle ».

1. Les délégués du personnel sont une instance représentative, élue pour deux ans. Les délégués sont chargés de défendre leurs collègues qui les ont élus. Dans ces réunions se traitent les questions collectives ou personnelles qui n'ont pas pu l'être dans le cadre hiérarchique direct.

Je n'ai pas assisté à cette réunion mais elle me fut relatée (au titre de ma position hiérarchique) par le chef du personnel en ces termes : « Je pensais que Madame X (l'infirmière déléguée) était une personne calme et équilibrée, j'ai été très surprise de sa réaction et de l'émotion qu'elle manifestait »...

Je ne fus pas du tout surprise pour ma part de cette interprétation qui montre, une fois de plus, que s'il semble aller de soi que les infirmières se doivent d'être « humaines » (terme ô combien fourre-tout), ce qui peut concourir à le donner à voir est irrémédiablement suspect voire répréhensible.

Cette anecdote pointe la difficulté d'un père à faire face à sa souffrance qui se déplace alors en agressivité contre les soignants. Elle révèle leur impossible réaction, la compassion aidant, qui enferme alors les soignants dans la culpabilité de ne pas savoir ravaler leur amertume de l'absence de reconnaissance, voire du rejet par la famille d'un patient qu'ils pensaient avoir particulièrement entouré. La « générosité », qui est « théoriquement » supposée prévaloir sur tout autre sentiment, est mise en échec, le ressentiment en est évidemment indicible. L'évocation de cette question dans une réunion, pourtant vouée à l'expression des problèmes professionnels, a accentué la sensation d'incompréhension (de la part des non-soignants), creusant encore le fossé entre l'image d'Épinal d'un soignant capable de tout entendre sans broncher et la réalité toute différente. La souffrance est ainsi non seulement niée mais encore renvoyée comme un signe de défaillance teinté d'incompétence. Cette affectivité non reconnue comme critère de professionnalité l'est alors malencontreusement par son côté péjoratif.

D'une façon générale, tout débordement du cadre strictement « professionnel » dans son sens le plus restrictif est sévèrement jugé pour ne pas dire condamné y compris par les soignants eux-mêmes. Il en va ainsi du sur- ou sous-investissement auprès de certains malades mais également des relations dans les équipes qui se verront reprocher aussi vivement leur trop grande harmonie que leurs conflits. Il est facile d'imaginer combien l'esprit d'équipe est essentiel dans une unité de soins où chacun est ligoté non seulement par sa fonction et les objectifs du service, mais aussi par son propre rapport à l'autre et à la maladie. Ces indicibles n'auront alors d'autre issue que le déplacement de conflits sous parfois d'infimes prétextes. La prise en main d'une grande part de la gestion des équipes de soin par des cadres administratifs accentue le décalage, car ces derniers refusent de tenir compte de ce rapport affectif des soignants avec la fonction de soin qui leur a toujours échappé. Cette ignorance d'un contenu très particulier du travail de soignant se révèle à tous les niveaux hiérarchiques administratifs, se traduisant par une impossibilité structurelle de considérer ensemble les problèmes humains et techniques.

L'INGRATITUDE

Des membres d'une famille nombreuse, accueillis avec beaucoup de gentillesse par l'équipe de nuit du service de réanimation alors que leur père était arrivé dans un coma profond, ont protesté contre le comportement, inadmissible selon eux, de soignants qu'ils avaient entendu rire, « boire » et vu fumer dans l'office... Ils avaient été autorisés à rester auprès de leur père, ce qui est en soi exceptionnel, mais avaient très vite abusé par des allées et venues bruyantes toutes les nuits (la porte automatique réveillait les autres malades). Leur indiscrétion vis-à-vis des autres patients (dans un service de réanimation, toutes les portes restent ouvertes) rendait difficile le respect de la confidentialité et mettait les soignants mal à l'aise. Cette situation avait amené la surveillante à leur demander de limiter le nombre de personnes et de respecter le silence, ce qui avait provoqué la colère de plusieurs d'entre eux.

Leur réaction devant des faits « indignes de professions médicales et paramédicales où si l'on n'était pas parfait il fallait s'en aller » n'aurait qu'un intérêt anecdotique si elle n'avait donné lieu à une crise institutionnelle fort révélatrice des mécanismes qui régissent non seulement le silence des implications mais aussi les non-dits ou, plus justement, les dits-à-côté qui polluent le monde du travail dans un hôpital comme ailleurs.

La mort de leur père allait déclencher une agressivité dont nous sommes restés médusés. Le médecin-chef du service (qui avait reçu sa part de reproches injustifiés) réagit par la culpabilité en cherchant tout ce qui dans le comportement des soignants pouvait être critiquable et justifier la réaction de la famille (en particulier les rires...). Je réagis à mon tour en le menaçant gentiment, aux fins de le faire réagir, de porter plainte contre cette famille, au nom des soignants, pour son attitude diffamatoire et ses insultes. Le directeur de l'hôpital, saisi par une plainte de cette famille, réagit par une note de service, rappelant aux soignants que la « liesse collective » était interdite... tout en me prévenant de ne pas tenir compte de cette note purement formelle... Il est à souligner que l'ensemble des équipes de jour et de nuit sont restées solidaires face à cette agression qui visait l'ensemble du service mais qui s'était développée à partir d'un incident de nuit.

Dans ce cas comme dans l'autre, le refus institutionnalisé de considérer cette humanité pourtant incontournable des soignants, avec ce qu'elle peut véhiculer de non-analysé, laisse la porte ouverte à tous les risques de débordements. Par contre, ce qui est exceptionnel, l'ensemble de l'équipe (jour-nuit) a fait corps face à cette « ingratitude » de la famille, qui s'adressait à l'ensemble.

Le contenu émotionnel inéluctable dans l'exercice de cette profession, dont on ne peut ni faire état ni *a fortiori* tenir compte, est de loin le plus grand malentendu, origine de frustration, dans cet univers « hospitalier » qui depuis si longtemps affiche l'obligation de silence. Les manœuvres de diversion, à défaut de viser la distanciation, prennent le plus souvent la forme d'agapes qui sont le moindre des « débordements » et qui permettent, l'espace d'un moment de convivialité, de décompresser, voire de décontaminer le matériau psychique. Les jeux d'eau ou de toute autre matière sont un autre moyen, plus bruyant et plus physique de parvenir à la détente. Les rires sont fréquents, jaillissant souvent au plus mauvais moment, difficilement coercibles, inadmissibles pour certains, rassurants pour d'autres. Je n'oublierai jamais un patient que nous avions « récupéré » au décours de plusieurs arrêts cardiaques et qui m'avait dit, quelques jours plus tard, que nos rires l'avaient rassuré sur son état. « Je me suis dit que si j'étais si mal en point, vous n'auriez pas le cœur de rire ainsi... »

C'est ainsi que l'aveuglement institué, protégé aussi bien par l'encadrement médical, infirmier et administratif que par la population des « ayants droit » qui ne tient surtout pas à connaître les aléas de ce rapport si particulier et si pesant, empêche les infirmières de faire valoir ce qui les fonde, les affecte, mais aussi leur donne du plaisir. Ainsi en va-t-il du besoin de se sentir utile, mais aussi de l'amour de l'autre, même si cette formulation peut ici paraître naïve. Le danger symbolique d'une non-reconnaissance de la valeur de ces affects pour la profession de soignant est si grand qu'il a réussi à faire taire des générations d'infirmières.

Serait-ce parce que nous avons peur que la médecine nous en « guérisse » que nous occultons si complètement cette évidente implication de l'amour dans le fait de soigner ?

RÉPULSION : UN SILENCE QUI PROTÈGE

Groupe 1 (jour)

Cécile : Elle est morte ?

Inès : Oui, le lendemain ou le surlendemain.

Inès à Cécile : On se demande ce que tu fais...

Inès (continuant un dialogue de Cécile – avec la patiente, riant) : Tu ne sais pas ce que tu veux.

Brigitte : C'est le genre de truc qu'on dit, « ça pue » heu... Quand tu es en dessous... tu dois... te sentir... mais... C'est inévitable...

Cécile : On le dit peut-être trop, je ne sais pas... faut pas le dire.

Brigitte : Ben si de toute façon...

Inès : Déjà qu'on leur dit pas grand-chose, si en plus on ne leur dit pas heu... (riant)... qu'ils puent...

Rires...
Cécile : Non, là c'est naturel.
Inès : Quand t'as un malade comme ça, t'as pas cinquante choses à lui dire.

Le silence s'impose sur le senti, au sens littéral du terme, pour protéger les malades, mais il faut manifestement que cela s'exprime. Alors, puisque qu'on n'en parle pas on en plaisante, c'est une des stratégies les plus fréquentes pour tenir, c'est comme cela qu'elles résistent. Pourtant, il suffit qu'elles se mettent à y penser pour se rendre compte que ces remarques ou attitudes de recul, dont on peut penser qu'elles sont des « fuites », sont insupportables pour celui qui subit non seulement le désagrément de se voir réduit à « puer » mais aussi les réactions de dégoût des soignants.

Le dégoût est probablement l'aspect le plus refoulé de la relation de soins et celui qui provoque en nous le plus de culpabilité.

Comment ne pas comprendre l'incapacité qu'ont une grande part des mortels à entendre les histoires de morts horribles, les récits scatologiques, à imaginer nos répulsions profondes, à entrevoir ces désagréments de la nature qui, répétés, deviennent monstruosités et qui sont la vie quotidienne des soignants ? Les extraits qui suivent donnent un premier éclairage de la façon dont les soignants de nuit s'en sortent avec ces difficultés, les renchérissant, les grossissant plutôt que les taisant. Le langage lui-même, fortement sexualisé, voire outré dans sa vulgarité, fait partie des parades plus ou moins subtiles de l'équipe de nuit. L'intensité des émotions et de leur transgression est inégale d'un individu à l'autre, comme d'une équipe à l'autre, mais la formule est invariable dans son principe.

Groupe 2 (nuit)
Mathilde : C'est un sboub, là, avec la queue...
Fabrice : La queue, Mathilde, on parle de ça avec respect...
Mathilde : C'est pas méchant de parler de queue.
Carol : Ah ! c'est quoi la merde que vous ramenez là avec les Kleenex ?
Mathilde : C'est un homme encore.
Françoise : Je ne sais pas, mais ça a l'air dégueu...
Bob : Ouais, ouais...
Mathilde : Les gens qui voient ça, ils doivent se dire « être infirmière... ».
Carol : Elle lui détache les poignets... de temps en temps ils peuvent bien se toucher un peu...
Mathilde : Le pauvre, il peut même pas se toucher... il est complètement dans la choucroute.
Bob (riant) : Il est surtout dans la merde, le pauvre.
Fabrice : Quand on voit ce qui est au bord du lit...
Mathilde : Mais non elle est en train de le masser, il n'est pas dans la merde.
Carol (blaguant) : ... Elle est en train de le masser dans la merde, je te dis, regarde...
Mathilde : Mais non elle lui masse le cul, ils font un change, il n'y a pas de merde, autrement elle n'irait pas étaler la merde... pour servir de crème...

Fabrice : On ne sait pas si ce n'est pas bénéfique après tout...
Françoise : C'est des protéines...
Bob (riant) : Françoise a une philosophie par rapport à la merde... elle va vous l'expliquer...
Mathilde (riant) : Oh on a une vieille qui s'est fait un casse-croûte à la merde, t'étais pas là ? Elle a pris son pain, elle a mis sa merde et elle l'a mangée...
Françoise : Non, elle l'a pas mangée... t'exagères.
Mathilde : Elle l'a mangée... sa merde, dans le casse-croûte...
Françoise : Elle ne l'a pas mangée... non, elle l'a tartinée, elle l'a pas mangée... on l'a trouvée après qu'elle l'ait tartinée, mais elle ne l'avait pas encore mangée...
Mathilde : Les filles m'ont dit qu'elle en avait mangé...
Fabrice (riant) : ... Oui, tu lui as laissé, et quand tu es revenue, elle l'avait mangée...
Mathilde : Elle est revenue hier soir, elle est à nouveau en réa... Et l'autre, là, l'obèse qui a une espèce de fœtus martien sur le ventre...
Carol : Ah, c'est horrible...
Fabrice : Ah... taisez-vous... je ne peux pas la regarder.
Mathilde : On l'a foutue en C... En ce moment, la C., c'est le dépotoir...
Bob : Non, c'est pas le dépotoir...
Mathilde : Au fait tu es allée à la réunion ? Il paraît que les médecins ne peuvent plus se supporter parce qu'ils n'ont que des merdes à soigner, A. m'a dit ça hier qu'il paraît que X a des malades plus intéressants que F... ça a foutu une merde... Et les filles n'en peuvent plus, de jour parce qu'il paraît qu'elles font au moins dix entrées par jour, elles n'en peuvent plus...

Ces commentaires, volontairement outrés, n'en sont pas moins révélateurs de la réalité quotidienne. Les mots peuvent paraître excessifs, ainsi que la manière de commenter les événements. Ils n'en signifient pas pour autant un manque de considération ni d'empathie vis-à-vis de ces patients (voire au contraire...) mais sont l'indice de la force de ces nuisances pour l'équilibre des soignants. Là encore, les témoins non initiés ne peuvent qu'être choqués par ces stratégies de mise à distance qui permettent à certains de faire face à ces situations tellement rebutantes. Par ailleurs, il ne serait pas possible de s'exprimer de cette manière sans une grande confiance mutuelle. Personne n'est dupe, chacun sait intimement ce que recouvrent ces rires et ces plaisanteries graveleuses, ces jeux de mots plus ou moins subtils, personne n'en a d'ailleurs jamais fait grief à personne à l'intérieur de chaque groupe mais reste intransmissible d'un groupe à l'autre.

Mon expérience de formatrice aux gestes et postures de sécurité dans le travail m'a permis de comprendre à quel point le dégoût restait tabou à l'intérieur même des équipes. Ayant constaté que la plupart des gestes appris afin de simplifier et sécuriser les manipulations de malades restaient peu employés, j'observai que la plupart des stagiaires éprouvaient des difficultés à s'approcher physiquement de leurs camarades servant de cobaye. La plupart des échecs dans l'apprentissage de certains gestes se révélaient alors directement liés à l'impossibilité de toucher l'autre, à une répulsion qui ne se disait pas. C'est en faisant référence à mes propres difficultés vis-à-vis de certains patients que je voyais se délier les blocages, que subitement parce que la chose était nommée elle cessait de faire problème, et par la même occasion permettait d'imaginer des solutions appropriées. J'avais appris cela d'une situation qui m'avait traumatisée alors que j'étais infirmière en réanimation. J'avais la charge d'un malade qui me répugnait, ce qui me culpabilisait beaucoup. Je ne supportais pas qu'il me touche et j'avais fini par en parler à mes collègues et nous avions échangé nos chambres pendant trois jours. Après ma période de repos, c'était fini, je ne savais pas ce qui s'était passé, mais j'ai à nouveau pu le prendre en charge normalement. Le seul fait d'avoir pu exprimer mon rejet m'avait permis de me déculpabiliser et de surmonter mon dégoût.

BRÈVES DE DÉGOÛT...

Ces brèves sont quatre situations ou événements qui me sont restés en travers de la gorge et auxquels je ne peux toujours pas penser sans que la nausée me submerge. Loin d'être exceptionnelles, ces situations sont cependant toujours aussi difficiles à énoncer, autant par la culpabilité de leur ressenti que par la honte qu'il provoque. Je choisis de les écrire afin de matérialiser ces indicibles, afin de donner à penser la violence inestimable qu'elles produisent autant sur les soignants que sur les malades. Ces images sont insoutenables qui forment une sorte de bestiaire de la peur des infirmières devant la déchéance, dont elles sont les témoins participants, en même temps qu'elles alimentent une espèce de sentiment conjuratoire qui les en protégerait.

Qui a jamais reçu un crachat au coin des lèvres me jette la première pierre. Tenir un malade dans ses bras pour le lever, le laver, ou tout simplement le changer de position s'avère du plus grand péril lorsque ce malade est porteur de canule [1]. La compassion s'arrête souvent où le dégoût commence et il est de la plus grande difficulté de le dépasser. J'ai ainsi passé un certain nombre d'années en réanimation thoracique à faire cracher mes malades opérés, à les accompagner (au sens le plus fidèle...) dans leurs vomissements... un haricot [2] pour lui, un pour moi...

Il ne m'est ainsi pas possible d'oublier certains pansements purulents, les odeurs spécifiques de certains cancers, les odeurs de mort qui souvent la précèdent et... lui survivent dans des petits riens, comme le bracelet de ma montre... cela fait partie de mon savoir professionnel, s'est incrusté dans ma mémoire.

1. Canule de trachéotomie qui permet au malade de mieux respirer, mais qui échappe à tout contrôle, notamment de la toux.
2. Cuvette réniforme.

Il est 6 heures du matin. Nous faisons le tour des malades en réanimation quand un vacarme effrayant nous précipite dans une des chambres. La table adaptable est tombée et avec elle la bouteille d'eau qui s'est renversée, le verre pyrex éclaté en mille morceaux, et... trois crachoirs pleins qui s'étalent dans ce fatras d'éclats de verre et d'eau. Comment faire... Armées de gants, de pansements américains, nous tentons de ramasser l'innommable, les immondes glaires insaisissables qui retombent dans l'eau et le verre et le bruit de nos tentatives... Nous passerons plus d'une heure, à trois, à réparer les dégâts et à courir vomir chacune notre tour... L'équipe de jour nous a trouvées un peu pâles, vidées...

Monsieur R. est arrivé avec les pompiers. Monsieur R. est Sans Domicile Fixe... Le plus difficile a été de le déshabiller, puis de le mettre dans la baignoire pour tenter de le décrasser avant que le médecin « se penche » sur lui. Ses jambes sont pleines d'ulcères infectés que je nettoie tant bien que mal avant de recouvrir le tout de pansements. Le lendemain quand j'ai retiré les bandages, des milliers d'asticots grouillaient dans les plaies, dans les compresses, couraient sur le lit, tombaient du haricot... Je me souviens d'avoir crié et m'être reculée tremblante jusqu'à ne plus toucher son lit, avant qu'on l'emmène en salle d'opération. Depuis, mais fort longtemps plus tard, j'ai appris que c'était une aubaine que des plaies soient habitées... Je ne crois pas cependant que ce me soit plus facile pour autant.

Monsieur D. avait un cancer de la mâchoire qui n'en finissait pas de lui dévorer la bouche. Un dimanche matin alors que je venais refaire son pansement, sa mâchoire est restée dans ma compresse. J'aurais voulu disparaître pour échapper à cette horreur. Au lieu de ça, j'ai prétexté qu'il me manquait quelque chose (du courage !) et j'ai remis le tout tant bien que mal en place avant d'aller chercher le médecin de garde.

Madame S. n'aimait pas déranger. Une nuit vers quatre heures du matin, elle m'appelle un peu désorientée pour me demander l'heure. Un de ses yeux était sorti de son orbite et pendait sur sa joue.

En relatant ces quelques incidents, l'horreur me gagne à nouveau. Il ne faudrait surtout pas voir là l'expression de quelques anomalies rarissimes de la nature destinées à provoquer le lecteur. Il s'agit au contraire d'un quotidien qui ne cesse d'inventer les occasions de nous surprendre, celles-ci en étant les plus matériellement saisissables. Le malheur est un autre des aspects mortifères de la fréquentation des lieux de soin, encore plus difficile à métaboliser, car impossible à mettre à distance.

Comment se taire quand la violence ainsi exercée façonne, construit, use, mais aussi produit cette capacité à lui faire face chez ceux qui la surmontent ? Comment accéder à l'identité des infirmières sans évoquer les sédiments sur lesquels elle se bricole, en défense ou en offensive ? Comment, enfin, sortir du supplément de violence qu'elles subissent à devoir se taire ?

Pouvons-nous montrer cette face cachée de notre exercice, ne serait-ce que pour la penser nous-mêmes, voire l'exorciser, sans faire à notre tour violence à tous ceux qui n'ont pas envie de savoir ?

C'est dans cette indécision que se murent les stratégies de résistance, entre dérision, rejet et renoncement, que prennent sens les débordements, que s'expriment à l'aveugle les divers ressentiments et qu'ils retombent parfois au hasard... sur ceux qu'ils sont censées protéger : les malades.

Groupe 2 (nuit)

Mathilde (mimant la malade du film, étouffant) : Pourquoi j'arrive pas à respirer...

Fabrice : Parce que vous n'avez plus de poumon, Madame...

Mathilde : D. (un médecin réanimateur), il me fait rire, c'est comme M., ils ne supportent pas les malades psy et ils en ont toujours...

Anne P. S. : Pourtant, il est particulièrement patient...

Carol : Tu te rappelles B. (un réanimateur), la claque qu'il avait filée à un malade qui n'arrêtait pas de faire chier... un matin il lui a mis une claque... après il s'est retourné et il a dit bon... bon... (elle mime une tentative de reprise de contrôle).

Bob (riant) : ... C'est comme F. (un infirmier de nuit), une fois il avait un malade qui était chiant, qui lui a attrapé (inaudible)... tout à coup on a entendu (bruit de claque), on était avec C... Elle me dit « Mais il lui a mis une claque ! », ils rient... et l'autre il gueulait, « mais vous m'avez mis une claque... » et F. disait : « Mais non je ne vous ai pas mis de claque... » Il faut dire que le mec était à claquer... tout d'un coup c'est parti tout seul, ça a été plus fort que lui, il n'a pas contrôlé... ça s'est dédramatisé avec les filles de jour.

Mathilde : Non, mais on ne tape pas... quoi, faut pas...

Carol : Bien sûr qu'on ne tape pas, mais B., c'est pas un mec à taper non plus...

Mathilde : Je me rappelle de F. (un réanimateur), il s'est fait virer de réa... pour avoir tapé la vieille folle. Personne n'en pouvait plus... Quand elle est morte, la famille m'a donné des chocolats... Je suis venue les manger avec F. les chocolats de la claque... (rires...).

Comment expliquer cette violence qui s'exerce sur les malades malgré tous les garde-fous... Ainsi qu'il est dit dans cette discussion, les malades « psy » les débordent, ils se sentent impuissants à faire face à leurs délires mais aussi à leur manque de gratitude. Bien que rarissimes, de tels débordements restent cependant possibles d'autant que la fatigue met les défenses en sommeil (les deux incidents auquel il est fait allusion ont eu lieu le matin après une nuit très problématique). Cette violence, même si elle peut paraître intolérable s'exerçant contre une personne malade, n'est que le résultat des innombrables fois où un soignant a « pris sur lui », c'est-à-dire contrôlé ses émotions, s'est raisonné afin de surmonter sa propre violence face à des attitudes souvent au-delà des « limites ». Il s'agit, par conséquent, d'un échec « retentissant » de la distanciation, d'autant plus dommageable qu'il est inimaginable d'en faire état et, par conséquent, de le penser collectivement. Il convient cependant de tenter de démarquer cette violence de la maltraitance que d'aucuns ont pu observer dans certains services et qui relève de la pathologie ou de la perversité. On imagine combien la frontière peut être ténue entre ce qui relève de l'exaspération et certains comportements indignes d'êtres humains. Je veux parler en particulier de certains services de long séjour dans lesquels, la disqualification de la parole aidant, des monstres soignants sadisent leurs semblables, profitant de leur faiblesse, dans l'indifférence générale de l'encadrement.

Groupe 2 (nuit)

Bob : C'est le bout de la nuit, c'est le moment où tu es un peu claqué.

Mathilde : Il y a des gens à 10 h du soir ils te prennent déjà la tête... Tu te rappelles le vieux qui m'avait foutu un coup de pied, il tapait tout le monde, avec ses gants en laine...

Fabrice : Évidemment on doit être intègre, mais quand les gens sont irrespectueux, tu n'as pas non plus à accepter ça.

Carol : Il m'avait tapé le cul, il m'avait envoyé avec le pot de pisse de l'autre côté... Je lui ai pris le pied, je lui ai mis une claque sur le pied, je te dis pas, je m'étais fait mal à la main.

Mathilde : C'est trop facile aussi hein...

Carol : Il nous pinçait.

Fabrice : Il est certain qu'on ne va pas les cogner.

Carol : Mitaine, il était méchant...

Mathilde : Il était méchant, il était au 11, il pinçait.

Françoise : C'est lui qui m'avait envoyé un verre par la figure et qu'en fait le verre s'est écrasé contre le mur... il a explosé.

Carol : Après, il était dans les étages, il était adorable... Il ne faisait rien, il fallait le porter et tout. Quand il était en réa, le jour où il m'a envoyé avec le bocal de pisse, il a levé la jambe, je ne te dis pas...

Bob : Ce qui est marrant, c'est que la violence tu la vois pas arriver...

Carol : C'est un manque de contrôle, ça c'est vrai, mais il y a des moments où tu ne peux pas...

La désorientation passagère des patients est très fréquente, en particulier en réanimation, où certains traitements contribuent à leur faire perdre le sens de la mesure. Ainsi les violences exercées contre les soignants ne sont-elles pas rares. Celles-ci apparaissent cependant moins dommageables puisqu'il n'y a la plupart du temps pas d'intention consciente. Il en est tout autrement des violences intentionnelles qui dépassent ce que nous sommes convenus de supporter.

Cette équipe peut exprimer ses sentiments, raconter ces anecdotes parce que nous travaillons et parlons souvent ensemble et qu'ils me font confiance. Cependant, cette violence de soignants à l'encontre des patients est rarement reconnue par ses auteurs, constituant une faute professionnelle inadmissible. Il ne s'agit pas ici de justifier ce genre de débordements, mais de tenter de saisir comment et pourquoi ils peuvent avoir lieu, et, surtout, comment on pourrait les désamorcer.

On voit bien, dans ces exemples, comment les soignants sont pris dans ces contradictions insolubles par la référence symbolique à une patience, une maîtrise de soi (voir les fiches de poste...) quand ils ne sont que des humains avec la tête plus ou moins « près du bonnet ». Ainsi, toute une population, parce qu'elle a vocation de soigner, croit devoir supporter ce que personne d'autre ne saurait accepter sans sourciller et, n'y parvenant pas, en éprouve de la culpabilité. Il en est ainsi de la violence directe, physique, mais aussi de celle qui se niche dans ces excréments, par exemple, dont savent si bien « jouer » certains malades poussant « à bout » des soignants épuisés. Bien que ne constituant pas l'ordinaire, ces incidents viennent s'intercaler dans des situations où l'émotion est toujours présente, où la demande d'amour des soignants est souvent directement proportionnelle à leur offre, accentuant leur sentiment de frustration.

OÙ LA VIOLENCE DE L'INSTITUTION ET CELLE DES SOIGNANTS S'AVEUGLENT ET SE RECOUVRENT : LA CHASSE AU DÉVIANT...

Il est une heure du matin, je suis en réa finissant de dîner lorsque je suis bipée par une infirmière de cardio. Elle vient de donner un tranxène à un individu qui prétend travailler à l'hôpital et qui ne peut dormir (il habite une chambre de fonction). Elle est troublée car l'homme a insisté pour avoir une plus forte dose, ce qu'elle a refusé. Ma remarque est purement réactionnelle : « Tu n'aurais pas dû le lui donner. » Elle me prévient qu'il lui semble qu'il s'est dirigé vers un autre service.

Il faut rappeler, pour éclairer ma position de fermeture, que la règle institutionnelle condamne sans appel tout comportement toxicomaniaque chez les soignants et que nous avons vécu quelques pénibles épisodes de collègues écumant les services dans le but de trouver « l'apaisement » ou les moyens de poursuivre leur descente aux enfers, via le paradis. Le téléphone à peine raccroché, je regrettai ce réflexe sachant combien il est difficile d'adopter une position tranchée dans cet univers de « la drogue », mal connu des soignants, sinon par une longue et résistante exclusion. N'en déplaise à la toute nouvelle législation sur la consommation de produits illicites, nous, infirmières, avons été formées dans la hantise de l'accoutumance aux stupéfiants et nombre d'entre nous avons dû batailler ferme pour que soit pris en considération le problème de la douleur. J'ai pour ma part le souvenir de nuits infernales peuplées de cris et de gémissements auxquels nous ne pouvions répondre faute de prescription. Le médecin de garde, se retranchant derrière les « habitudes du service », se contentait en général de prescrire des produits inefficaces, voire des placebo afin de faire « tenir » le « patient » jusqu'au matin à l'arrivée des médecins responsables qui ne réglaient rien de plus.

(suite)... Quelques minutes plus tard, un infirmier d'une autre aile me signale qu'il vient de refuser de donner des calmants à un aide soignant qui se serait fait virer quelques jours plus tôt de son service pour toxicomanie, ce qui confirme la « justesse » de notre raisonnement. Petite variante cependant, il aurait une ordonnance signée par le médecin de l'unité de soins qui lui aurait conseillé de demander dans le service s'il n'avait pas le temps (ou l'argent) pour se fournir à la pharmacie. Je décide de me rendre sur place afin de discuter avec les soignants qui me semblent un peu énervés. C'est alors que je tombe sur une « manifestation » assez surprenante en ces lieux et heure dans le grand couloir qui relie les deux ailes de ce pavillon. Une horde sauvage invective un individu qui gesticule tout en battant en retraite. Fort surprise, je demande ce qui se passe, ce qui a pour effet de « dégonfler » immédiatement le dispositif, laissant chacun étourdi de sa propre position. La cacophonie des explications des deux parties, pour le moins inégales, m'amène à trancher brutalement renvoyant chacun à son service et invitant le « perturbateur » à regagner sa chambre. Seule une infirmière, la plus violente en paroles (elle lui a textuellement dit « les types comme vous je les préfère à dix pieds sous terre »), reste avec moi, désireuse de s'expliquer sur son rejet violent de la toxicomanie et, partant, des toxicomanes, se retranchant derrière les consignes et surtout sur son dégoût de ce genre de personnes. Profondément troublée par ce qui venait de se passer, j'insistai sur le fait que si ce garçon avait été maladroit de se comporter ainsi (il était lui-même fort agressif), il ne s'était pas moins présenté pour demander de l'aide et qu'à défaut de lui donner sans discuter ce qu'il réclamait, nous aurions pu tenter de lui proposer une solution institutionnellement irréprochable. Mon attitude elle-même me troublait, j'avais renvoyé ce garçon à sa chambre, préoccupée surtout par cette flambée de violence chez les soignants, sans même lui proposer mon aide, ni lui demander où il habitait. J'avais donc instinctivement privilégié, moi aussi, l'aspect institutionnel, rendant à la nuit son caractère tranquille, négligeant la personne fût-elle fauteur de trouble. La quasi-simultanéité de mon rejet et de la pensée que j'aurais dû l'aider ne me permit cependant pas de rattraper l'erreur puisque j'ignorais l'identité du garçon ainsi que le numéro de sa chambre.

Cet incident est le contre-exemple de l'ouverture que je prétends meilleure la nuit... Il fait principalement apparaître que la forme aboutie de notre règlement professionnel nous engage à agir en parfaite contradiction avec les valeurs professionnelles qui pourtant le sous-tendent. Alors que l'expression de la souffrance de l'autre est la base même de la « commande » de notre intervention, il apparaît clairement qu'elle ne peut être prise en compte en dehors du cadre particulier de l'institution, sans un statut officiel. Le garçon aurait été reçu tout à fait autrement s'il s'était présenté aux urgences, demandant à voir un médecin. C'est la transgression de cette règle qui a été sanctionnée par le rejet inconditionnel des soignants, aggravée par la forme agressive de la demande. Cette « agression » restera d'ailleurs la seule « excuse » derrière laquelle les soignants se retrancheront. La forme prend alors la première place dans la hiérarchie des valeurs permettant de masquer une réalité indicible : le rejet d'une catégorie de personnes pour des raisons morales. La solidarité professionnelle s'est jouée là, non pas à partir de normes reconnues : demande du malade = réponse appropriée, mais à partir de références ô combien consensuelles et indicibles : exigence d'une personne n'ayant pas le statut de malade = renvoi sans réponse.

La culpabilité de leur rejet nous donna maintes occasions de revenir sur l'histoire qui prendrait, je pense, une tout autre tournure aujourd'hui.

La violence qui sourd parfois de mes propres propos, en particulier lorsque j'évoque l'aveuglement de la technocratie à l'œuvre dans l'institution de soin, est ainsi l'enfant de celle qui m'a été imposée tout au long de mon parcours professionnel. Bien qu'en ayant tout à fait conscience (et qu'elle m'ait souvent été signalée par ma directrice de recherche...), je n'ai pas réussi à me résoudre à l'éradiquer du texte, comme si elle m'était nécessaire pour faire saisir au lecteur la force de cet effet de sens dans le parcours d'une infirmière. Mue par ma propre douleur domestiquée, et devant le silence de ma profession qui la rejette, la violence m'est apparue comme la seule voie/voix possible pour oser affronter la violence.

LE JOURNAL DE MALADIE DE PAUL M.

J'avais décidé de « barrer » tout accès aux malades dans ce travail, considérant qu'ils avaient déjà suffisamment pris de place dans ma vie et dans celle des soignants. Ma volonté de me pencher exclusivement sur la question vue du côté des infirmières répondait à ma préoccupation de leur donner enfin à penser une place qui ne soit pas, pour une fois, considérée sous l'aspect de leur « devoir ». Mon propre passage par l'état de maladie, outre qu'il m'a donné à vivre certains aspects du rapport soignant/soigné dans un contexte particulier, a occupé d'emblée un espace que je ne pouvais alors plus occulter. Sa « mise à jour » au travers de l'écriture diaristique (voir « la nuit du chercheur », journal du 07/08 au 23/09/96) veut appuyer combien la maladie peut constituer une violence pour celui qui la « subit », mais aussi combien cette violence se trouve amplifiée lorsqu'on se considérait « de l'autre côté ».

Les déboires de Paul avec le cortège des nuisances de l'institution soignante se sont coulés dans la brèche ainsi ouverte, me contraignant à considérer, à la lueur de son journal de malade, la nuit contenue dans mes propos ainsi que certains de mes propres aveuglements. L'utilisation de son journal dans le cadre de ma fonction de cadre et de formatrice se révéla fort intéressante en ce qu'elle permit aux soignants de prendre une certaine distance avec leur propre réalité pour pouvoir la reconnaître au travers des écrits de Paul. La violence dont celui-ci fait état montre comment l'institution recouvre la violence des soignants quand elle ne la provoque pas.

Je rencontrai Paul à mon initiative, ayant entendu parler de ses problèmes avec la clinique où il était hospitalisé. Je souhaitais lui proposer d'écrire un témoignage pour un numéro, consacré à la souffrance psychique, d'une revue [1] à laquelle je participe. Son extrême fatigue à ce moment-là ne lui permettant pas d'écrire, il me proposa de venir l'interviewer. Notre premier entretien fut assez difficile, Paul étant en très mauvaise condition physique. Le souffle court, il me relata une histoire que je n'eus pas de mal à ranger dans la rubrique des horreurs et on verra qu'elle en est. Pourtant, à mesure qu'il parlait, un certain étonnement me gagnait : j'avais l'impression de l'entendre de plusieurs places en même temps. Ma position d'intervieweuse me mettait dans une attention toute tournée vers lui et son témoignage, ma position de soignante accentuait une empathie naturelle eu égard à la souffrance exprimée, une troisième posture me faisait l'entendre sous le registre plutôt politique de la dérive actuelle de la santé, et un autre angle encore auquel je résistai un peu, inconsciemment, me susurrait que tout ce qu'il disait n'était pas aussi exceptionnel que j'essayais de m'en convaincre. J'avais déjà éprouvé cette sensation d'attention à plusieurs entrées lors de mes consultations avec le chirurgien qui m'avait informée du diagnostic de mon cancer. Malade, je posais des questions d'infirmière et n'écoutais pas les réponses embarrassées du chirurgien qui ne pouvaient pas me satisfaire. Ma posture de praticienne-chercheuse coiffait les autres, distanciation indispensable, dédramatisation d'une réalité dont aucune autre posture ne me permettait de me dégager. Cette sensation d'une écoute de différents lieux me donnait l'impression d'avoir la tête éparpillée dans la pièce, entendant plusieurs niveaux en même temps.

Le soir, après notre entrevue, j'éprouvai le besoin d'en parler avec les infirmières de mon service qui confirmèrent mes craintes : la violence était bien partout, dans les actes comme dans les discours, même si, là aussi, il

1. *Pratiques. Les cahiers de la médecine utopique*, n° 2, 2e trimestre 1998.

convenait de nuancer... La violence en effet peut prendre des dimensions d'autant plus grandes qu'elle est niée, que les soignants reproduisent sur le malade celle dont ils sont eux-mêmes victimes inconscientes. Cependant, les soignants pourraient-ils effectuer certains actes s'ils ne fermaient pas les yeux sur la part prescrite de cette violence des soins qui masque l'autre, la leur propre ? Il est probable que la « justification » de l'aveuglement trouve dans cet exemple nombre de « bonnes raisons ». C'est le plus dense de mes aveuglements qu'il me semble avoir mis en lumière...

Comment traiter le journal de quelqu'un, considérant tous ces aspects dont je viens de faire état ? Comment ne pas le traiter quand il vient m'obliger à dessiller mes yeux résolument fermés sur cette insupportable violence et le rejet qu'elle provoque chez moi ?

C'est ainsi que voilà, extraits de sa lettre au directeur de la MGEN et de son journal, la singulière aventure d'un homme avec la maladie et les conséquences qui en découlent, agrémentés de mes commentaires. Paul est professeur émérite à l'université Paris VIII, à la retraite depuis quelques années. Il est aussi souffrant. Il pourrait être un exemple de la violence ordinaire faite à qui a le malheur d'être à la merci de l'institution soignante. Hospitalisé dans un hôpital parisien pour un œdème aigu du poumon, ses premières impressions de cette hospitalisation furent plutôt positives. Après quelques jours, on lui proposa d'aller se reposer dans une clinique de la banlieue nord, dans laquelle il pourrait mettre en route le régime indispensable accompagnant son traitement. Paul vivait seul dans un studio, au quatrième sans ascenseur, dans lequel il redoutait de retourner après y avoir souffert toute une journée et toute une nuit avant d'être hospitalisé. La clinique fut choisie pour sa proximité avec l'université où Paul passe l'essentiel de son temps et qui constitue son principal lieu de socialisation. Il devait profiter de ce séjour à la clinique pour chercher un appartement plus conforme à ses besoins, profitant de ses nombreux amis pour le véhiculer.

C'est ce séjour qui allait déclencher une véritable panique chez Paul. Le bâtiment « du type cité de transit des années 60 », mal entretenu, la vétusté des chambres, le bruit continuel, allaient camper le cadre de ce qui est devenu un cauchemar.

Extraits de sa lettre au directeur de la MGEN

Dès mon arrivée dans cet établissement, des incidents de tous ordres émaillèrent mon séjour. D'autre part, l'environnement matériel est en très mauvais état, l'ensemble du bâtiment du type « cité de transit des années 60 » est mal entretenu ;

le personnel soignant perpétuellement irrité est souvent très irascible ;

les bruits les plus divers nous y agressent en permanence, portant constamment atteinte au repos (cris, longs gémissements des nuits entières empêchent le sommeil de certains

malades tandis que d'autres se réunissent pour jouer aux cartes tard dans la nuit, agrémentant leur jeu de discussions bruyantes) ;
l'insonorisation s'avère inexistante ;
les portes des chambres sont maintenues ouvertes tout le temps sans aucun égard pour l'intimité des occupants.
J'ai également subi des menaces diverses à fin d'intimidation : c'est ainsi qu'ayant sollicité un soir, exceptionnellement, une sortie jusqu'à 23 heures, la responsable du service me dit en me pointant d'un index vindicatif : « Je vous préviens Monsieur M. [...] » « Vous allez voir, quand vous allez rentrer, vous allez vous faire gronder par le veilleur de nuit [...] vous verrez bien, tant pis pour vous, vous ne viendrez pas vous plaindre, moi je vous aurai prévenu. [...] »
Inutile de dire que j'ai passé une soirée sous le régime de l'angoisse, comme paralysé, avec comme seules pensées obsédantes la peur d'arriver en retard et la terreur anticipée des réactions violentes du « gardien de nuit ».
Je suis rentré on ne peut plus à l'heure, mes amis tentaient de me réconforter et de minimiser au mieux mes craintes qui grandissaient au fur et à mesure que nous approchions de la clinique. A notre arrivée, un de mes amis sonna pour appeler ledit « gardien de nuit » (*sic*), moi, je me trouvais dans un état dépressif paroxystique, alliant crises de larmes et obsessions de mort. J'ai beaucoup souffert. Il s'avéra bien vite que le « gardien de nuit » est en réalité l'infirmier de nuit et qu'il m'a accueilli très cordialement...

Considérant le récit de Paul, il s'avère que pour l'essentiel, il a été victime de l'institution, de ses règles disciplinaires, de ses us et coutumes, même si ce sont bien des humains qui ont été ses interlocuteurs, on n'ose dire, « privilégiés ».

Le règlement sur lequel s'appuie cette violence ordinaire, s'il a pour objet d'œuvrer au fonctionnement harmonieux d'un établissement, n'a souvent pour effet visible que s'exercer pour lui-même. L'incident que relate Paul relève bien d'une brutalité caractérisée et gratuite de la part de la « responsable de service » dont on est en droit de se demander ce qui la motive. Le déroulement des faits montre bien qu'il n'était pas « coupable » d'un manquement au règlement puisqu'il avait « demandé l'autorisation ». Le cadre inhospitalier ne fait qu'ajouter à l'angoisse générée par cette position inhabituelle pour un homme en pleine possession de ses moyens, obligé de demander l'autorisation de sortir, soumis à l'abus de pouvoir caractérisé de la responsable de service.

Son journal donne à voir les différents niveaux de violence auxquels il est confronté dans son rapport à l'autorité, dont toutes ont à voir peu ou prou avec l'institution, mais aussi celle qu'exerce la rigidité des rôles sociaux. La première, la plus forte sans doute, touche à cette non-reconnaissance de l'être humain dans le malade que constitue la moindre hospitalisation.

LE BRUIT

3/12/97 Le bruit. Les infirmières elles font leur travail. Elles pourraient parler moins fort. « Mais les malades sont sourds », me dit l'infirmière (?) désignant ses oreilles. Huit

> heures, ça n'a pas cessé, les conversations à très haute voix du personnel... et quelqu'un qui hurle au fond.

Le bruit est une des nuisances très souvent évoquée par les malades. Infirmière de nuit puis surveillante, j'ai eu souvent à répondre de ce problème. Il a plusieurs origines qui vont des allées et venues du personnel d'une chambre à l'autre, du roulement des chariots de pansement, des sonnettes, des téléviseurs de chaque chambre (et il est vrai que souvent les malades âgés sont un peu durs d'oreille), mais aussi des bruits de la vie de ces soignants qui doivent rester éveillés et qui parlent, rient, mangent... Il faut savoir que la nuit et son ambiance amplifient ces bruits qui deviennent vite insupportables à qui essaie désespérément de dormir.

> Hier mercredi, mon jour d'entrée, vu le docteur D. quelques minutes. Impression que j'en demandais trop lorsque ensuite après sa courte visite dans ma chambre (rien ne l'intéressait à mon cas) je suis allé le trouver chez les infirmières pour quelques précisions. « Je vois les malades une fois par semaine. »

On retrouve bien l'ambiguïté de certaines hospitalisations, dites « convalescence ». Le médecin n'a jamais examiné Paul qui était encore très éprouvé physiquement par sa décompensation cardiaque. Sa visite n'a donc été qu'une formalité alors que Paul avait encore besoin d'une attention soutenue. C'est ce manque d'intérêt qui a installé le doute dans sa tête, lui faisant craindre qu'on ne s'occupe pas de lui en cas de problème.

> Le vieux Maghrébin dans le couloir déambule (rééducation ?) avec son cadre de fer (horrible !) ; impression d'être ici dans un asile comme on voit dans quelques vieux films sur les hôpitaux psychiatriques. Je n'ai pas réussi à ouvrir (lever) le rideau de métal à ma fenêtre. Rouillé ça ne fonctionne pas.

La présence d'autres malades ne lui apparaît jamais comme un secours possible. Paul ne fait preuve d'aucune solidarité pour ses « semblables », son rejet montre qu'il n'est capable d'aucune tolérance à ce moment-là, et que tout ce qui lui donne à penser à la déchéance lui fait horreur. L'image qu'il a du déambulateur est terrible. Je n'aurais jamais pu imaginer qu'elle puisse faire cet effet à quelqu'un. Son manque d'empathie pour les autres devrait l'aider à comprendre les limites des soignants auxquels il a affaire, ce qui n'est manifestement pas possible.

> J'ai très peur d'être un jour trop vieux et malade pour me défendre comme je peux encore le faire ici.

La première grande violence qui est faite à cet homme, c'est cette éventualité de la dépendance, d'une perte de liberté, d'autonomie. Être à la merci de personnes qui ne manifestent aucun intérêt pour lui, sinon de l'hostilité, qui le traitent comme un enfant, voire comme quelqu'un qui dérange l'ordre prescrit. Or Paul a une longue expérience de situations où il a lui-même dérangé consciemment (et volontairement) l'ordre prescrit dans le but de les analyser. La grande différence avec cette hospitalisation, c'est son état physique défaillant qui entraîne une dépression qui l'empêche de prendre la moindre distance et le rend particulièrement vulnérable.

> ... Le couloir est maintenant très bruyant, intensité anormale du bruit. Naturellement, elle n'a pas fermé ma porte en sortant (j'avais le même problème à B. où j'avais scotché sur ma porte à l'intérieur « fermez la porte SVP »). Dehors le ciel est (encore !) gris, quelques oiseaux noirs dans le ciel (association avec le film de Bergman ; oiseaux = la mort).

L'INTIMITÉ

Le malade hospitalisé n'est plus un homme libre. Rares sont les soignants qui frappent à la porte avant d'entrer dans une chambre, encore plus rares sont ceux qui attendent qu'on les invite à entrer. L'intimité est réduite à sa plus simple expression parce que étant violée quasi systématiquement par les soignants dans l'exercice de la plupart des soins, ils ont fini par l'occulter. Lorsqu'on évoque cette question d'intimité avec les soignants, il faut qu'ils se projettent dans la position de malade pour sembler retrouver un peu conscience de la réalité. Il est clair que ce n'est pas leur préoccupation majeure, sinon pour justifier leur propre besoin d'une certaine tranquillité avec leurs patients à l'occasion des soins. Ainsi les infirmiers estiment-ils que les médecins ne respectent pas l'intimité du malade lorsqu'ils viennent « faire la visite » alors qu'ils sont en train d'effectuer des soins.

> La personne tout à l'heure est arrivée trop tard (à huit heures quarante-cinq) pour prendre mon sang, l'infirmier ne m'avait pas averti que je devais rester à jeun. Quand j'ai dit, venez un peu plus tôt demain (car c'est remis à demain), elle : « mais on n'a pas que ça à faire ».
> Ils ont toujours une réponse pour se défendre, se justifier qui est en même temps toujours une petite agression qui veut toujours dire mais vous êtes trop exigeant, vous en demandez trop... c'était le sens de l'agression de l'infirmier tout à l'heure me reprochant d'avoir mis l'université là-dedans. Mais il était dans son tort. D'abord triomphal : « Comment vous dites que vous ne m'avez pas vu hier, mais je vous ai déménagé. » Et c'était vrai, mais il est vrai aussi qu'il ne m'a pas dit d'être à jeun ce matin (d'où le yaourt) et qu'on m'avait déjà apporté mon petit déjeuner avec sucre quand la laborantine est arrivée.

Voilà une situation caractéristique de la position de pouvoir du soignant pour lequel le malade n'a rien d'autre à faire qu'attendre qu'on ait le temps de s'occuper de lui. Rares sont ceux qui reconnaissent ces abus qui constituent un des inconvénients majeurs de la position d'infériorité dans laquelle se trouve systématiquement le malade. La position d'« obligé » de celui-ci induit chez le soignant un mélange de sentiments qui vont de la culpabilité à l'indifférence. La culpabilité d'être debout quand l'autre est couché, d'être « bien portant » quand l'autre est malade se double de celle de ne pas savoir comment résoudre cette situation. Le bénéfice est complexe qui va de la satisfaction d'échapper momentanément à la mort suggérée par la maladie de l'autre, à celui d'être maître d'une situation, même si celle-ci nous échappe pour partie. Les moments de réanimation sont exemplaires qui nous placent dans la position de faire tout ce qui est en notre pouvoir pour éloigner la mort, et d'y réussir parfois... ce qui semble justifier tous les manquements de moindre « importance ». La hiérarchisation inconsciente des valeurs place en tête celle de la conservation de la vie et va en descendant vers les autres besoins forcément secondaires d'autant qu'ils ne sont pas vitaux. On comprend que les soignants ne puissent entendre certaines critiques des malades et puissent se sentir incompris dans leur façon de les prendre en charge.

> Quand je suis arrivé hier à la fac à 13 heures 30, j'ai eu l'impression que l'animation y était particulière, dense, comme une foule joyeuse où j'étais un étranger. C'est à cause des élections au conseil de la fac. Moi qui n'ai plus le droit de vote, *qui ne suis plus rien* et ça rentre aussi dans ma déprime de retraite, c'est aussi l'indication qui m'est comme un rappel *du peu qui me reste à vivre* probablement, comme si j'étais peut-être déjà mort ou survivant artificiel.

LA VIEILLESSE ET LA DÉPENDANCE

Autre violence, celle d'une société qui rejette les personnes âgées dans le vide : « Je ne suis plus rien. » Cette violence de la perte d'appartenance tue un nombre conséquent de retraités chaque année, qui ne parviennent pas à trouver, comme Paul, matière à poursuivre leur œuvre. Il est privilégié puisque il est écrivain et chercheur et qu'aucune limite d'âge ne peut l'interrompre. Cependant, la vieillesse lui apparaît comme une dépersonnalisation dont le pire est à venir. Son expérience de la situation d'hospitalisé est comme la répétition d'un spectacle à venir tant les similitudes sont grandes entre le statut de malade en convalescence et celui des vieillards dans les hospices.

> J'ai peur que la seringue de prélèvement demain soit infectée, impression d'un manque total d'hygiène ici.
> Peur de développer maintenant (comme mon père !) je ne sais quelle maladie mentale, en m'enfonçant je perdrai la capacité de décider, de me défendre dans l'asile où je serai

récupéré et où ils me feront des prélèvements sanguins pour rien (tous les jours pendant trois semaines à B. pour conclure simplement que la dialyse ne saurait tarder).

Le comportement phobique de Paul s'ancre dans la réalité à laquelle se mélangent histoire et imaginaire. L'idée de la seringue infectée est fréquente chez les patients anxieux. Les soignants ne peuvent entendre ces inquiétudes malgré les infections nosocomiales dont ils sont régulièrement tenus collectivement pour responsables. Là encore, la rationalité fait des dégâts considérables en suggérant qu'en se lavant « mieux » les mains on pourrait échapper à ce fléau des hôpitaux. L'illusion d'une asepsie parfaite dans un monde où les pires horreurs se côtoient est un des rêves les plus coûteux de l'entreprise de soins.

Les vieux sont un marché, comme les jeunes mais autrement. Marché de la santé, de maisons de retraite dont R. F. me faisait un tableau effroyable.
Il n'est pas sûr que ma déprime actuelle soit due seulement à la clinique où je suis. Il s'y ajoute bien sûr l'appartement à trouver et à louer à Saint-Denis.
Je vais aux W-C pour cracher, non l'allergie n'est pas guérie. Vieillir c'est ça, ça pète de partout. C'est tout qui lâche, toutes les résistances du corps et de l'esprit qui ne tiennent plus le coup. « Il a décidé de vieillir », me disait Jean Oury à propos de Fernand.
Je récupère dans le sac de B. un gobelet de plastique blanc que je vais aussitôt dissimuler dans le placard, tous ces petits gestes obligés (sinon ils l'emporteront et me porteront un de ces horribles verres de plastique coloré !), ces précautions me font penser à Asiles et autres récits de Zec (de goulag), petites précautions banales de survie. En même temps mon séjour ici, ma souffrance me font mieux voir le noir de notre société capitaliste, le truquage, la pub mensongère, la clinique seulement (probablement) comme investissement financier avec dépenses au plus bas prix (stagiaires), la gabegie de l'État, la bureaucratie de la MGEN payée avec nos cotisations au détriment de la « qualité des soins » selon leur formule habituelle.
Je repense à la dialyse, c'est le plus dur en ce moment, savoir déjà que je vais être fortement et définitivement handicapé. Naturellement je ne retournerai plus au Maroc (je serai mort pour le Maroc), j'aurais certainement aussi du mal à retourner en Italie. L'été prochain je ne sais pas où je pourrai aller pour fuir la chaleur de Paris si je ne trouve pas ailleurs la possibilité de dialyse...
Je n'ai toujours pas reçu la photocopie, promise par l'infirmier, de la liste de médicaments à prendre. Je les prends maintenant dans le noir. Je ne sais si j'aurai le courage de voir le Dr D.

L'histoire de Paul est exemplaire en ce qu'elle met en évidence l'incommunicabilité fondamentale entre des soignants qui sont mis constamment devant l'impossible réponse à des problèmes posés, non seulement par des malades qui réclament une attention qu'eux-mêmes ne pourraient pas donner, mais plus violemment encore par les contradictions d'une institution qui empêche ce qu'elle prescrit. Ainsi, les soignants sont-ils supposés réserver aux malades un accueil et des soins de qualité, alors que les conditions de travail et de soin se dégradent continuellement depuis plusieurs années. Le cas de cette clinique n'est pas exceptionnel, même si certains éléments semblent particulièrement graves. Difficultés de gestion, sous-médicalisation, ne peuvent manquer de rejaillir sur les soignants, le plus souvent sous-payés et sous-qualifiés dans beaucoup d'établissements privés. Le manque de satisfaction professionnelle agit en renforcement d'une impossible réalisation de soi qui compromet la reconnaissance de la réalité de l'autre.

> Crise de larmes aujourd'hui à 14 heures quand l'autre infirmière m'a dit : « Votre urée a monté ! il faut vous reposer, pas aller à la fac, c'est cela qui fait monter l'urée ! » Mais ils m'ont servi ce soir, je crois, une charcuterie qui m'est interdite (c'était un plat froid avec une salade verte) et une banane, interdite aussi par la diététicienne de B. L'infirmière qui servait aussi le repas du soir (celle qui gueule) est allée vérifier, l'a constaté, m'a apporté une pomme verte que je n'ai pas mangée et est partie avec la banane.

L'hôpital B., consulté, infirmera cette interprétation du taux d'urée. Paul n'a jamais eu le résultat de cette analyse, pas plus que le néphrologue.

Lisant quelques extraits de ce journal à des soignants en formation à l'accueil, j'eus la surprise d'entendre une infirmière estimer que cette situation ne lui paraissait pas vraiment anormale. « Je ne vois rien que de très banal, ce ne sont que des broutilles, des malentendus, des erreurs, très fréquentes... » puis alors que j'insistai pour lui faire entendre que pour la personne « à la merci du service » cela pouvait vite devenir intolérable, et source (comme pour Paul) d'une angoisse pouvant aller jusqu'à une solide dépression, elle ajouta : « Je ne m'étais jamais fait la réflexion, mais c'est vrai que je suis peut-être un peu trop possessive, ce n'est pas pour rien que j'ai passé le plus clair de ma carrière chez les enfants, j'ai besoin de les sentir proches. » Plusieurs d'entre elles reconnurent qu'elles ne supportaient pas les malades trop indépendants, parce qu'elles avait besoin de se les approprier pour se sentir utile.

Un malade comme Paul, « pas assez dépendant », peut figurer pour une équipe soignante le « mauvais malade » par excellence. Son angoisse (légitime !) ravive celle des soignants, sa méfiance les blesse et cette blessure narcissique infligée les fait réagir par l'agressivité ou la fuite. Sa relative autonomie semble disqualifier l'équipe entière qui ne sait pas donner autre chose que ce modèle imparfait de prise en charge. C'est cette violence ordinaire, en écho, qui afflige autant les soignants que les malades qui leur sont confiés, qui n'ont d'autre alternative que se satisfaire de l'impossible. Le manque de réflexion (et en particulier du temps qui la permettrait) empêche ces « mères abusives » de se rendre compte des effets pervers de leur sollicitude, et les empêche de même de trouver d'autres alternatives à la relation. Le malade, tout occupé à son angoisse, n'a aucune disponibilité à l'autre, qu'il soit malade ou soignant, et ne peut donc par conséquent sortir du piège. Paul cherche toutes les occasions de résister à la rigueur de l'institution. Il lui est tout autant impossible de se plier aux règles de vie contraignantes de la clinique que de résister à l'appel de la Fac.

Son journal lui sert en même temps d'exutoire, de moyen de distanciation, de support d'analyse et de... menace de faire savoir ce qu'il a vu, entendu, subi. La suite allait tourner court. Un matin, revenant d'une consultation prévue avec le néphrologue, il est accueilli par une aide soignante qui lui notifie son départ définitif de la clinique dès le lendemain pour se rendre à l'hôpital B.

> « Cette personne justifie ce qu'elle nomme ma sortie définitive comme une décision concertée dans l'après-midi entre le docteur D. de la clinique et le docteur A. Elle va jusqu'à me préciser que c'est sur la demande du docteur A. que ma sortie a été décidée, afin de permettre une nouvelle hospitalisation dans son service à B., afin de procéder sur place aux examens qu'il m'a prescrits le matin même.
> Ces propos me laissèrent pantois, car je pensais qu'une telle décision médicale concertée laissait supposer que mon état de santé s'était soudainement aggravé. Il s'ensuivit que mon état psychologique ne fit que se dégrader au fil des heures de cette nuit d'angoisse augmentant *ipso facto* l'état de stress et l'hypertension qui en découle et qui constituent une des causes essentielles de ma pathologie. »

En réalité, aucune tractation n'avait eu lieu avec le médecin de B. qui refusa de le recevoir, confirmant son rendez-vous donné la veille. Il s'agissait purement et simplement d'une expulsion de la clinique de la manière la plus étonnante et arbitraire qui soit, sous prétexte que les nouveaux examens prescrits étaient trop chers pour la clinique. Il ne restait plus à Paul qu'à trouver quelqu'un qui veuille bien l'héberger jusqu'à ce qu'il trouve une solution.

Ce journal justifierait une exploration à lui tout seul tant il soulève d'aspects intéressants de la violence institutionnelle faite au malade qui doit s'y soumettre. Je conclurai cependant en signalant que cette exclusion de la clinique fut une grande chance pour Paul qui récupéra très vite son équilibre psychique, sitôt expurgé, grâce au journal et à nos entretiens, ce séjour traumatisant.

Depuis, Paul va en dialyse trois fois par semaine, il va beaucoup mieux.

IV - VICTIMES, COUPABLES ET/OU RESPONSABLES...

La dissociation pensée/action est un modèle courant s'exprimant dans toutes les couches de la société sur laquelle se fonde l'essentiel des malentendus. Elle n'est ainsi pas l'apanage des professions soignantes. Rares sont ceux qui poussent l'exigence de sens jusqu'à le mettre en évidence, soit qu'ils ne le perçoivent pas, soit qu'ils n'en aient pas le courage. La nuit, qui découle de cette dissociation, inonde les tenants du discours aussi bien que les acteurs qui préfèrent s'aveugler sous sa bannière qu'assumer l'insuffisance criante que ce discours fait miroiter dans la moindre pratique.

Verrouillées par leur encadrement, les infirmières ne font pas exception, dont aucune ne soutiendrait une position antinomique avec la charte du malade, pour prendre un exemple banal, mais serait bien en peine d'affirmer en respecter tous les aspects. Le seul fait que cette charte existe suffirait-il à les en dédouaner ? On a ainsi pu repérer que sur vingt soignants interrogés dans un service, trois seulement connaissaient globalement le contenu de cette charte, ce qui ne signifie pas pour autant une moindre attention des dix-sept autres à la considération des patients... Le texte existe, il est distribué aux malades, mais qu'en est-il de la pratique ?

Je prendrai, pour illustrer un des aspects de cette dichotomie, l'exemple du respect de la confidentialité des informations personnelles, médicales, sociales et de la vie privée du patient, un des principes énoncés dans la charte du malade hospitalisé. Le premier article concerne la non-divulgation de la présence d'une personne à l'hôpital, que personne ne conteste... ni ne respecte. L'appliquer impliquerait que toute communication avec son entourage soit exclue tant que le patient ne s'est pas déterminé, n'a pas désigné de référent. Or, s'il est exceptionnel que les malades soient d'emblée en état de recevoir certaines informations, de prendre des décisions, voire d'aborder certaines questions, il est encore bien plus rare qu'ils osent user de leur liberté, du secret, à l'égard de leurs proches. Le respect de la confidentialité est alors souvent antinomique avec le principe humaniste d'ouverture qui est suggéré par ailleurs. Que penserait-on, en effet, d'un service hospitalier recevant un malade inconscient ou incapable de se déterminer et qui ne préviendrait pas l'entourage de ce patient ? Dans ce premier écueil, on voit déjà sourdre toute la complexité du droit de la personne à être entendue quand elle ne peut réellement s'exprimer, mais aussi la négligence de tout un corps professionnel qui laisse dire et écrire des principes qu'il considère inapplicables.

LA PAROLE DU MALADE

Dans la formation à l'accueil, nous avons pu collectivement faire le constat étonné que, dans chacun des jeux de rôles servant de support à notre réflexion, le malade était déclaré « désorienté » et surtout était traité comme tel. Même si la réalité gratifie ce service d'une proportion importante de personnes âgées pouvant parfois effectivement présenter une légère confusion, elles n'en sont pas pour autant privées de leurs capacités de jugement. Ces séquences ont eu le grand intérêt de nous faire prendre conscience de la valeur qu'accordaient généralement et inconsciemment les soignants à la parole des malades, et la facilité avec laquelle s'y substituait celle de l'entourage, bienveillant ou non. On a pu comprendre, à la lueur de ces révélateurs comportementaux que sont les jeux de rôles, que la scène qu'installent les soignants est quasi invariable : le malade est un bon malade s'il se soumet à l'organisation sans broncher, s'il ne réclame pas une attention trop soutenue et surtout s'il est reconnaissant. Qui plus est, il ne doit pas être trop autonome, ce qui constitue un défaut rédhibitoire (voir le journal de maladie de Paul M.). Dans cet espace « convenu », la personne du malade sera plutôt bien traitée, ce qui convient heureusement à une bonne partie de la population mais ne laisse aucune place à la différence.

Par ailleurs, on voit fréquemment les médecins s'entretenir de l'état des patients avec la famille, décider avec elle d'un projet thérapeutique quand rien n'est dit au malade lui-même. Les soignants ne font pas autrement lorsque une décision importante est à prendre concernant l'avenir du patient. Il est tout à fait remarquable qu'on doive en passer par une loi pour que le malade ait le droit de consulter son propre dossier médical. Nous nous sentons tenus de l'informer tout en étant convaincus d'avoir à le protéger de cette information. La résistance de la médecine à donner accès à ce document se retranche derrière la subjectivité à l'œuvre dans toute démarche diagnostique, qu'elle n'assume pas et qu'elle ne veut pas donner à voir au patient. Le risque, présent à chaque pas dans un examen médical, qu'il s'agisse d'une absence de la « bonne » intuition ou d'une erreur d'aiguillage, sans compter les hypothèses qui ne se vérifieront pas, se verrait augmenté par les diverses interprétations.

Le « dévoiement » actuel du concept de responsabilité médicale vers son acception judiciaire illustre tout à fait cette frilosité des médecins au « dévoilement ».

On pourrait extrapoler ici le principe des droits du patient à ce qu'il en est des droits de l'homme : on peut être le pays des droits de l'homme et bafouer au quotidien la dignité des individus en leur donnant, par exemple, des conditions de vie et de travail impossibles, voire en les privant de travail et des ressources suffisantes à l'entretien de cette dignité. Le discours ambiant, dans cette phase d'accréditation des hôpitaux, ne cache même plus son cynisme quand il véhicule que l'essentiel pour l'instant est de répondre aux critères afin d'être accrédité, pas de se poser des questions sur la pertinence de ces critères établis autoritairement à partir de moyennes...

On pourrait également penser que le patient est au centre des préoccupations des décideurs et autres réformateurs du système de soins. Or, toute la démarche de qualité des hôpitaux est conçue sans lui, il est au cœur du discours, il sert de prétexte, on parle souvent de lui, on ne parle quasiment jamais avec lui... Lui demandera-t-on son avis quand tout sera bouclé, verrouillé ?

Le respect auquel il peut prétendre se heurte par ailleurs à la difficulté que rencontrent les soignants dont les conditions d'exercice démentent quotidiennement le droit pour eux-mêmes d'être « objet d'attention ». La rationalisation de postures, la généralisation de procédures, de protocoles visant à normaliser un accueil « de qualité », produisent alors l'effet inverse à celui visé, en dépossédant l'acteur soignant de sa responsabilité propre d'humain porté par ses valeurs, au profit de règles instituées, souvent inappliquées parce que contradictoires.

SUBJECTIVITÉ INTERDITE OU ÉCRITURE D'INFIRMIÈRES

Il était une fois en 1977, 21 ans déjà... Convoquée par les médecins-chefs du service de réanimation, je me voyais signifier l'interdiction d'étaler mes « états d'âme » dans le « cahier noir ». Ce cahier, écrit journellement dans le but de transmettre nos observations à l'équipe suivante d'infirmières, était, selon eux, réservé aux transmissions objectives concernant les patients. Nous étions trois infirmières, ce qui valait pour moi valait également pour tous. J'étais davantage visée parce que j'en disais probablement plus long que les autres (je ne m'en souviens pas).

Quinze jours plus tard, je fus à nouveau convoquée par les mêmes qui m'interdirent, cette fois, de ponctuer mes transmissions « objectives », me reprochant d'en dire davantage encore avec mes guillemets, points d'exclamation, d'interrogation et autres de suspension, hautement subversifs... Pas tout à fait innocente, je proposai alors à mes collègues de nuit d'instaurer un cahier parallèle que nous laisserions sur le bureau de la salle de soins, en permanence (que nous avons d'ailleurs nommé « le petit parallèle »), afin d'engager une communication avec les autres sur fond de fronde... Ce cahier disparut après quelques jours et quelques écrits dont je n'ai gardé aucun souvenir. Curieusement nos « censeurs », les médecins et la surveillante générale de jour, se défendirent très fort d'être pour quelque chose dans sa disparition...

Vivement stimulée par cela même, j'en achetai un autre qui devait servir d'exutoire à l'équipe, du 12 septembre 1978 à fin février 1979, et que je conservai après qu'il fut entièrement rempli.

La relecture de ce journal aujourd'hui, si elle donne à voir quelque naïveté dans les propos des uns et des autres, montre aussi combien cette expérience d'écriture d'une sorte de journal à plusieurs contient non seulement ce qui était refoulé du « cahier noir », mais surtout de cet impossible à dire de la profession. On y parle d'amour, d'angoisse, de sexe, de mort, de liberté, de maladie, de la nuit qui permet, du jour qui censure... du bruit de la vie... On ose y dire nos rêves... sans souci (quelle innocence !) de retombées, avec raison puisqu'il n'y eut pas de conséquences directement perceptibles.

Ce cahier allait devenir le seul document systématiquement lu par quiconque entrait dans le service, médecins, infirmières, aides soignantes, surveillantes, sans compter les autres intervenants ou visiteurs des autres services. « La nuit » écrivait beaucoup, « le jour » dévorait nos « états d'âme », en redemandait, commentait parfois... Nous nous sommes beaucoup parlé dans et autour de ce cahier, il a fonctionné comme un lien entre les quatre équipes, il est resté unique, l'expérience ayant cessé après mon départ du service.

Vingt ans plus tard, la subjectivité continue de déranger ce que nous sommes priés de viser : l'objectivité des transmissions à propos des malades. La récente mise en place de transmissions dites « ciblées » dans les hôpitaux a pour intention annoncée d'objectiver le compte rendu des événements de la vie des patients qui nous sont confiés. Le rejet par les infirmières de cette « objectivation » se manifeste particulièrement la nuit, mais est perceptible aussi le jour dans la manière d'interpréter et d'exécuter, en les détournant, les consignes.

Cette conception des transmissions s'est inspirée de celle de l'« école de guerre » où l'on peut concevoir qu'elle ait fait ses preuves. Elle trouve tout naturellement sa place dans une généralisation autoritaire de l'instrumentalisation de la maladie par sa traduction en « indices synthétiques d'activité », base de financement des établissements de soin. Cette invention typiquement technocratique est importée d'Amérique du Nord, et vise exclusivement à maîtriser le coût de la maladie.

Cette nouvelle attaque de la subjectivité, au nom d'une politique marchande de la santé, prend la forme de contrôles, avec le soupçon et la culpabilisation des soignants en toile de fond. Cette dérive dramatique de l'institution de soins, violemment rejetée par les soignants, réactive leur sentiment de n'être pas reconnus dans leur fonction, sinon par le biais de leur coût... Les transmissions ciblées, appuyant leur raisonnement sur l'objectivité des soins, sont d'autant plus mal perçues selon que les soignants ont plus ou moins conscience de la part de subjectivité contenue dans ces soins.

A propos des transmissions ciblées, l'épisode suivant est extrait du commentaire de l'observation vidéo du 2/02/98 par quatre infirmières de jour du service de réanimation et moi-même (Anne P. S.). Il montre comment les infirmières de jour se laissent piéger par les systèmes qui leur sont « proposés », et comment elles détournent leur regard de leurs effets délétères. Leur insatisfaction sert en fait de lit à toute proposition qu'elles acceptent jusqu'au constat de leur insatisfaction renouvelée. On pourrait dire que d'insatisfaction en insatisfaction elles usent leur potentiel humain plus ou moins vite. La longueur de cette citation veut aussi montrer que pour parvenir à une parole qui soit réflexive, on doit en passer par divers états d'un certain cheminement. Ainsi ce ne sont pas les mots qui comptent le plus, mais plutôt la mise en évidence des contradictions qui émaillent leurs commentaires. Il faut attendre que la pensée fasse son chemin, que le questionnement fasse son travail pour que le sens de leur position affleure. On pourra également remarquer les divergences de point de vue mais surtout le manque de réelle confrontation de ces points de vue.

...

Anne P. S. : On n'a pas le droit de faire état de jugements de valeur... qui en fait sont nos jugements, je veux parler de la valeur qu'on donne aux choses... Les transmissions ciblées sont exemplaires pour ça, l'objectif annoncé, c'est de supprimer les jugements de valeur, c'est-à-dire, en fait, toute la subjectivité qui fait qu'on est des infirmières...

Brigitte : Pourtant dans les transmissions ciblées là, il y un reflet de notre journée de travail, alors qu'avant, c'était : « j'ai changé la seringue, j'ai mis du Lasilix, le malade a pissé... » alors que là on peut dire noir sur blanc qu'on a passé une heure avec le malade, qu'on a discuté avec lui, ça on peut le dire dans les transmissions ciblées.

Anne P. S. : On pouvait le dire aussi avant dans les transmissions.

Brigitte : On ne le décrivait pas comme ça, là on peut décrire les actions, on peut vraiment dire ce qu'on a fait... on a passé tant de temps avec lui, ça n'a abouti à rien, ça nous donne un petit peu plus l'occasion de montrer ce qu'on veut, ce qu'on pense. C'était les problèmes médicaux qu'on citait avant, c'était pas les problèmes inhérents à la personne, je pense...

Anne P. S. : Je ne sais pas... la nuit, les filles ont une image très différente des transmissions ciblées, manifestement elles n'y trouvent pas leur compte.

Brigitte : C'est parce que c'est nouveau.

Anne P. S. : Non c'est pas parce que c'est nouveau... j'ai plusieurs témoignages d'autres hôpitaux, elles sont très réticentes justement parce qu'on met de côté la subjectivité de l'infirmière, puisque l'on veut que les choses soient le plus objectives possible, c'est le but des diagrammes de soins et des transmissions. Elles, elles y ont vu justement une négation de ce qui est l'essentiel pour elles de leur boulot, c'est-à-dire la relation. Bien sûr en réa, elles ont autant de technique... Elles disent qu'avant, quand elles lisaient les transmissions, elles avaient une idée sur le malade, c'est important pour elles, la nuit, une idée générale, et que maintenant elles ne l'ont plus. C'est vraiment caricatural pour elles ; cette mise en cibles du travail les empêche d'avoir une vision globale.

Cécile : Oui, c'est vrai, c'est vrai, enfin je pense, on ne voit que les problèmes du malade, on ne dit pas ce qui va bien.

Anne P. S. : C'est vrai que la nuit, on se rend compte qu'on a énormément besoin d'informations sur ce qui s'est passé, moi je le sais en tant que surveillante de nuit, il me manque toujours l'information dont j'aurais besoin, si on n'a plus que des morceaux... parce que là on est dans l'éparpillement des données... bon le malade n'est pas qu'une dent, c'est pas parce qu'il a mal aux dents que... Il y a tout le reste autour...

Brigitte : C'est sûr qu'il a le défaut de ses qualités, il faut que tu situes l'essentiel effectivement...

Anne P. S. : Le malade disparaît au profit de ses troubles, de ses malaises, en fait cela caricature... C'est ce que disent les infirmières de nuit...

Dans cet extrait, j'insiste lourdement sur ma propre position en m'appuyant sur ce que disent les infirmières de nuit. J'ai du mal à laisser s'exprimer un point de vue positif sur ces transmissions ciblées. Mon induction est à ce titre caricaturale et je ne saurais mesurer son influence sur la suite de l'entretien. Pour ma « défense », Brigitte expose dans cet extrait une interprétation très différente des objectifs énoncés dans le principe même des transmissions ciblées. Pour elle, cela permet de parler de ce qu'elle ne disait pas avant, alors que, théoriquement, seuls les événements inhabituels doivent faire l'objet de transmissions écrites, les soins courants devant être cochés dans les diagrammes de soins. J'ajouterai que j'ai l'habitude de discuter avec elles et que j'ai une certaine expérience de leur manque de clairvoyance. Ceci ne retire rien de mes doutes sur la pertinence de ma vindicte... Dans la suite de la discussion, c'est Brigitte qui énonce les inconvénients de cette forme de transmissions, invalidant presque ce qu'elle dit dans le premier extrait.

Brigitte : C'est-à-dire que là, on perd de nous quand on fait nos trans, on perd de notre sensibilité...

Cécile : Sauf si ça pose un problème au malade.

Brigitte : Oui mais de nous aussi dans la façon d'écrire ça peut... alors que là on dit toutes pareil, on dit respiration, respire mal, on peut pas dire autre chose parce qu'il faut aller vite... mais par contre, dans l'objectif, je pense qu'on peut mieux atteindre ses objectifs justement, tu vois si on est toutes d'accord, si on a bien cité quel était le problème... Alors qu'avant on les citait pas, on disait la perf est en retard, on disait les traitements sont en cours... Il y avait peu de choses par rapport au relationnel, on voyait pas la famille, le sommeil, la douleur, ça apparaît pas beaucoup si tu regardes les anciennes trans... on peut peut-être plus...

En fait, Brigitte donne l'explication de la contradiction apparente de ses propos. D'une part elle est dans la projection d'un idéal de transmissions qui réglerait enfin leur problème de communication autour du malade, d'autre part elle n'est pas dupe de la perte de ce qu'elle nomme « la sensibilité » au décours de la standardisation des observations. Ce qui manque, c'est la mise en perspective des attendus et de la réalité qui l'obligerait à prendre conscience de cette contradiction.

Cécile : Oui mais pour chaque problème, on aura le même style de données, les mêmes actions, les mêmes transmissions...

Brigitte : Ils sont tous dans un même moule... c'est toujours pareil, hyperthermie, douleur...

Cécile : Si tu regardes les premières trans ciblées et maintenant où on en est, c'est toujours les mêmes formulations...

Inès : C'est à se demander où ça va finir, tu te demandes si bientôt on aura pas des grilles encodées où le 3 voudra dire... tel type de malade...

Brigitte : Voilà, voilà... on en arrive à ça, ça c'est vrai, donc on perd de...

Alice : Ça devient lassant de faire des transmissions comme ça, je veux dire à la limite humainement t'es pas motivée.

Cécile : Et puis tu perds plus de temps.

Brigitte : On perd chacune de notre personnalité, ça c'est vrai.

Alice : Moi je sais que je suis de moins en moins motivée... ça me pèse...

Brigitte : On ne raconte pas notre journée...

Inès : C'est encore du sentiment personnel qu'on met pas.

Brigitte : Avant on racontait de nous, on disait je lui... j'ai... on pouvait se mettre dedans, on était là, alors que maintenant...

Anne P. S. : On pouvait dire je ?

Brigitte : Alors que là non !

Anne P. S. : Il n'y a plus de je ?

Brigitte : Moi je le mets dans communication quand même, je dis « je »... mais dans tout le reste, état cutané, je ne vais pas dire j'ai massé le malade trois fois, je mets (?) poursuivi, et bof... Avant on parlait... je crois qu'on disait nous, je, enfin je ne sais pas...

Anne P. S. : C'est intéressant que vous ressentiez ça comme ça.

Lassitude, perte de motivation, uniformisation, perte d'intérêt... ce sont les premiers « bénéfices » de l'application de cette méthode de transmissions. La disparition d'un petit espace où la personnalisation était possible le fait subitement exister alors que le reproche majeur à l'endroit des infirmières de jour, c'est qu'elles écrivaient peu dans les transmissions... La réanimation est un lieu un peu à part puisque l'infirmière ayant au maximum quatre malades à sa charge, et eu égard à la complexité des pathologies, les transmissions y ont toujours été plus fournies que dans d'autres services. Il reste que ces transmissions étaient auparavant principalement rédigées par les infirmières pour leurs collègues de l'équipe suivante, dans le but d'assurer le suivi de la prise en charge des patients. L'infirmière de nuit n'avait aucun autre moyen d'informer les médecins de ses observations, et leur reprochait généralement de ne pas les lire. Le déplacement des données, le ciblage des critères, leur tentative d'objectivation font apparaître que le véritable commanditaire a changé. Ces transmissions ciblées visant prioritairement la justification médico-légale des documents, sans compter leur traduction en indices de dépendance, la lisibilité par les infirmières passe de ce fait au second plan, après la traçabilité des actes.

Brigitte : Par contre au niveau des actions elles sont peut-être plus précises, plus suivies. Avant ça n'apparaissait pas assez : « Qu'est-ce qu'on peut faire pour ce malade, le malade, il a mal, qu'est-ce qu'on peut faire. »

Anne P. S. : Ça, ça n'a rien à voir avec la transmission, c'est...

Brigitte : Moi, j'espère qu'elles vont servir à être plus efficace auprès du malade, pour l'instant non, pour l'instant ça ne l'est pas, moi je ne suis pas satisfaite non plus en faisant mes trans mais...

Alice : Tu te rends compte que quand t'enlèves tout ce qui est médical, en fait des actions infirmières il n'y en a pas tellement...

Brigitte : Ben si justement, il faut montrer.

Alice : Ben oui il faut, mais dans la réalité entre ce que tu aimerais faire et dans la réalité ce que tu fais heu...

Brigitte : Oui mais tu en passes du temps...

Alice : Oui mais quand tu enlèves le médical...

Brigitte : Moi je ne fais que ça toute la journée, le médical, c'est rapide, changer une seringue, c'est rapide, prendre une tension... c'est pas ça qui m'importe, c'est plus...

Alice : Oui mais c'est ça qui prend du temps, en fait c'est ça qu'on te demande...

Anne P. S. : C'est ça qui apparaît dans les transmissions, les transmissions sont quand même le reflet...

Brigitte : Non non tu ne le dis plus, maintenant, tu dois plus dire que tu as changé ta seringue.

Anne P. S. : Oui je sais.

Brigitte : Par contre tu peux dire que tu as remonté trois fois l'oreiller, la malade ne fait que tomber, tu peux le dire ça. C'est quand même... tu peux parler de toi, tu peux dire on n'arrête pas de remettre l'oreiller, l'oreiller est trop gros, les oreillers ne conviennent pas... ils sont trop gros, ça glisse... ça peut déboucher... ça pourrait déboucher... ça pourrait aboutir à des façons de travailler...

Anne P. S. : Oui mais c'est quand même pas ça qu'on voit dans les trans.

Brigitte : Oui mais c'est qu'on n'a pas encore l'habitude.

Brigitte est braquée sur ce que « pourraient » devenir les transmissions, « une nouvelle façon de travailler ». Dans son insistance à prétendre que ces nouvelles transmissions leur permettent de parler d'elles, elle prend l'exemple de l'oreiller qui donne un éclairage plus qu'indirect. Il s'agit plutôt de prendre en compte le confort du malade. C'est une façon particulièrement détournée de mettre l'accent sur un soin ni technique ni spécifiquement relationnel, sinon par ce qu'il recouvre, qui ne figure jamais dans les transmissions.

Anne P. S. : J'ai eu la sensation qu'au contraire les filles de nuit qui m'en ont parlé reprochent en particulier... par rapport au sommeil... évidemment pour elles c'est un élément important le sommeil. Eh bien elles ont eu un mal fou à faire prendre cette donnée en considération dans l'élaboration des cibles... personne n'en a rien à faire si le malade dort ou non.

Brigitte : Le but des transmissions c'est de dire « il a dormi de 3 à 5 heures »...

Anne P. S. : Elles le disaient aussi avant. La seule chose qu'elles ont trouvée positive, c'est de vous rencontrer, celles qui ont participé ont apprécié de travailler avec le jour, de réfléchir à la formulation, c'est toujours intéressant, mais ça n'a rien à voir avec la cible. J'ai laissé en réa un document de méthodologie [1] où l'on critique justement les transmissions ciblées, entre autres, toutes les observations qui sont prédéterminées parce qu'on dit ; plus on cible, moins on regarde autour. Dans un premier temps on n'écrit que les cibles, dans un deuxième temps on ne regarde plus que les cibles, c'est-à-dire que la scientificité de l'observation nous conduit à ne plus regarder les malades... C'est les défauts des qualités, comme tu dis, c'est-à-dire qu'à force de trop vouloir faire dans l'efficacité, on finit par oublier tout le reste.

1. Pierre Nègre, « Méthodologie. De l'observation scientifique à la scientificité de l'observation », document interne, Institut du travail social de Tours.

Cécile : On ne regarde plus que les problèmes du malade.

Anne P. S. : Si le malade a un problème de respiration, tu ne regarderas pas s'il a bu, mangé ou s'il a chié, tu regarderas son problème de respiration parce que c'est là-dessus qu'on va t'évaluer, qu'on va évaluer tes soins... On n'y est pas encore mais on y va vers l'évaluation... c'est-à-dire, il est arrivé, il a eu ça, on lui a fait ça, ça a donné ça.

Cécile : Je trouve qu'en pratique ça ne se voit pas encore, sur les trans on ne voit pas du tout le malade mais...

Brigitte : Tu dois dire il n'a pas bu.

Cécile : En théorie... quand je fais mes trans, effectivement je ne parle que des problèmes du malade, mais quand tu vas dans la chambre tu vois ton malade quand même.

Anne P. S. : Bien sûr, les trans ciblées, c'est pas un raz-de-marée qui détruit tout du jour au lendemain. Pourtant depuis plusieurs années, avec la méthode des quatorze besoins de Virginia Henderson, on s'aperçoit qu'on utilise de moins en moins sa propre capacité de jugement.

Brigitte : On va le voir sous la forme caca, pipi, respirer, dormir...

Anne P. S. : C'est ça, tu vas peut-être avoir tout, mais ton bonhomme, peut-être qu'il s'en fiche de ne pas aller aux toilettes, qu'il préférerait... je ne sais pas, rigoler un peu plus, ou manger un peu mieux et puis que bon... tu vois bien les malades n'accordent pas forcément la même valeur à leurs problèmes que nous, puisque nous on le met en équation, il faut que les chiffres s'équilibrent... c'est ça la réa, c'est remettre le malade en équilibre...

Brigitte : De toute façon, quelles que soient les transmissions, on ne lui demande jamais son avis. Il est là, il est dans le lit et il fait ce qu'on lui dit, il n'a pas trop droit à la parole. Il est levé à telle heure... c'est comme ça.

Cécile : Oui mais attends... il est à l'hôpital, l'hôpital a une structure...

Brigitte : Justement il est à l'hôpital, on devrait pouvoir s'occuper de lui.

Cécile : Si le malade veut manger à 9 heures du soir comme à la maison, c'est sûr il ne pourra pas, mais c'est à lui aussi de s'y plier un petit peu... parce qu'on a pas les mêmes moyens à l'hôpital qu'à la maison.

Inès : On n'est que les maillons d'une chaîne dans ces cas-là, c'est ça le problème...

Cécile : On peut pas lui faire vivre une vie comme à la maison...

Inès : Moi ça me dérange pas de servir un malade à 7 h 30, un je veux bien, mais douze... Le problème c'est qu'il n'y a pas de suivi, tu es obligée de te plier aux structures...

Cécile : De même dans ton boulot tu es obligée d'avoir des structures, sinon c'est n'importe quoi.

Inès : 18 h l'heure de repas je trouve ça d'une nullité...

Cécile : C'est tôt, mais si ça a été mis à cette heure-là, je suppose qu'il y a une raison... au niveau du fonctionnement de l'hôpital...

Anne P. S. : Bien sûr, il y a la cuisine...

Brigitte : Quand tu vas mal, tu as besoin de manger plus que... peut-être que dans les trans ciblées on pourra le dire, le malade est resté 48 h à jeun... Action...

Cécile : A faim... se plaint d'avoir faim...

Brigitte : Peut-être que pour l'instant les trans débutent... c'est à nous d'en faire un outil au service du malade.

Anne P. S. : Oui en fait on repart dans le service du malade... moi ce qui m'intéresse, ce n'est pas que les malades ne m'intéressent pas, mais ce qui m'intéresse présentement c'est les soignants.

Inès : Hypocrite sur les bords, hypocrite par rapport aux personnes qui vous demandent de faire ça, qui vous disent que c'est pour le malade, j'en suis pas sûre du tout, j'en suis pas convaincue...

Cécile : Non, c'est pas pour le malade.

Anne P. S. : C'est pour l'évaluation des soins, c'est en aucun cas pour le malade, ça n'a pas amélioré la situation du malade.

Inès : C'est comme un déguisement.

Brigitte : Si tu évalues les soins, tu évalues...

Anne P. S. : Oui, qu'est-ce qu'on évalue ? le problème est là, si ton évaluation touche à l'exécution de ce qui est prescrit, on risque d'avoir la même chose, mais dans la manière d'appliquer le traitement, il y a énormément de flou, c'est ce qui nous permet d'être encore des humains.

Brigitte : Justement, avec les trans ciblées, ça va disparaître parce qu'on va avoir toutes la même façon...

Anne P. S. : C'est précisément ce que je leur reproche.

Cécile : On doit définir des cibles, pour tel problème, ce sera tel mot.

Anne P. S. : Justement, cela ne peut qu'être appauvrissant.

Brigitte : Ça, c'est sûr il va falloir que ça... ça va être des rails... ; et puis à la fin...

Cécile : Pour tel problème ça va être telle action, ça sera pour tout le monde pareil.

Inès : En plus ce qui m'avait choquée, je ne sais plus sur quelle feuille, il y a un lexique d'abréviations, ça m'a fait bizarre, pour moi, c'est déjà un encodage.

Cécile : C'est sur les diagrammes de soins.

Brigitte : C'est nous... c'est nous parce qu'on veut l'intégrer à... mais c'est vrai qu'on va en arriver à toutes réagir de la même façon face à... face à un malade...

Inès : Je trouve ça... c'est... Les trans ne sont plus vivantes...

Anne P. S. : Là vous devenez des robots, vous devenez des machines.

Brigitte : Oui, oui, oui, oui.

Anne P. S. : Je ne pense pas qu'on puisse s'épanouir en devenant une machine...

Cécile : Non, parce que c'est plus assez diversifié après, il ne nous reste plus d'initiative.

Brigitte : Oui, mais ils ont tendance à dire que face à un problème il n'y a qu'une seule réponse.

Anne P. .S : Tu sais bien que ce n'est pas vrai, puisque dans la vie, on est tous assez grands pour savoir qu'il n'y a jamais une seule réponse, qu'il y a donc plusieurs réponses dont certaines ne te satisfont pas toi, mais satisfont Alice ou satisfont Cécile : c'est précisément ce qui fait la richesse des humains.

Brigitte : Ben oui, c'est qu'on est tous différents et que...

Anne P. S. : Il y a effectivement des choses sur lesquelles on est obligés de s'accorder, c'est-à-dire qu'on fasse le même type de pansement...

Cécile : Ça c'est par rapport au malade.

Inès : On nous demande une telle uniformité que c'est pas possible.

Anne P. S. : Il y des choses sur lesquelles on ne peut pas jouer, mais il y en a d'autres sur lesquelles justement... Ce qu'on vous demande actuellement, c'est d'arrêter d'être vous-même, c'est-à-dire d'essayer d'avoir un regard exclusivement professionnel mais il se trouve que notre profession nous oblige à avoir un regard humain. Nous on doit tenir les deux bouts, on doit avoir une attitude rigoureuse, propre, technique, mais on doit aussi être humains, déjà c'est ça qu'on vous reproche... qu'on nous reproche... aux soignants... c'est de ne pas être très humains... enfin, nous ici, ça va encore mais je vous ferai passer des documents, le journal d'un malade, ce qu'il raconte... moi sur le moment cela m'a horrifiée, mais quand j'en ai parlé avec les filles de nuit, elles m'ont dit, mais c'est très banal... Je ne voulais pas le voir, mais à la réflexion, rien que le fait d'être dans un lit déjà, c'est une violence qui est faite au malade... Là vous n'y êtes pour rien... mais si en plus vous venez rajouter de la technicité et rien d'autre...

Inès : Et le vocabulaire...

Anne P. S. : Oui, un vocabulaire, et des cibles que même entre vous vous ne vous accordez pas avec la signification de ces cibles... vous n'êtes pas d'accord sur la définition des mots... Donc, il faut se mettre d'accord sur une définition des mots ? Déjà on trouve que les infirmières n'écrivent pas... et qu'elles s'expriment peu... et là on est encore en train de réduire votre part... Je pense que c'est ça qui dérange le plus les filles de nuit, parce qu'elles sont beaucoup moins contraintes que vous... dans leur vie quotidienne d'infirmières, elles ont moins de monde qui les contraint... Elles sont habituées à une plus grande souplesse et ont vécu ça encore plus caricaturalement... C'est comme si maintenant je leur disais : il n'y a plus qu'une seule façon d'être infirmière de nuit... c'est même pas la peine... parce qu'elles n'ont pas toutes les contraintes que vous avez, elles ont beaucoup moins de pressions que vous...

Ce long passage met en évidence plusieurs aspects essentiels de ma posture de praticien-chercheur, mais en particulier mon désir d'entraîner mes collègues dans une démarche de réflexion dans le but de les aider à sortir de la plainte pour passer à l'offensive. La nécessité de mon positionnement est antinomique avec le souci d'une non-directivité qui présidait à mon fantasme de chercheur. Mon empathie de praticien-chercheur va ainsi à l'encontre d'une posture qui se contenterait de donner la parole aux infirmières. On voit bien la différence d'attitude avec une position de recherche clinique plus classique. Le praticien-chercheur fait valoir sa position, ce qui pousse les infirmières à argumenter la leur, à pousser plus loin leur raisonnement, à sortir de la vision univoque que le discours ambiant favorise. Mon expérience d'autres discussions avec ce groupe, en particulier, explique mon insistance à pousser Brigitte dans ses retranchements. Cette prise de pouvoir du praticien-chercheur permet aux autres infirmières de faire entendre une position différente qui ne se serait peut-être pas exprimée autrement et qui est d'ailleurs reprise par Brigitte avec ses propres mots. D'autre part, il apparaît que la durée de cette discussion est une condition essentielle pour sortir des lieux communs, qui tiennent lieu d'opinion, tant que la contradiction n'a pas provoqué de prise de conscience de la complexité. La possibilité de prendre le temps d'explorer une position fait partie de la distinction la plus visible du jour avec la nuit qui est coutumière de ces longues discussions autour de positions contradictoires. Brigitte s'était d'ailleurs, auparavant, plusieurs fois ouverte à moi de leur manque d'interlocuteur pour discuter de leurs questions.

Le « je » de l'infirmière entre ici en dialectique avec le « je » du praticien-chercheur, soulignant le décalage entre la position d'utilisateur d'un système imposé, et la tentative de penser ce système dans un univers qui refuse toute mise en question.

Si la subjectivité n'est pas encore éradiquée de la relation de soin, il reste cependant à trouver un support de la traçabilité de leurs actes, qui ne l'élimine pas, par les soignants.

FAIRE CE QUE L'ON DIT ET DIRE CE QUE L'ON FAIT

Je postule en conséquence que la dissociation discours/pratiques et surtout le manque de rigueur intellectuelle qui la protège au sein de l'institution de soin, entre autres, sont à l'origine du profond malentendu qui empêche les acteurs du système de se reconnaître en lui bien qu'ils en soient les instigateurs, les créateurs, voire les initiateurs... Partant d'exemples singuliers, je débouche quasi systématiquement sur cette espèce de dédoublement collectif des soignants qui leur permet d'agir en parfaite contradiction (mais pas sans culpabilité) avec les principes qu'ils ont eux-même contribué à édicter...

La « pression générale » détermine alors des rôles que personne ne semble admettre comme représentant vraiment la réalité. Cela aboutit à ce que, ne se reconnaissant pas dans les schémas proposés, une masse de plus en plus grande de soignants se sentent coupés du sens de la politique des soins et, même s'ils continuent d'agir « fondus dans la masse », leur passivité les enferme dans une insoluble insatisfaction. Il en résulte un décalage croissant entre leurs désirs et leur réalité se révélant dans ces conflits déplacés qui usent les motivations les plus solides et surtout contribuent à entretenir la justification du silence.

L'évolution actuelle d'un discours économiste « terroriste » au sein des établissements de soin ne peut qu'accentuer le malaise en oubliant totalement le registre de la relation au malade, et en jouant sur la culpabilité des soignants qui n'a jamais été aussi forte.

La particularité du rapport à un autre en situation d'infériorité est une des indications les plus constantes de la nécessité de la prise en compte des affects dans l'analyse de toute relation de soin. Comme les autres professions « d'aide », la fonction soignante devrait échapper à la rationalisation par la nécessité d'un don de soi inquantifiable sans lequel il ne pourrait y avoir d'échange[1]. L'extrême rapidité avec laquelle les technocrates sont en train de détruire l'ancien modèle, dénoncé comme obsolète, entraîne une masse de soignants de plus en plus grande dans une telle frustration qu'elle pourrait avoir des conséquences extrêmement graves sur l'avenir des soins. L'amertume ressentie devant la négation de leurs valeurs par le discours sur la qualité, par exemple, pourrait bien empêcher finalement la réalisation d'objectifs qui fondent pourtant leur propre conception de la notion de soin.

Il y a ainsi, selon moi, désormais urgence à élaborer des stratégies de défense, à vite apprendre à dire avant que nous soyons définitivement rendus

1. André Gorz, *Métamorphoses du travail, quête du sens*, Paris, Galilée, 1988, p. 176-182.

muets par la surdité du système. Il en va de la survie de la notion même de soin.

Aveuglés par une « toute-puissance » impuissante à gérer le mal être comme le mal aller, les soignants naviguent entre la culpabilité refoulée de n'être pas à la hauteur de leur propre idéal professionnel mythique et la conviction que la responsabilité vient principalement d'ailleurs. Cette culpabilité résultant de l'impuissance à protéger le malade de la maladie et de la mort sert providentiellement de berceau à celle qui naît de la conjoncture, augmentée d'une autre culpabilité, celle de ne pas se mobiliser pour empêcher cette évolution qu'ils considèrent pourtant comme dommage irréparable. Les conditions d'exercice des soins se dégradant, la distance ne cesse en effet de s'accroître entre le fantasme du « bien-soigner » (la bonne mère) et la réalité d'un abandon des patients auquel sont contraints les soignants, sous couvert d'un rationnement se matérialisant par des diminutions constantes d'effectifs, et par la multiplication du temps passé à des activités de contrôle. Le malade, souvent « utilisé » par les infirmières pour faire entendre un point de vue en rupture avec l'objectivation forcenée d'une médecine organiciste et techniciste, disparaissant des préoccupations des décideurs, laisse les soignants sans « objet transactionnel » reconnaissable et les livre à la vindicte du budget souverain.

La résistance à l'instrumentalisation de l'implication se fait jour au travers d'autres résistances à d'autres instrumentalisations leurrantes qui, tout en noyant les soignants sous une multitude de documents à remplir (SIIPS, AAAS, transmissions « ciblées », diagrammes de soins, PMSI, etc.) [1], n'arrivent jamais à les satisfaire. Incapables de nommer l'innommable, les soignants sont pourtant prêts à tout essayer qui donne forme et matérialité à ce qu'ils n'osent exprimer. C'est dans ce contexte que toutes sortes de contrôles se mettent en place avec la complicité de ceux-là mêmes qu'ils sont destinés à contraindre, à contenir, et que les soignants dépités voient, à chaque tentative, s'éloigner un espace de liberté inconnu jusqu'à ce qu'il s'évanouisse.

C'est là encore une distinction avec les soignants de nuit, qui, bien que souffrant des mêmes difficultés à faire entendre leur petite voix, ne peuvent, du fait de leur réalité différente, être dupes des artifices de la démonstration. Cette différence fondamentale explique pourquoi la résistance aux outils de

1. SIIPS : soins infirmiers individualisés à la personne soignée (indicateur d'activité).

AAAS : autres activités afférentes aux soins.

Transmissions ciblées : les cibles (température, douleur, etc.) doivent être déterminées d'emblée pour chaque malade afin de mieux cerner les objectifs et en faciliter la transmission. Cette méthode a pour principal défaut de faire perdre aux soignants la vision globale du malade au profit de ses dysfonctions.

Le diagramme a pour but de permettre le contrôle l'évaluation et la justification des soins.

PMSI : Programme de médicalisation des systèmes d'information.

mesure est particulièrement forte et explicite chez les infirmières de nuit dont l'essentiel de l'activité n'a jamais pu ni ne pourra jamais, à l'évidence, s'inscrire dans les graphiques et autres diagrammes de soins. C'est dans une sorte de renoncement à la légitimité officielle que s'est construite la légitimité de l'infirmière de nuit, une légitimité qui s'inscrit dans une acceptation de la confidentialité de sa compétence. La nuit, les références sont ainsi déplacées dans un effacement des attendus de la médecine, remplacés par des critères qui sont davantage liés aux demandes du malade et aux exigences d'une sécurité fondamentale. Le manque de personnel justifie qu'on aille à l'essentiel, légitimant de fait l'abandon de nombre de gestes dictés par une organisation qui repose alors entièrement sur le jour. Ajoutant à cela la résistance à une formalisation des soins qui n'a aucun sens pour elles, le statut des infirmières de nuit est une provocation involontaire mais permanente à la situation de leurs collègues de jour.

Le credo du crédit étant le seul fondement de toutes les méthodes actuellement « sur le marché », même le langage y est adossé, imposant ainsi un déplacement de l'attention vers des comptes à rendre qui n'intéressent que le commanditaire officiel, c'est-à-dire l'état payeur, se substituant au citoyen. Les différents recouvrements de responsabilités, outre qu'ils produisent une nuit de plus en plus noire, détournent le regard vers ce qui se voit, se montre et surtout se compte. Ainsi que le prônent les diverses strates de l'encadrement dans l'hôpital, emboîtant le pas aux recommandations des technocrates : « Tout ce qui n'est pas écrit n'est pas fait », balayant par cette petite phrase assassine l'essentiel, indescriptible, du contenu des soins. Sommés de se justifier en permanence, les soignants perdent peu à peu confiance en un sens des responsabilités qui leur permettait de juger de la pertinence de leurs actions, réduisant leur marge de manœuvre à l'exécution de protocoles. La dotation budgétaire étant directement liée à ces critères « objectifs », on comprend aisément comment la résistance est muselée de l'extérieur en même temps que de l'intérieur par le recours à la culpabilité « projetée » d'une « dérive des dépenses de santé ». Cette dotation budgétaire n'en finit pas de diminuer, moyen extrêmement pervers et efficace de fermer des lits d'hospitalisation (en trop ?), en pesant sur des soignants qui n'en peuvent plus de se voir autant négligés quand ils effectuent des tâches ingrates dont même les proches ne peuvent pas, le plus souvent, s'acquitter.

Dans le même temps, on voit la « qualité des qualiticiens » balayer toutes nos valeurs dans un raz-de-marée idéologique destructeur non seulement de structures soi-disant caduques, mais aussi de cette particularité de la relation thérapeutique. A défaut d'être quantifiable, tout ce qui n'apparaît pas dans les « camemberts » et autres graphiques dont l'informatique nous gratifie abondamment s'évanouit dans la nébuleuse d'une espèce de « confort » poubelle. La particularité de la démarche de qualité est qu'elle met l'accent sur l'ensemble des procédures descriptibles qui concourent au bon fonctionnement, mais qu'elle nie tout ce qu'elle ne peut en maîtriser. Cette ombre d'une accréditation qui pourrait nous être refusée renforce la sensation d'un danger imminent qui enferme les soignants dans un immobilisme, qui confine à la paralysie, extrêmement dommageable à un moment où l'ensemble des « référentiels », réels et symboliques, sont menacés par une rationalisation qui semble inconsciente de ce qu'elle emporte dans ses filets. L'exemple de cette tentative de maîtrise de l'institution s'« épanouit » avec particulièrement de force dans la dernière injonction de l'administration de la santé. L'urgence actuelle (09/99) qui vient s'ajouter aux autres priorités (mises en conformité en vue de l'accréditation, réduction du temps de travail) est d'écrire des protocoles de sauvegarde en vue du passage à l'an 2000. Il nous est demandé de prévoir l'imprévisible, dans un mélange remarquable de réalités à contrôler et de fantasmes de catastrophes dignes d'une science-fiction qui ne semble pas très loin derrière les fantasmes de maîtrise de la technocratie. Ainsi, le temps passe pendant que trépassent nombre de valeurs jusque-là préservées, je veux parler d'une attention à l'autre qui perd jour après jour sa position privilégiée dans la notion de soin.

LES BONS ET MAUVAIS MALADES

L'hôpital dans lequel je travaille a toujours eu vocation d'accueillir les maladies « indésirables ». Ancien sanatorium partiellement reconverti, il accueille aujourd'hui une foule de pathologies qui ne « rapportent » pas : des insuffisants respiratoires ou cardiaques graves aux sidéens déglingués, en passant par les cancéreux qui, malgré les thérapeutiques évoluées, n'en finissent pas de mourir... sans oublier tout ce que la vie peut inventer d'insoluble pour nous obliger à penser. Ces maladies ont en commun la trop longue durée de leurs « poussées » et... de ne pas guérir, ce qui constitue une insulte répétée à la toute-puissance...

Les comptes qui nous sont demandés ne sont ainsi pas des comptes justes. Imaginer qu'une pathologie puisse se voir gratifier d'un budget fixe a pour effet de renforcer une médecine de l'organe, correspond à une vision technocratique et objectivante de la maladie dont sont coupables certains médecins.

La résistance au découpage est subtilement court-circuitée d'emblée par tous les outils de contrôle. Le financement étant lié à la bonne pratique de l'étiquetage le plus avantageux, les plus compétents dans cette pratique sont évidemment les mieux placés sur l'échiquier du grand argentier. Ils n'en sont pas pour autant forcément les « meilleurs ». Ce faisant, ils ont induit un étalonnage de la maladie qui s'est érigé en modèle unique et surtout indiscutable. Les médecins, n'ayant pas appris à mesurer et encore moins à argumenter certains des critères qui fondent leur pratique, semblent eux-mêmes médusés par un système qui les réduit à la part comptable de leur exercice. La « crise » aidant, nous sommes collectivement condamnés à tenir, à tenter de nous contorsionner afin de rentrer dans les cases prévues toujours un peu plus étroites, abandonnant à mesure tout ce qui ne peut plus y entrer.

La solidarité des équipes soignantes est en train de se perdre au profit d'une soi-disant responsabilisation individuelle qui oblige chacun, à chaque fois qu'il agit, à signer son acte. Cette pratique, avec les « meilleures intentions du monde », a pour effet de désolidariser un ensemble qui, bien qu'imparfait, n'en fonctionnait pas moins dans un collectif garant muet d'une cohésion qui se créait de sa nécessité même. Sans compter toute cette énergie déployée pour tenter de démontrer l'inutilité et la perversité de telles pratiques ni le temps passé au détriment d'une présence attentive que les personnes malades réclament d'autant plus fort qu'elles en sont privées dans leur vie de bien-portants.

Ainsi il apparaît que les valeurs qui fondent la relation de soin, comme elles fondent la vie en société, s'évanouissent à mesure qu'on tente d'inventer des langages qui puissent les qualifier. Le temps lui-même, cet incommensurable, est mis en demeure de se définir, est condamné à la maîtrise ou à disparaître du langage même... La maladie est sommée de s'étiqueter, de se contrôler, de se ranger dans sa case, les meilleures étant celles qui rapportent le plus de budget en un minimum de temps.

Ces mesures n'ont pas tardé à produire leur effet, qui laisse certains malades à la porte des soins parce que porteurs de maladies qui n'en finissent pas, de pathologies trop coûteuses pour le budget, ou trop lourdes pour des équipes soignantes en perpétuels sous-effectifs. Les stratégies sont multiples pour se débarrasser des indésirables, les urgences de nuit étant le meilleur moment, le médecin le plus sensible, le moins résistant étant la meilleure cible pour accueillir celui qui a déjà passé la moitié de la journée dans un autre service d'urgences à attendre qu'une structure veuille bien l'accueillir. Les difficultés se généralisant dans tous les établissements d'hospitalisation, on peut mesurer le risque que représentent de telles attitudes pour la population. Je ne pourrai pas énumérer toutes les anecdotes qui se présentent à ma mémoire, la dernière en date étant cet homme de 40 ans arrivé à 21 heures dans notre service de réanimation médicale avec un bras en partie détruit par une décharge de chevrotine et qui a dû attendre près de trois heures avec son garrot qu'un service de chirurgie veuille bien l'accueillir.

PARADOXE, COMPLEXITÉ ET AVEUGLEMENT

Cependant, bien que particulièrement prégnante, cette actualité économique ne doit pas nous faire perdre de vue que la raison majeure du malaise est autrement complexe. La notion que la dégradation des lieux de soin serait inéluctable est directement liée au « non penser » duquel sont coupables l'ensemble des soignants mais aussi la population dont la passivité n'a rien à envier aux infirmières. L'incommunicabilité entre les médecins et les infirmières s'est fondée sur leur oubli mutuel, plus ou moins volontaire et pour des raisons différentes, de faire valoir leurs affects et, partant, sur l'absence totale de discussion de ces présupposés. La notion de responsabilité s'est enlisée, pour les infirmières, dans la sensation que tout leur échappe, qu'elles ne peuvent rien faire et qu'elles sont les victimes d'un système qui les fait souffrir. Or, comme on peut le voir au fil des entretiens avec les infirmières de jour, elles fuient toute occasion de discussion qui pourrait révéler leurs différences, les obliger à prendre position, les engager.

Alice : On parle beaucoup entre nous.

Inès : C'est vrai, on parle beaucoup entre nous, on le remarque surtout dans les films parce que dans la réalité on ne s'en rend pas compte, mais on n'arrête pas de déconner entre nous, c'est comme ça qu'on tient. C'est pour ça qu'on résiste.

Inès : Pour nous rassurer surtout.

Brigitte : Oui mais quand on sort de la chambre personne ne discute du malade, comment on va lui parler heu, jamais. C'est jamais fait ça, jamais on va dire heu, tiens, ce malade-là il faut le stimuler, celui-là au contraire il faut le chouchouter, jamais. On ne se met pas d'accord, jamais on ne discute de ça, ça serait super intéressant, ça devrait être comme ça tout le temps. Tout le temps on devrait discuter de la manière dont on... moi je trouve cela tout à fait normal. Au contraire, quand on sort des chambres, on essaie de ne pas parler des malades parce que... il faudrait en parler des malades. Ce serait peut-être plus facile si on était tous d'accord, on dirait... bon celui-là on fait ci, celui-là on fait ça... Je pense...

Cécile : Oui mais ça c'est propre à chacun aussi, tu ne peux pas te forcer à agir comme ça parce que les autres... enfin tu peux te forcer, ça c'est un réflexe naturel aussi, je dois dire ça passe ou ça ne passe pas avec un malade...

Si la nécessité d'un travail de réflexion leur apparaît évidente, rien n'est pourtant fait pour sortir de cette immédiateté des ressentis. On pourrait même penser, à l'inverse, que cette situation est protégée par l'encadrement afin d'éviter de mettre trop en évidence ces conflits qui obligeraient chacun, et pas seulement les infirmières, à s'exprimer sur ses propres valeurs. Pour économiser un travail de fond et surtout protéger un état qui permet au pouvoir de s'exercer sans trop de remous, les conflits restent ainsi dans l'ombre. Leur « fermentation » produit alors ces incidents qui surgissent de-ci de-là dans le travail, toujours à côté, jamais interrogeables comme tels. La raison n'est ainsi jamais convoquée, laissant la place à l'émotionnel, renvoyant toujours plus violemment le soignant à son impossible distanciation de ses affects.

Brigitte : Et nous quand on évacue... ça pète.
Anne P. S. : Vous ça pète, mais la nuit, elles évacuent avant que ça pète, et je pense que c'est vraiment la grande différence que je remarque, elles sont beaucoup moins coincées, et puis les trucs qui les emmerdent elles les envoient péter...
Alice : Nous de toute façon, tu dis un truc, c'est mal perçu, c'est mal dit...
Brigitte : On n'a pas l'habitude de se parler...
Anne P. S. : Vous attendez d'être au bord, et quand vous êtes au bord, c'est pas là qu'on se parle bien, c'est là qu'on explose et qu'on « se jette ».
Brigitte : C'est là qu'on se dit des choses...

La méfiance des infirmières d'une parole suscitée par l'encadrement (dans les réunions de service par exemple) est d'autant plus justifiée que les retombées sont systématiques, produisant ces « règlements de compte » entre équipes mais également à l'intérieur de l'équipe qui font horreur aux infirmières. La confidentialité n'est ainsi pas souvent au rendez-vous, pas plus que la distanciation indispensable chez ces cadres chargés d'encadrer ces réunions d'équipes.

Cécile : ... Il y a des malades avec qui... il faudra les chouchouter effectivement mais tu sens qu'ils t'empiètent, qu'ils t'empiètent qu'ils t'empiètent et t'as pas envie, t'as envie de mettre les barrières, tu vois, tu vas pas agir comme les autres, je crois que c'est propre à chacun aussi. Il y a des malades qui vont te bouffer, te bouffer, te bouffer... Moi je sais que je n'aime pas que les malades me bouffent parce que justement après tu te laisses envahir... Tu te fais déjà bouffer par le boulot qu'il y a autour, si tu te fais bouffer en plus par le malade... Moi je sais que j'aime pas... que ce soit par les malades ou par quelqu'un d'autre à la limite, j'aime pas me faire envahir. Alors je mets des barrières. Les barrières je les pousse plus ou moins loin, tout dépend.
Brigitte : Moi au contraire, je sais pas arrêter.
Inès : Moi les malades si je me retrouve bien, le Monsieur du 8 c'est pas un de mes malades et je lui ai pressé une orange.
Brigitte : Alors que moi je vais le faire même à un malade que je n'aime pas. Il y a des malades que je n'aime pas mais... je les... quand même...
Inès : C'est pas que je vais refuser de lui faire, mais là disons, c'est moi qui lui ai dit est-ce qu'il y a quelque chose qui vous ferait plaisir ? vraiment...
Brigitte : Mais ça c'est dans la nature de chacun, tu vas pas obliger quelqu'un à avoir envie de presser une orange.
Inès : Peut-être qu'on avait plus le temps aussi.
Brigitte : Moi, je me dis en réa, ils sont complètement dépendants de nous. Nous on ressort, on est en forme, on va bien, donc heu...
Cécile : Non non mais il y a des malades...
Alice : Il y en a qui disent vous êtes là pour ça heu...
Inès : Des malades aussi où tu te dis il n'y a pas de famille, il faut quand même pallier à un manque affectif aussi, sans pour autant faire des bisous...

Brigitte : Moi je sais que je me laisse envahir c'est vrai, mais je ne peux pas faire autrement.
Cécile : Alors que moi je ne peux pas parce que je... Je pourrais pas assumer.
Brigitte : Un malade va me demander un truc, je vais aller lui faire parce que...
Cécile : Oui mais ça dépend... Ouais, mais c'est au coup par coup.
Inès : Moi aussi c'est au coup par coup, si je sens qu'il pourrait un peu trop empiéter ou...
Brigitte : Moi je suis la même quel que soit le malade... quand je vais sortir de la chambre je vais dire il me fait chier mais dans la chambre je vais être la même quel que soit le malade. Je vais pas plus...
Cécile : Moi c'est pareil au niveau soins, je ferai les mêmes soins à un malade qui m'emmerde qu'à un malade que j'apprécie plus, je ferai les mêmes soins tout ça, si tu veux, c'est au niveau contact après... il y a des choses où je vais mettre une barrière parce que je sens qu'il va m'épuiser ou me vider, j'ai pas envie parce que j'ai pas envie d'être bouffée par ça.
Inès : Hier matin, j'ai dit carrément « ben tiens je vais jouer la faux-cul », en fait dans le couloir le malade je peux pas le blairer... et puis arrivée devant, ben t'arrives, grand sourire et bonjour Monsieur...
Cécile : Oui mais tu peux pas non plus...
Brigitte : Oui mais tu peux pas non plus... passer ta journée à...
Inès : Non mais il y a des moments où t'as envie de t'aigrir carrément, de dire ouais, je vais même pas lui parler comme ça je risquerai pas de... ça nous est déjà arrivé de dire il vaut mieux pas...
Alice : Il vaut mieux pas lui parler parce que de toute façon ça va mal finir.
Inès : Là tu privilégies les soins pour être sûr qu'il les ait...
Cécile : Et après tu te privilégies aussi, voilà... c'est normal.

Dans cet extrait de l'entretien, on voit apparaître un aspect significatif du conflit de valeurs ainsi que les raisons de le détourner. L'une exprime avec insistance sa peur de se laisser envahir, ne veut pas être « bouffée » parce qu'elle ne se sent pas capable de le supporter. Elle semble, par ce qu'elle exprime, instaurer une hiérarchie des tâches qui placerait le malade après les autres tâches, ce qui reflète un sentiment général des soignants (et qui était déjà à l'origine de ma fuite du « jour »...). Le malade vient en plus, en trop. C'est dire combien le poids de ces activités afférentes aux soins, qui s'est récemment considérablement alourdi des nombreux documents de justification, est pesant dans une journée d'infirmière. De plus, c'est toujours sur « le reste » qu'elles sont le plus souvent contrôlées puisque ce qu'elles considèrent essentiel dans leur activité est invisible. Le déplacement de l'attention est ainsi flagrant qui oblige les soignants à effectuer en priorité les actes qui se voient.

Cécile refuse qu'on lui impose une façon de faire parce qu'elle ne fait pas de distinction entre ce qu'elle ressent, ses propres valeurs, et ce qui pourrait faire consensus. Sa position révèle, entre autres expériences personnelles non évoquées, son expérience du mode de résolution de conflits dans le service. Sachant qu'il n'y a aucune écoute de ce qu'elle peut ressentir, elle n'en fait pas état mais refuse pour autant d'abdiquer, et se ménage un espace de liberté par le refoulement de tout une strate de pensée qui reste dans la nébuleuse et se traduit par une mise à distance assez systématique de ses sentiments. Brigitte, elle, ne peut pas résister. Quels que soient les dommages pour elle, elle culpabilise de ne pas pouvoir soulager assez ses malades. On s'aperçoit qu'elles ne peuvent pas se comprendre parce qu'elles sont dans des stratégies individuelles qui ne leur permettent pas de faire front commun. Elles ne veulent pas discuter de cela pour éviter les conflits, ce qui implique qu'il ne saurait y avoir de consensus entre ces deux stratégies qui sont toutes les deux des positions émotionnelles. Elles perdent ainsi toute opportunité de penser, pour le défendre, cet aspect de leur métier qui est renvoyé dans la nuit de leur affectivité, donc, n'appartenant pas au registre professionnel. Le malade subit les différentes positions sans pouvoir rien y comprendre ni surtout rien y faire. Il ne peut y avoir de projet de soin dans un tel contexte qu'imposé par les instances, ce qui constitue une perte considérable de pouvoir des soignants sur leur activité ainsi que sur la source de leur insatisfaction.

Les lieux dits « de parole » sont encore plus douteux qui convoquent une parole émotionnelle sans assurer aucune réelle prise en charge, ni pouvoir assumer les problèmes que cette parole peut faire surgir quand elle est tellement chargée émotionnellement. Les infirmières sont d'ailleurs extrêmement méfiantes de tout ce qui s'apparente à la psychologie bien que cherchant désespérément des solutions personnelles dans ses courants parallèles. C'est ainsi que sont très courues toutes les techniques visant à « modifier le comportement », ce que je nomme la psychologie de supermarché. On se trouve tout simplement ici dans le prolongement de ce « formatage » des infirmières à la recherche de solutions immédiates de préférence à la recherche du sens.

La psychologie comme la psychanalyse ou la psychiatrie ne sont ainsi pas les solutions au malaise, contrairement à ce que j'ai cru longtemps (jusqu'à l'arrivée des psychologues dans l'hôpital). Ces disciplines, qui ont en commun le projet de soigner, viennent au contraire enfoncer le clou en renforçant le sentiment chez les infirmières d'être victimes d'une pathologie professionnelle contre laquelle elles ne peuvent qu'apprendre à trouver « la bonne distance ». Vider son sac, comme le précisent les infirmières de jour au cours de la discussion, calme la « démangeaison » pendant quelque temps mais le mal est toujours là qui ronge. Le traitement symptomatique ne peut être que palliatif et ne peut en aucun cas traiter une cause que personne ne peut ou ne veut nommer.

L'ARBRE QUI CACHE LA FORÊT

A propos du procès Eichman à Jérusalem, Hannah Arendt définit ce qu'elle qualifie de « banalisation du mal » comme un manque de pensée plutôt que relevant de stupidité, de convictions ou de perversité. « Cette absence de pensée tellement courante dans la vie de tous les jours où l'on a à peine le temps et pas davantage l'envie de s'arrêter pour réfléchir... »[1]

C'est bien de cette absence de pensée dont souffre chroniquement l'institution soignante, se reposant sur le manque de temps à lui consacrer mais surtout sur l'intime conviction que le difficile exercice des soins ne devrait pas avoir à se justifier de quoi que ce soit, sur la difficulté de se remettre en question. Or, ma déjà longue expérience de la profession infirmière m'a enseigné que le manque, partie émergeante de l'iceberg, était invariablement convoqué par les humains pour justifier l'ensemble des dysfonctionnements de leurs institutions. Les manques d'effectifs, de temps, d'argent ne sont ainsi que les caches objectifs d'une raison beaucoup plus sournoise : l'horreur de l'infirmière (et elle n'est pas la seule...) pour la complexité et l'insupportabilité du paradoxe accentués par l'idéologie objectiviste de la médecine. Ajoutée aux « bons sentiments », l'absence de pensée se révèle ainsi le plus sûr garant de l'immobilisme dont sont coupables et victimes les soignants.

Aveuglées par la frustration, les infirmières ne peuvent, le plus souvent, dépasser cet aspect aussi tenace de leur rapport au travail qu'en surinvestissant d'une manière ou d'une autre un des aspects technique ou humain de leur métier et en fuyant tout autre type d'engagement, notamment dans une réflexion collective, quand elles ne fuient pas le métier lui-même.

Il est probable que c'est l'impossible résolution de la complexité des situations de soin qui induit le plus sûrement cet aveuglement volontaire, dans un monde où tout est fait pour entretenir l'illusion qu'un problème a toujours une solution.

LE DEVOIR DE PENSER

Mon passage par l'école des cadres, mon exercice de la responsabilité de l'équipe de nuit, comme ma fonction de formatrice aux gestes et postures de sécurité dans le travail, ont alimenté mon analyse de la situation. Je pourrais la résumer en quelques mots : le marasme n'est ni indispensable, ni inéluctable pour peu qu'on se donne les moyens de le penser. La situation des soignants pourrait par conséquent être considérablement améliorée à condition de leur permettre de parler, de leur offrir la même attention que celle qu'on leur demande de donner aux malades.

> Anne P. S. : Je crois que c'est un des gros problèmes... Je pense qu'on ne peut pas demander à des gens de donner ce qu'on ne leur donne pas à eux-mêmes. S'il n'y a

1. Hannah Arendt, *La vie de l'esprit, 1 La pensée*, traduit de l'américain par Lucienne Lotringer, Paris, PUF, « Philosophie d'aujourd'hui », 4e édition, 1996.

qu'une seule chose qui doit ressortir de tout ce travail, de toute ma vie d'infirmière et de surveillante, c'est que si on ne donne pas aux gens qui travaillent une qualité de vie, ils ne peuvent pas produire indéfiniment de la qualité, surtout quand on a affaire à des humains... si toi tu n'es pas bien, tu ne pourras pas être bien avec les malades, si on ne t'écoute pas, tu ne peux pas écouter, si tu n'es pas entendue...

Inès : La durée de vie des équipes en réa, tu regardes, c'est un renouvellement tous les quatre ou cinq ans, ça change, il doit y avoir un rapport avec ce qu'on dit... La première année tu te laisses un peu avoir, la deuxième un peu moins et puis au fur et à mesure on se détache tout doucement... on se dit, on n'a peut-être plus envie de s'investir, il faut peut-être changer... on nous dégoûte, c'est ça le pire, parce qu'on part avec de la bonne volonté le matin, on n'arrive pas... parfois tu arrives à 7 h 30, à 7 h 45 ça y est, t'as les pattes coupées, t'as qu'une envie, c'est de rentrer chez toi. Et encore il ne faut pas qu'on se plaigne, il y a d'autres endroits où ça doit être bien pire.

Anne P. S. : Oui, je sais, il y a des endroits où c'est pire.

Inès : Parce que entre nous, on est quand même à peu près humains, ça dépend des jours mais bon... il n'y a que ça qui nous fait tenir, le jour où ça commence à dégénérer...

Anne P. S. : C'est-à-dire que c'est l'équipe qui sert de soutien. Le jour où l'équipe ne tient plus pour une raison x, ou s'il y a un conflit, comme en plus vous n'avez absolument pas l'habitude de gérer ce genre de trucs, de vous parler des choses qui ne vont pas... de toute façon ce n'est pas facile, chacun ressasse son problème jusqu'au jour où ça éclate.

Cécile : Oui, parce qu'il n'y a pas de juste milieu, on ne dit pas les choses quand il faut, ça c'est vrai.

Dans le monde des soins aux malades, la parole de l'infirmière n'a pas droit de cité. Elle est sommée de prendre en compte deux logiques antagonistes, l'objectivation de la maladie par la médecine comme la subjectivité du malade, sans pouvoir se positionner. Si elle adhère à l'objectivation, elle est privée d'une part considérable de son bénéfice propre qui est entièrement « reversé » à la médecine. Si elle adhère à la subjectivité du malade, elle perd la crédibilité qui ne peut lui être accordée hors de la distanciation. Ce qui pourrait représenter une troisième voie/voix n'a donc d'autre alternative que de se taire, ou trouver un déplacement susceptible d'évacuer le trop-plein de frustration. L'accès à l'objectivité lui échappe ainsi par l'impossibilité de se reconnaître, donc de se faire entendre dans un langage reconnu. La médecine n'a que condescendance pour les observations des infirmières sitôt qu'elles s'aventurent hors de la stricte observation des effets attendus par les traitements entrepris. Le problème de la réciprocité, constamment évoqué lors des entretiens, souligne le point majeur de déséquilibre dans la situation des soignants telle qu'elle se présente aujourd'hui. C'est en partant de ce lieu précis que peut commencer à s'ériger une pensée qui parte de la problématique actualisée, originale autant par le « sujet-objet » que par la posture de recherche.

Comment penser sans se laisser entraîner dans le réductionnisme des divers courants qui verrouillent un savoir fétichisé « qui aboutit au dédain pour le vécu, à la réduction de la pratique au savoir appliqué et à la technologie, à des superfétations idéologiques sous couleur de philosophie », que critique Henri Lefebvre ? « Par ce mot – le vécu –, n'entendez pas l'informe, l'indicible, l'innommable mais plutôt les rapports méconnus comme tels (exploitation, dépendance) d'aliénation, et de plus les efforts pour vivre et survivre par les sentiments, comme on dit, plus que par la réflexion. Il s'agit seulement de mesurer la part du savoir et de combattre une démesure très particulière à la modernité, qui consiste à ne plus considérer que le savoir, à tout réduire au technologique. » [1] Dans quelle strate de la pensée les infirmières seraient-elles si particulièrement « savantes » qu'elles pourraient ouvrir une voie fort peu foulée par les penseurs officiels ? C'est chez Gombrowicz dénonçant le mépris de la douleur, donc du fait que l'être était possiblement souffrant, par les divers courants philosophiques, que j'ai eu ma première intuition de la nécessité de maintenir ce lien entre la subjectivité et les faits dans la pensée. C'est cette proximité avec la douleur qui offre une situation à penser qui pourrait distinguer un espace dans lequel les infirmières seraient des témoins irremplaçables, les plus proches accompagnantes de la fragilité de l'être, l'autre faisant indéfiniment écho en elles. Elles ne peuvent en effet ignorer le travail du négatif à l'œuvre dans la maladie comme elles ne peuvent s'y résigner au risque de perdre l'autre et de se perdre. Cette posture particulière, hyperimpliquée, est le lieu privilégié d'une interrogation fondamentale qui n'a jamais encore eu lieu. La pensée est restée la chasse gardée des philosophes qui l'ont « nettoyée » du quotidien, laissant ce quotidien orphelin et démuni. « Le rapport positivité-négativité n'étant pas pensé, cette fissure laisse place à toutes les fictions, à toutes les abstractions, et bien entendu au désespoir : au négativisme qui observe le travail du négatif, et tantôt détourne le regard, tantôt va jusqu'au suicidaire. Cet entre-deux, négligé par la philosophie au profit d'autres inquiétudes et abîmes considérés comme plus dignes d'intérêt, c'est la perte de la pensée. La pensée ne se situe ni du côté du positif (logico-technocratique) ni du côté du négatif. Elle naît entre, et passe au-delà. Efficace ? inefficace ? ce n'est pas le problème. Chacun des deux côtés déclare sa réalité, dit sa vérité, et chaque vérité se veut efficace, agissante, pénétrante. La pensée passe – par-delà ! ni pure ni impure... » [2]

La nuit est un lieu privilégié d'expérimentation du manque mais aussi du bénéfice à assumer le manque, elle est donc le lieu privilégié de la pensée. Il reste à commencer à penser au travers du lien, dans cet espace particulier voué à la souffrance sous toutes ses formes, entre celui qui demande et celui qui offre l'attention. « Une pensée qui s'immisce entre la positivité et la

1. Henri Lefebvre, *Qu'est-ce que penser ?*, Paris, Publisud, 1985, p. 17.
2. *Ibid.*, p. 57.

négativité en tenant compte de leur rapport conflictuel et qui ne coïncide pas avec le rapport : médiation immédiate. »[1]

C'est cette altérité particulière que constitue la situation de soin qui est le terrain d'aventures des infirmières, celui qui leur « appartient » en propre et dont il conviendrait qu'elles le défrichent si elles persistent à vouloir édifier une professionnalité qui ne soit pas dictée par la médecine ni par aucune autre institution. L'originalité de leur position est la seule garantie d'un espace qu'il leur faudrait construire, un espace qui se délimiterait de lui-même à partir d'une reconsidération des divers positionnements des acteurs de santé.

C'est de cette aventure que doivent être initiateurs les praticiens-chercheurs.

1. *Ibid.*, p. 17.

Chapitre 3

Praticien-chercheur, un nouvel espace de connaissance

Ma démarche de praticien-chercheur peut être formulée comme la mise en questions des intuitions suscitées par mon expérience, la mise en forme et en application de la philosophie tirée de ce questionnement, puis leur mise à l'épreuve de la nuit.

I - D'UNE ANTINOMIE À UN TRAIT D'UNION : UNE POSTURE DE RECHERCHE

La liaison des deux termes de praticien et de chercheur, traditionnellement séparés et considérés comme antinomiques par le *Petit Robert*[1], a constitué le premier défi à relever. Il s'agissait de construire une alternative à la recherche distanciée, d'expérimenter une posture qui rejette la rupture épistémologique pour lui substituer différents aménagements de distanciation afin de tenir compte de la situation « intérieure » du chercheur. Cette appartenance du chercheur au groupe qu'il étudie l'oblige en effet à inventer ses propres méthodes face aux nombreux écueils qu'elle suscite, afin également de répondre à la suspicion de la cité savante. Miroir grossissant de toute problématique de chercheur, cette posture met ainsi en visibilité ce que la recherche a pour habitude d'éliminer : nul ne peut prétendre à l'objectivité concernant la production de sens dans les sciences humaines. Tout au plus est-il possible de devenir particulièrement attentif à ce que renvoient les autres acteurs qui constituent un accès à l'inconscient collectif permettant un certain éclairage de la nuit, sachant qu'elle se recrée à mesure dans son insondable profondeur. Cette mise en examen d'une posture transgressive verra se profiler une triple inscription – épistémologique, éthique et méthodologique – tant pour ce qui

1. *Petit Robert*, 1978.

concerne l'objet de recherche que pour ce qui s'est révélé incontournable et inattendu : le processus de recherche.

Ma décision d'examiner ce processus tient pour une grande part aux difficultés rencontrées au cours de ce travail. En effet, si l'implication a largement droit de cité, en sciences de l'éducation, à l'université Paris VIII, je n'y ai pas trouvé de lieu institué ni de méthode d'analyse convenant à un chercheur de l'intérieur.

Le praticien-chercheur construit son objet au travers de sa problématique, défriche son terrain et ébauche des méthodes tout en essayant de rester attentif aux nombreux chemins qui se présentent traversant son questionnement. Concernant une posture de recherche singulière, en devenir, il m'a alors semblé particulièrement pertinent, eu égard à ma problématique, de faire part de mes ébauches de méthodes sans pour autant imaginer proposer de système « clés en main ». C'est dans le regroupement de doctorants portés par les mêmes interrogations autour de la « démarche clinique de recherche », que nous avons commencé à imaginer d'autres façons de collaborer, de communiquer, pour aboutir, parfois, à penser ensemble.

La relation entre les termes de « praticien-chercheur » s'est révélée non seulement productrice de sens mais aussi de changements profonds tant dans la pratique que dans l'expérience de recherche. Choisir l'un des statuts exclusivement ne serait plus possible aujourd'hui car consisterait à m'amputer d'une partie de moi-même. La double appartenance, loin d'être un handicap, est devenue un enrichissement permanent des deux fonctions l'une par l'autre dans une complexité auto-alimentée par elles-mêmes.

UNE PRATIQUE RÉFLEXIVE

Donald A. Schön [1] décrit la pratique réflexive comme ayant pour objectif de mettre en évidence la façon dont se forme la pensée du praticien dans le feu de l'action. Cet auteur souligne que les choix d'action des professionnels ont davantage à voir avec une certaine improvisation basée sur l'expérience qu'avec des formules apprises au cours de leur formation. Il s'agit en particulier de repérer par la réflexivité que certaines formes du processus d'apprentissage échappent à l'enseignement. Cela rejoint tout à fait mon expérience de formation des soignants à la prévention, par exemple, qui s'appuie principalement sur leur expérience propre, tout en leur proposant des techniques qu'ils peuvent s'approprier en les mettant à leur main. Cette proposition d'une

1. Donald A. Schön, *Le praticien réflexif. A la recherche du savoir caché dans l'agir professionnel*, traduit par J. Heynemand et D. Gagnon, collection « Formation des Maîtres », Les Éditions logiques, 1994, Canada. (Publié originellement en langue anglaise par Basic Books Inc., USA, 1983, sous le titre : *The reflexive practitioner. How professionals think in action.*)

pratique réflexive associée à une recherche elle-même réflexive est assez proche de la posture de praticien-chercheur. Donald A. Schön, cependant, conçoit ces deux professions parfaitement séparées même s'il envisage une complémentarité indispensable, voire une possible interchangeabilité ponctuelle des fonctions. La pratique réflexive du praticien devient alors un vivier pour le chercheur, une aide à sa construction de théories novatrices.

Le praticien réflexif reste isolé dans son milieu professionnel. La méfiance à son endroit rend sa position difficile à tenir. Cependant, si la pratique réflexive correspond à un changement de positionnement dans la pratique, elle n'est pas pour autant une posture de recherche.

La fonction de praticien-chercheur va donc au-delà de la conception de praticien réflexif énoncée par D. A. Schön. Il doit conjointement, et ce n'est pas la moindre des difficultés, faire savoir les contenus de sa pratique professionnelle et faire valoir son inscription dans le monde de la recherche. Adoptant un statut qui n'est pas reconnu, il s'inscrit d'emblée dans une revendication pour une position originale dans la cité savante.

Ce qui complexifie d'emblée l'approche du praticien-chercheur est l'équivocité intersubjective qui caractérise les relations humaines. Cherchant sur un terrain qu'il partage avec d'autres, il doit en même temps se préoccuper du risque de projection de son propre désir sur les autres ainsi que des intentions qu'ils lui prêtent. Ces avatars, particulièrement mis en évidence par Ronald Laing[1], doivent figurer au premier plan des préoccupations d'un praticien cherchant en son lieu d'exercice.

La recherche, officialisée par son inscription universitaire, a fait passer ma façon singulière d'être, d'agir et de penser, à une position institutionnelle qui lui a permis de s'épanouir.

LA LÉGITIMITÉ

La première direction consciente de mon regard de chercheur (dans l'ordre du surgissement) se situe du côté de la légitimité. Cette notion, cruciale pour moi, pour les infirmières et pour la profession allait se révéler un fil extrêmement conducteur (et ô combien solide !) et me mener bien au-delà de ma première intuition. Traversant l'ensemble de mes questions, je n'allais pas tarder à m'apercevoir que la légitimité était une des clés des champs divers que j'allais traverser. La considérant comme un de mes problèmes à résoudre, je la reconnus également partout sur mon passage comme débordant largement de ma seule préoccupation. Les quelques énoncés qui

1. Ronald D. Laing, *Nœuds*, Paris, Éditions Stock + Plus, 1978.

suivent donnent à voir quelques-uns des abords rencontrés tout au long de la démarche.

– Celle d'une parole sensible, intuitive de femme dans un monde conçu et dirigé par la rationalité des hommes.

– Celle de l'infirmière coincée entre un désir de soigner qu'elle ne sait faire valoir et une idéologie médicale dominante, en décalage avec ses propres valeurs et sentiments.

– Celle d'une étudiante, praticienne-chercheuse, qui ne saurait se satisfaire d'accéder au savoir universitaire, et qui rêve d'un autre dispositif, d'un autre lieu d'édification d'une théorie qui resterait en prise directe et dialogique avec la pratique.

– Celle de la profession et sa longue et incoercible crise, hésitant entre faire valoir et savoir être, incapable de faire entendre ce qu'elle ne sait pas dire, continuant sa quête de reconnaissance à l'aide d'outils d'évaluation de plus en plus sophistiqués, de plus en plus éloignés de cette logique d'amour qui nous a amenés à soigner.

– Celle de la nuit, passage obligé des infirmières débutantes, en 1967 à l'Assistance publique, dont personne ne voulait et qu'on s'empressait de quitter dès que possible. Cette nuit dont j'ai fait ma lumière, et dont il est inutile de préciser le lien serré avec ce qui précède.

– Celle de l'université Paris VIII, de son ouverture aux non-bacheliers et aux étrangers (les illégitimes ?), de sa place controversée dans l'institution du savoir.

– Celle des sciences de l'éducation dans la hiérarchie impitoyable des sciences humaines.

– Celle de tous ceux qui mettent en doute les savoirs institués, qui cherchent autre chose et ailleurs, qui acceptent de ne pas toujours maîtriser, de se laisser questionner.

ITINÉRANCE MILITANTE

Mes premières rébellions répondaient à une condition féminine que je rejetais comme instaurant une injustice liée au sexe insupportable. Seconde (mais première fille) d'une famille nombreuse, j'étais constamment sollicitée pour aider à la maison alors que mes frères jouaient toute la journée. De mon enfance rurale et pauvre, j'ai appris également l'injustice de classe et la révolte en réaction à la résignation de mes parents. De mon éducation catholique, j'ai appris la dichotomie entre le discours et la réalité, la culpabilisation de certaines questions qu'il ne fallait pas poser. Dans ma naïveté d'enfant fréquentant « l'école privée » du village, financée par le châtelain local, j'ai été à jamais indignée par les pratiques discriminatoires de l'institutrice qui favorisait les filles dont les parents, fermiers, envoyaient quelques victuailles. Je fus la meilleure élève de mon école durant toute ma scolarité, avec les meilleures notes, mais ne fus jamais « la première », régulièrement amputée de points sous prétexte de manquements à la discipline. Je pense avoir été une enfant plutôt sage à l'école primaire, obsédée par la lecture, ne cessant de lire que pour rêver. Ensuite, à l'école ménagère agricole comme à l'école d'infirmières, je « m'épanouis » davantage et pris un malin plaisir à poser toujours la mauvaise question, celle qui n'avait pas de réponse, qui embarrassait l'enseignant et qui faisait rire les autres. J'acquis une solide réputation de pitre compensée par mes « succès » scolaires qui me faisaient accepter quand même.

Ma rébellion à l'injustice allait donc constituer les prémisses de mon militantisme. J'eus de considérables difficultés à accepter de « porter » une étiquette syndicale, et ne m'y résolus que contrainte par mon projet de participer aux élections professionnelles. Je ne fus jamais dans la « ligne » de mon syndicat, mais m'en tirai plutôt bien en m'inscrivant parfaitement dans ses statuts. Du syndicalisme, j'appris surtout à renoncer aux bénéfices personnels, je veux parler principalement ici de l'oubli par ceux que j'ai défendus, sans compter ceux qui, leur affaire terminée, me tournaient carrément le dos. Je finis par comprendre et admettre que les gens ne supportaient pas d'être redevables et préféraient tirer un trait sur des moments difficiles de leur carrière. J'appris également à repérer les jeux de pouvoir dans ces réunions de délégués du personnel où la « consultation » est purement formelle et où la manipulation par la direction tient lieu de négociation. C'est dans cet exercice que l'analyse institutionnelle me fut particulièrement utile aux fins de dédramatisation de situations souvent très chargées émotionnellement.

Le constat de la déshumanisation galopante de l'institution hospitalière fut le déclencheur qui me poussa à l'offensive dans un contexte où l'aggravation des conditions de soin semblait invisible aux gestionnaires. L'aveuglement général et en particulier celui de la profession infirmière sur ses propres responsabilités dans cette situation ont été à l'origine de ma volonté de trouver un lieu qui me permette d'aborder officiellement cette confrontation pratique/théorie sans me contraindre à m'éloigner de l'une pour accéder à l'autre. C'est à l'université Paris VIII que je trouvai « mon bonheur » dans le département des sciences de l'éducation par la fréquentation d'une multiréférentialité aussi complexe qu'attirante. C'est à Ruth Canter Kohn que j'empruntai ce terme de praticien-chercheur qui recouvre si bien ma réalité, comme s'il avait été inventé pour moi...

Je décidai alors de faire parler les situations professionnelles dans une avancée intuitive soumise à la question. Ce cheminement s'est accompli entre intériorité et extériorité confronté à mon désir de conserver mon intimité avec le sujet et la rigueur distanciée qu'exige toute tentative d'explication.

La connaissance intime de la profession me permet de saisir ses faiblesses sans perdre de vue les autres aspects plus satisfaisants (intellectuels ou techniques) et de faire valoir les savoirs professionnels moins valorisés de l'ordre du savoir être, du subjectif, de l'informel, face aux savoirs différenciés, intellectuels, techniques, d'apparence indiscutable. Ma position de praticien-chercheur me permet de passer de l'un à l'autre et de dénoncer leur hiérarchie injustifiée, voire à l'origine de la difficulté des infirmières à tirer bénéfice d'une part considérable de leur fonction. Ma connaissance du terrain ainsi que mon expérience dans la profession favorisent le repérage intuitif du chemin, m'aident à me diriger dans la nébuleuse. Je sais où regarder sans pour autant oublier les points aveugles qui ponctuent toute tentative d'élucidation, ces ombres qui surgissent derrière chaque éclairage (mes propres œillères ?). C'est là où plusieurs regards, une intersubjectivité de praticiens-chercheurs ainsi que d'autres chercheurs « extérieurs » permettent d'espérer élargir un champ de vision forcément limité et viennent au secours des aveuglements incontournables du chercheur.

Ce sont mes « perturbations », au sens de G. Devereux [1], qui me permettent alors de sentir dans quel état de ma recherche je me trouve. Ces perturbations sont l'ensemble des signes qui « matérialisent » les liens du chercheur à son terrain, qui l'agissent. Ces manifestations, qu'il doit apprendre à repérer et à nommer, sont les éléments lui permettant de travailler à partir de son implication chaque fois qu'il se sentira touché, pris personnellement dans les situations.

La mise en visibilité des conditions de cette recherche a de multiples intentions dont celle d'encourager les infirmières à s'engager dans cette voie exploratoire afin d'entrevoir le chemin d'une évolution professionnelle qu'elles pourraient se réapproprier. Rendre visible le processus de recherche pourrait constituer un sujet de thèse en soi, tant il s'y révèle d'éléments essentiels au cours du travail qui intéressent la recherche. Pourtant, ils figurent rarement dans le produit fini, comme si les balbutiements, les imperfections, les non-choix pouvaient en défigurer le paysage comme une esquisse au crayon qui se verrait derrière l'aquarelle. La nécessité pour moi, chercheuse, de démêler certains fils particulièrement intriqués, si elle m'a fait souvent douter de la réalisation de l'entreprise, m'a aussi permis de repérer les liens entre les différents éléments qui la constituent. Ainsi, dans la transformation des différentes intuitions et convictions s'affinant à mesure de l'avancée du travail, ce sont des questions qui se substituent progressivement aux premières ébauches de réponse. De nouvelles hypothèses se révèlent alors le vrai résultat de la thèse par les questions finales qu'elles proposent à l'exploration d'autres chercheurs, par l'orientation qu'elles révèlent à mesure du développement du travail.

1. G. Devereux, *op. cit.*

Rester « dedans » tout en cherchant au plus près de la « vérité » consiste à faire cohabiter dans un même espace ces deux concepts réputés antinomiques (pratique et recherche) et surtout de les dialogiser dans un aller et retour permanent. La rigueur que dans un premier temps je substituerai à la notion de science est ainsi le fondement et la garantie de la posture.

Construire un nouvel espace de recherche, à partir d'une pratique professionnelle, est un moyen de donner la parole à une multitude d'acteurs, en particulier lorsqu'ils sont en désaccord avec l'idéologie dominante, de leur permettre d'explorer et apprendre à argumenter ce désaccord. Concernant la profession infirmière – mais il en est de même pour la plupart des professions du « champ social » –, il est frappant de voir comment cette incompétence à l'argumentation bloque la conception d'une résistance qui permettrait la réappropriation de soi. Figées dans une résistance passive extrêmement tenace, elles n'y trouvent pas l'accomplissement de soi qui permettrait l'apaisement de la souffrance générée par la fréquentation de la misère humaine.

Le monde des infirmières est relativement hermétique aux regards extérieurs qui ont du mal à saisir ce qui s'exprime si difficilement. Ainsi que Marie-Christine Pouchelle le souligne dans ses observations à l'hôpital, tout regard extérieur ne peut que remettre en question l'image de soi de personnes dont on a coutume d'attendre le meilleur et qui parfois produisent des actes qui peuvent être mal compris. La violence symbolique ainsi exercée par un regard « savant » extérieur empêche les infirmières de se reconnaître dans les énoncés de leurs pratiques. C'est à partir de ce postulat, né de ma propre difficulté à me retrouver lorsque l'on parle à ma place, que j'ai élaboré mes stratégies de recherche. C'est pour diminuer la violence symbolique que j'ai décidé de m'exprimer à la première personne du singulier, faisant état de mon expérience et insistant sur l'aspect subjectif que comporte toute observation comme tout acte humain.

PRATICIEN-CHERCHEUR OU CHERCHEUR PRATICIEN

Cela pourrait sembler d'abord un jeu de mots. Pourtant il s'agit d'une tout autre posture, selon le moment de la recherche auquel on l'aborde, selon aussi le lieu de la confrontation. Le praticien-chercheur est clairement au service de la pratique professionnelle. Dans la démarche d'un praticien-chercheur il arrive que le chercheur prenne le pas sur le praticien, en particulier dans son rapport à l'université et que parfois le praticien l'emporte sur le chercheur. L'enrichissement dialectique des deux fonctions se construit au quotidien dans un glissement constant du praticien qui s'interroge, qui cherche à comprendre la réalité qui l'entoure et à laquelle il participe, à un praticien qui, voulant accéder à la recherche, est amené à fréquenter des notions comme la scientificité, la légitimité, la rigueur, la distanciation, la vérité... Le terme de chercheur est ainsi accolé, secondaire par la nécessité d'une pratique antérieure.

Le trait marquant de la posture de praticien-chercheur est d'être d'abord un acteur critique, dont la problématique de recherche est alimentée par son expérience. On pourrait considérer qu'entrer en recherche s'apparente à un passage officialisé d'acteur à auteur, une certaine prise de responsabilité, ce qui induit nombre de distinctions avec une démarche de recherche plus classique. Partageant le quotidien de la population qu'il décide d'étudier, ses intérêts sont indéniables, qu'il lui incombe d'interroger. Sa position d'acteur l'amène également à utiliser, au fur et à mesure, les éléments que lui donne sa position de chercheur, à les traduire en actes. Le pouvoir ainsi conféré dans sa pratique professionnelle se doit d'être travaillé, analysé, d'autant qu'il est probable qu'il lui serve à se diriger vers d'autres actions, d'autres critiques, à étendre son champ d'investigation.

Ma situation professionnelle me pousse à chercher des moyens d'action, à bousculer l'ordre établi, à radicaliser une position s'affirmant avec le développement de mes compétences, à mesure de l'éclairage de mon objet de recherche. Là encore, la posture de praticien-chercheur se révèle un excellent observatoire pour les autres chercheurs en ce que les bénéfices qu'il peut attendre de la recherche sont rendus plus visibles par cet intérêt, qu'il ne peut nier, pour son groupe d'appartenance. Sa militance, si elle peut parfois l'aveugler sur ces données, devra l'inciter à donner un maximum d'éléments de visibilité afin de pallier cette incontournable nuit du savoir.

Je n'ignore pas l'autre acception, qui veut désigner le chercheur comme praticien de la recherche. Les similitudes qu'on pourra repérer entre ces deux postures fort différentes ne sont cependant pas fortuites. Ce que met en lumière le praticien-chercheur permet en effet de questionner la position du chercheur praticien dont les implications sont tout autant essentielles pour la compréhension des résultats de sa recherche. Ces ressemblances sont laissées à la sagacité du lecteur, ne faisant pas l'objet de mon intention de recherche.

LES EFFETS DE LA POSTURE

Étudier la pratique de « l'intérieur » conduit à déplacer l'aveuglement et ses risques. La distance d'un chercheur extérieur avec le terrain qu'il explore lui évite d'être pris dans la même symbolique que ceux qu'il étudie mais elle l'empêche par là même de sentir où sont les points de rupture, les limites conventionnelles et les subtilités d'une culture donnée. Cette distance ne lui évitera pas pour autant de faire valoir sa propre vision du monde, son idéologie, sa manière de s'inscrire dans la société, de choisir son angle de regard et d'analyser avec ses propres outils, qu'ils soient les mieux adaptés ou non. Ainsi que l'écrit Danièle Kergoat à propos des sociologues ayant travaillé sur les coordinations infirmières, « l'image que donne chaque auteur des coordinations est pratiquement toujours dépendante de l'insertion théorique et/ou militante de celui qui produit l'analyse... »[1]. Ainsi, la plupart du temps, les pratiques professionnelles n'intéressent les chercheurs que dans un cadre particulier, factuel, comme les coordinations qui ont représenté un moment social, politique, une situation d'exception dans la profession infirmière à partir de laquelle de nombreuses analyses ont vu le jour. La généralisation à partir de faits analysés de l'extérieur a eu pour effet pervers d'appliquer indûment à l'ensemble du corps professionnel des caractéristiques concernant une classe d'âge particulière, une génération. En l'absence remarquable d'autre « commanditaire », il semblerait que seuls les praticiens-chercheurs peuvent être réellement motivés par la recherche de sens dans le cadre habituel de leur pratique professionnelle.

Jeanne Favret-Saada[2] illustre magistralement cette nécessité d'être « prise » pour accéder au sens que donnent, sans le dire, les acteurs à ce qu'ils font. Venue de l'extérieur avec un statut de chercheur, elle n'en a pas moins été amenée à abolir la distance conventionnelle avec son sujet de recherche (la sorcellerie contemporaine dans le bocage normand). C'est par le recours à sa propre subjectivité qu'elle affirme avoir pu élaborer l'essentiel de son ethnologie.

Comment alors, sinon en partageant leur histoire, appréhender la réalité des soignants qui réclament un statut professionnel à partir de cela même qu'ils n'osent exprimer, et *a fortiori* revendiquer ?

La posture de praticien-chercheur ouvre sur la possibilité d'explorer ses propres implications, qui deviennent alors un matériau central dans le processus de recherche, chemin d'accès privilégié aux implicites institutionnels qu'il partage. La posture de recherche elle-même devient objet de connaissance, au même titre que l'objet visé au départ, indissociables dans un parcours de chercheur s'intéressant à son milieu professionnel. Il ne peut en effet faire l'économie de penser les interactions permanentes entre le chercheur et les autres acteurs parfois explicitement sujets/objets de la recherche, dès lors qu'il a officialisé sa recherche. Cette attention s'applique également à la personne du praticien-chercheur, deux êtres en une même personne, siège d'une intersubjectivité dont la dialectique me semble être particulièrement pertinente pour commencer à visibiliser cette part de « l'ombre » que je nomme « la nuit du savoir ».

C'est dans son rapport à l'institution que le praticien-chercheur aura le plus de difficultés à se positionner. Non seulement il devra se redéfinir en

1. D. Kergoat, *La coordination infirmière*, Séminaire de 1990, p. 34.
2. Jeanne Favret-Saada, *Les mots, la mort, les sorts*, Paris, Gallimard, « Folio », 1977.

permanence dans son entreprise en fonction de ses propres avancées dans le questionnement de son monde en mouvement, mais il devra faire face aux attentes implicites, comme au rejet, de ceux qui l'entourent. Dans un contexte où le silence constitue le mode « privilégié » de relation, on peut aisément comprendre que la mise en évidence de quelques-uns de ces non-dits risque de déranger un certain ordonnancement.

Je peux déjà constater, concernant ma position institutionnelle de praticien, que ce qui se passe à l'hôpital depuis mon « entrée en recherche » est utilisé et stocké, nourrissant ma réflexion dans et hors les murs. Ce statut singulier m'amène à regarder autrement un quotidien pourtant extrêmement familier, pour ne pas dire routinier, comme s'il s'agissait d'un nouvel environnement. Cette observation, s'appliquant également à moi-même dans une posture ni intérieure ni tout à fait extérieure, instaure une dialectique interne, mais non intime, d'observateur observé, dans une autoréflexivité tout à fait particulière. De même, ce que j'explore en tant que chercheur s'inspire, voire est conditionné, par là même. J'ai pour l'instant réussi le challenge du départ : ne surtout pas m'éloigner de ma pratique mais au contraire viser une amélioration de ma perception de la réalité à partir d'elle, un progrès dans mon propre fonctionnement vis-à-vis de l'institution hôpital autant que de l'institution université.

L'hôpital et son corollaire factuel, le silence, sont particulièrement intéressants à interroger du point de vue « nocturne », qu'il s'agisse du pouvoir exorbitant dont dispose tout médecin ou soignant sur le malade, ou de celui d'une administration qui sanctionne par la restriction budgétaire. Les soignants ont particulièrement du mal à s'extraire d'un rapport immédiat aux événements pour questionner cet enchevêtrement de pouvoirs dans lesquels ils sont eux-mêmes impliqués.

Il m'a parallèlement fallu supporter les attentes et fantasmes que suscite ma démarche dans mon entourage professionnel, les sentiments contradictoires dont j'ai fait l'objet, entre envie, rejet et inquiétude. Ce changement de statut symbolique a eu des effets non négligeables sur mes relations de praticien avec la hiérarchie ainsi qu'avec mes collègues dans l'entreprise.

La recherche m'a donné un certain statut fantasmatique qui ne repose sur aucune réalité « objective », sur aucun changement proprement dit. C'est une évidence sur laquelle je ne m'explique jamais, sur laquelle d'ailleurs personne ne m'a jamais demandé de m'expliquer, et qui pourtant a changé non seulement l'attitude de mes collègues, par exemple, mais également mon propre regard sur l'ensemble de l'organisation.

Mon inscription dans un système universitaire, très mal connu des soignants, a fait planer une espèce de menace indistincte qui s'est ajoutée à d'autres sentiments de frustration d'une partie de mes collègues. Le seul fait d'annoncer certaines observations semblait signifier un danger pour l'organisation, comme si le dévoilement pouvait être pire que le silence sur le malaise. Cela s'est traduit dans les faits par une volonté farouche de ne pas entendre ce que je disais, de détourner mon propos, de me combattre sur des détails, comme si ma « légitimation » par la recherche donnait subitement plus de poids à mon statut de cadre, me rendait plus dangereuse pour ces petits pouvoirs que je n'ai pourtant jamais cessé de remettre à leur place dérisoire. Cette reconnaissance par son négatif est le signe le plus important de mon changement de statut symbolique en même temps que la plus grande difficulté à contourner dans ma pratique. L'énorme difficulté des cadres soignants à se faire reconnaître dans l'établissement n'est pas pour rien dans ces craintes d'un pouvoir qui aurait pu surgir d'une nouvelle compétence. L'absence de reconnaissance, par la direction comme par les médecins, d'un « service infirmier » (comme il existe dans les hôpitaux publics) s'est particulièrement fait sentir dans la conception d'une « démarche de qualité » qui s'est élaborée entre l'administration et les médecins sans aucune participation des soignants. Ce service infirmier focalise d'ailleurs tous les espoirs de mes collègues qui imaginent que sa création changerait quelque chose dans la distribution du pouvoir. Il semblerait d'ailleurs que cela soit en train de changer nos rapports, dans le groupe de cadres comme vis-à-vis de l'administration, comme si les yeux commençaient à se dessiller...

Antérieurement à la recherche, mes rapports avec la direction étaient déjà placés sous le signe d'une certaine exigence de sens. Chef du service de nuit, j'étais amenée à revendiquer, en permanence et à tous les niveaux, la reconnaissance d'une place pour les soignants relevant de mon « autorité ». Cela se traduisait, et se traduit encore, par des interventions ponctuelles à propos de multiples événements allant de l'oubli total des équipes de nuit sur les nouveaux organigrammes des services, à leur éviction des projets de formation, au refus de la rémunération de leur présence aux staffs ou autres réunions non explicitement obligatoires... sans compter le mépris de leur conditions de vie lorsque, au contraire, elles sont contraintes d'assister à ces réunions ou formations...

Les nombreuses occasions de faire valoir leurs conditions particulières de travail ou de les défendre de la méconnaissance de leurs valeurs par les différents acteurs du jour n'empêchaient pas ma relation avec la direction d'être plutôt amicale même si empreinte d'un fond conflictuel. Je suis placée directement sous l'autorité du directeur du fait de mon impossible dépendance de l'ensemble des médecins-chefs, alors que ma fonction m'amène à intervenir dans chacun de leurs services. Cette disposition statutaire particulière est d'ailleurs un des points de « dérangement » de mes collègues qui sont, elles, contraintes de référer à leurs chefs de service. Mon interlocuteur privilégié est par conséquent le chef du personnel (une femme), l'essentiel de mes préoccupations étant lié à la gestion du personnel.

Depuis mon « entrée en recherche », j'ai été régulièrement confrontée à l'agacement amical de cette personne qui regrette ma présence moins fréquente (après m'avoir souvent reproché d'être trop présente...), sans que je puisse exactement savoir en quoi cette relative absence la gêne vraiment. En effet, le peu de temps qui m'a été accordé pour cette recherche, au titre de la formation continue, n'a donné lieu à aucun remplacement et j'ai continué à gérer (de plus loin) mon service. Je ne pourrais cependant compter les nombreuses fois (à chaque occasion de conflit) où le chef du personnel m'a reproché les « facilités » qu'elle m'a elle-même accordées dans l'organisation de mon travail. Non seulement cette souplesse visait à me permettre de participer aux séminaires universitaires le soir, mais aussi, ce qu'elle semble souvent « oublier », à organiser des stages de formation [1] dans l'hôpital, qui m'obligeaient à jongler entre travail de jour et travail de nuit... Cela, entre autres, me permet de mesurer en quoi j'ai personnellement changé dans mon rapport à l'entreprise puisque j'ai maintenu fermement ma position de chercheur, sans (presque) culpabilité.

Il en est de même de mes exigences et de mon insatisfaction, qui ne sont pourtant pas nouvelles (par conséquent pas uniquement liées à la recherche), mais qui me sont renvoyées maintenant comme un effet de la « surqualification ». Je suis désormais, selon la direction de l'hôpital, « trop qualifiée pour trouver mon compte dans ma profession de cadre infirmière ».

Les choses se passent nettement mieux avec les soignants qui, chaque fois que je suis amenée à parler de mon travail de recherche, semblent désireux d'en savoir davantage. On verra par la suite que les infirmières de nuit et de jour qui y ont participé ont considérablement contribué à son orientation et à l'entretien de ma motivation.

Dans mon comportement de surveillante générale, comme dans ma pratique de formatrice, le changement s'est opéré plutôt tranquillement, malgré certains bouleversements personnels et institutionnels de taille [2].

Moins présente la nuit, du fait de mon « détachement » dans les opérations ponctuelles de formation, j'ai accentué ma tendance à stimuler les

1. Je suis chargée de la formation aux gestes et postures de sécurité dans le travail, augmentée d'une réflexion sur l'ergonomie et les conditions de travail que j'ai initiée il y a douze ans. J'ai ainsi, le jour, formé la quasi-totalité des cinq cents employés, quel que soit leur poste de travail, suite à l'octroi d'un budget supplémentaire (« accords Durieux ») lié précisément à mon action sur ce plan. J'ai également conçu une formation des soignants à l'accueil, expérimentée avec l'ensemble d'un service de moyen séjour. Il est par conséquent impossible de fixer mon planning très longtemps à l'avance, puisque je suis dépendante des possibilités de remplacements, des autres formations qui « vident » les services, sans compter les vacances scolaires et jours fériés qui rythment le travail dans les hôpitaux. Surveillante générale de nuit, j'effectue le reste de mon temps de travail dans les interstices du planning de nuit, ce qui fait dire au chef du personnel que je travaille quand « je » veux...

2. Voir journal de recherche du 8/09/96, 12/09/96.

soignants sous ma responsabilité, mais aussi ceux avec lesquels je mène des actions de prévention. Je les engage désormais davantage à chercher des arguments ailleurs que dans leur quotidien, leur propose des lectures, des angles de réflexion et ai entrepris de faire porter l'essentiel de mon attention sur leur formation.

Je pourrais dire également que mon « inscription universitaire » m'a permis de survivre dans une période particulièrement délicate de mon parcours professionnel, en m'offrant un double regard, immédiat et distancié, qui à défaut d'éviter la désillusion en a considérablement atténué les effets. La dédramatisation des faits, liée à mon angle de recherche, s'est opérée quasi magiquement au profit de la constitution d'un matériau d'analyse de mes implications ainsi que de celles des autres acteurs dans une institution qui devient pour moi de plus en plus transparente. Je pense que cette crise personnelle dans l'institution [1] m'aurait été intolérable il y a quelques années. Cette force nouvelle pourrait bien révéler un des buts essentiels, quoique non annoncé, de la recherche pour un praticien-chercheur. Militant pour des idées, porté par des valeurs, c'est dans ses convictions qu'il trouve l'énergie considérable que demande une recherche pour un salarié. C'est pour faire valoir celles-ci qu'il fait souvent le sacrifice de tout un environnement social et familial, donnant d'autant plus de prix à son engagement. Cette « compétence » nouvelle, qu'elle soit symbolique ou réelle, rend sa position plus forte dans l'institution. Outre qu'il aura appris à mieux argumenter, ses travaux le placent dans une position différente. Il se pose désormais comme un chercheur, ce qui rend plus « légitimes » ses questionnements, dussent-ils persister à déranger l'ordre de l'institution.

Il semble, par contre, prématuré d'espérer une reconnaissance explicite par mes « pairs » (les cadres infirmiers)... Peut-être la notion de « reconnaissance » n'est-elle d'ailleurs pas le critère le plus adapté. En effet, quand elle existe, elle ne suffit pas à donner la légitimité à un travail, pas plus que son rejet ne peut suffire à la lui refuser. C'est avec eux que j'ai le plus de mal à changer mes rapports, à faire cet effort de communication que nécessite toute tentative de changement.

LE RAPPORT DU PRATICIEN-CHERCHEUR À L'INSTITUTION UNIVERSITAIRE

Je ne suis pas née de Paris VIII, j'ai espéré, cherché, voulu, adopté Paris VIII qui semblait faite pour moi. Ma pensée n'est pas un pur produit de théories reconnues, je cherche mon chemin à travers elles afin de tenter de faire valoir et mettre à l'épreuve un savoir appris des éléments, de ma confrontation à un

1. Voir extraits du journal de recherche des 26/09 et 28/10/1996.

milieu professionnel, véritable lieu d'élaboration de ma pensée, base d'exploration de mon rapport au monde. Le savoir officiel ne reconnaît pas « vraiment » la connaissance issue de l'expérience, il la tolère à condition qu'elle ne vienne pas déranger l'ordre qu'il a établi, qu'elle adopte ses codes et valeurs.

Paradoxalement, l'université et ses passages obligés me semblent nous (les praticiens) détourner de notre chemin. La rigidité du cadre universitaire retarde à mon sens l'éclosion d'une pensée originale en nous suggérant d'innover à partir du vieux, du déjà là, du déjà dit, dans un autre contexte. Il s'agit en clair de faire entrer un cadre de recherche, lié indissociablement à la pratique, dans un autre, basé sur la distanciation. Il est évident, cependant, qu'il n'est pas concevable d'éviter la confrontation de ces deux mondes, d'ignorer le foisonnement culturel dans lequel nous baignons, duquel nous sommes issus et qui est un des producteurs dialectiques les plus riches de nos nuits et de nos jours.

Il n'est pas davantage possible de contourner l'université, de priver les praticiens de sa richesse qu'ils ne trouvent pas, loin s'en faut, dans leur environnement, dans le champ de leur pratique. Il est impératif, pour le devenir de cette démarche de connaissance, que l'université lui laisse ses portes plus largement ouvertes. Il appartient alors aux praticiens de construire leurs instruments, de débroussailler les chemins, d'essayer de ne pas se laisser éblouir par la rationalisation aussi rassurante qu'illusoire. Si, ainsi que le formule I. Stengers, « une proposition acceptée ne fait donc pas forcément l'objet du consensus d'une communauté qui lui préexisterait. Elle crée ce consensus, et la communauté qui lui correspond »[1], il ne faut guère attendre de la communauté scientifique qu'elle saute de joie devant nos tentatives pour la pénétrer à partir d'autres codes, d'autres intérêts, d'autres méthodes.

Un autre handicap que se doit de surmonter le praticien-chercheur est le manque de moyens mis à la disposition de la recherche en sciences humaines par l'université. Quels que soient les choix de méthode d'un candidat à la thèse, il devra se débrouiller seul pour tout l'aspect matériel (enregistrements audio ou vidéo, transcriptions d'entretien, etc.), représentant un coût considérable, non seulement en temps mais également sur le plan d'équipements dont il doit se doter. Cet aspect doit être noté, qui conditionne parfois certains choix méthodologiques aux limites des possibilités financières.

DE LA PRATIQUE À LA PENSÉE : NAÎT UNE MÉTHODE

Je constate aujourd'hui que plus j'avance dans cette réflexion, plus je raisonne cette posture et plus je m'y accroche et prends conscience qu'elle

1. Stengers, *La volonté de faire science*, *op. cit.*, p. 21.

correspond exactement à ce que j'imaginais sans pouvoir le délimiter. Le gouffre entre la pratique et la pensée, ainsi que la pression maintenue par une institution plutôt rigide de la connaissance, tiennent les acteurs éloignés de la théorisation qui leur permettrait de revendiquer du pouvoir sur leur propre évolution. En tant que praticien-chercheur, ayant choisi de rester dans cet entre-deux, je ne pouvais que m'installer dans le trait d'union aux fins de le construire. Infirmière puis surveillante, j'ai toujours maintenu un lien, eu besoin d'aller et venir du concret à la pensée, de la pratique vers la réflexivité pour revenir vers la pratique. Même si la plupart de mes arguments m'ont été donnés aujourd'hui par mon incursion dans la recherche, c'est le quotidien avec ses différents plans qui constitue le matériau de ma pensée. Je me suis souvent sentie comme étant à un carrefour sans vouloir choisir de direction. En réalité, sans pouvoir le formuler, j'étais dans la recherche du trait d'union que je défends aujourd'hui. Je voulais construire les ponts qui manquent...

Je voudrais maintenant travailler à la construction de ce trait d'union avec d'autres praticiens-chercheurs, ce qui implique que nous trouvions écho dans la « cité savante » à notre préoccupation de ce statut particulier. Si tous les praticiens, devenant chercheurs, abandonnent leur pratique faute de structure leur permettant de poursuivre leur travail, nous ne parviendrons jamais à faire valoir l'intérêt de ce qui m'apparaît essentiel : garder un pied dans chaque monde afin de les faire communiquer. Cet espace de recherche me semble une garantie pour une pensée évolutive, jamais arrêtée puisque s'inscrivant dans une temporalité en mouvement, dans le présent d'une institution au quotidien. L'actualisation des données oblige alors la pensée à suivre les péripéties jaillissant directement des événements, à maintenir cette attention particulière au monde qui caractérise la position du praticien-chercheur.

Ne voulant surtout entrer dans aucune « chapelle » [1], ni tentée par la construction de « boîtes noires », je veux simplement trouver les moyens de chercher, de connaître, quitte à bricoler les premières passerelles. Je veux surtout comprendre ce qui se passe, tant dans le milieu que je souhaite continuer à explorer que dans cette posture, qui, à mesure qu'elle construit ses assises, donne à voir ses creux et aléas. Ceux-ci ne sont pas « réservés » à sa particularité mais me semblent caractériser toute posture de recherche dans les sciences humaines, toute étude de l'homme par l'homme.

Je suis donc dans une position instable. Ne pouvant ni ne voulant m'asseoir sur aucune des chaises instituées qui ne me « vont » pas, je reste pour l'instant entre deux. C'est à la construction de chaises sur lesquelles les praticiens-chercheurs pourraient s'asseoir et parler que j'ai désormais envie de travailler, à cet endroit où aujourd'hui j'ai trouvé une relative stabilité dans l'instabilité. Je ne crains plus désormais que la recherche m'amène à décider

1. Régis Debray, « Savants contre docteurs », *Le Monde*, 18 mars 1997.

d'un endroit où je serais obligée de rester. N'ayant envie de rester nulle part, j'ai simplement décidé de continuer à prospecter, à aller voir.

Je me trouve alors dans la position paradoxale de désirer une certaine officialisation de cette posture, donc son institutionnalisation, sachant que cette institutionnalisation produit inévitablement les miasmes et scories que je dénonce par ailleurs. Pour contrer l'institution, il faudrait donc passer par l'institution. C'est dans la mise à l'épreuve de cette réalité paradoxale que se trouve posé le véritable problème de l'institution : son incapacité à s'autocritiquer, à reconnaître ses échecs, son extrême rigidité. C'est là que le pouvoir fait son œuvre destructrice en verrouillant les boîtes noires enfermant la nuit de l'institution.

C'est en analysant les scories des scories qu'on pourrait espérer une institution évolutive, non mortifère, une institution qui ne détruirait pas ses parents ni ses enfants, qui, au contraire, saurait les entendre et profiter de leur ingéniosité qui, à défaut, ne pourrait que s'exercer contre elle. Le praticien-chercheur serait un gardien du sens, un garant de la liaison pratique/théorie, l'architecte du pont qui les relierait.

Partant de mon expérience, je suis amenée à penser que seule une disponibilité aux autres et à soi avec eux offre cette chance d'aborder une rive novatrice dans l'exploration de modalités de recherche sur nos semblables qui font cruellement défaut aux praticiens-chercheurs. Il s'agit d'entendre les autres « je » bien au-delà de l'écho qu'ils font au mien, d'accepter de résonner avant de raisonner, pour reprendre l'expression de Ruth C. Kohn. Je partage son désir d'une construction commune, que j'appellerai momentanément intersubjective, et que je reconnais dans les échos de chacune des chercheuses du groupe « dire je » comme dans le groupe « démarche clinique ».

Cherchant dans le cadre de sa profession, c'est par la réflexivité que ce chercheur prendra conscience de la réalité de son rapport à l'autre mais aussi de son rapport à lui-même dans son activité professionnelle comme dans son parcours de recherche. Mis en question par la recherche instituée, suspecté fort justement de non-neutralité, ce « cas limite » [1] pourrait bien se révéler le meilleur accès à l'implication des chercheurs, aussi éloignés prétendent-ils être de leur objet de recherche.

Militant pour une posture, le praticien-chercheur a alors intérêt à donner à voir ses tribulations et articulations à d'autres praticiens-chercheurs, à se mettre, en quelque sorte, en vitrine. Il se doit de donner prise à sa propre

1. Ruth Canter Kohn parle de la position de praticien-chercheur en ces termes comme mettant en évidence ce qui est présent dans « la position de tout chercheur, sujet humain en même temps que fonctionnellement chercheur » sans être pour autant énoncé dans les rapports de recherche. R.C. Kohn, « L'observation chez le chercheur et le praticien », *Revue française de pédagogie*, 68, 1984, p. 104-116.

observation par les autres acteurs sur le terrain, donner accès à la critique et se mettre en demeure d'expliciter toujours plus avant son cheminement... Il le fera différemment, confronté au miroir parfois déformant que lui offrent les autres chercheurs auxquels il confronte ses observations, que s'il s'était contenté de sa seule réflexivité et de ses propres constructions théoriques.

Dans l'article de Ruth C. Kohn sur le praticien-chercheur, un rappel d'un des grands principes de scientificité allait déterminer ma posture instinctive puis militante : pour accéder à la recherche, il fallait rompre avec le sens commun. Cette « rupture épistémologique » m'est apparue non seulement changement de posture, modification de l'angle d'approche mais aussi d'un certain point de vue entraînant une véritable rupture avec le terrain dont je me suis défendue d'emblée. J'ai eu alors l'intuition qu'il ne fallait justement pas me laisser aller dans cette idée de rupture, mais au contraire, à la manière des ethnographes, m'appesantir sur ce sens, tenter de repérer ce qui a donné sens.

J'attribue, en partie, à ce principe de scientificité, le fait que la plupart des praticiens-chercheurs que j'ai rencontrés le furent pendant très peu de temps, « justifiant » l'aspect inéluctable de cette « rupture », induite du fait même de sa prescription par une institution de la recherche elle-même en rupture avec la réalité du terrain. Praticiens-chercheurs le temps de leur recherche, ils visent en fait autre chose, ce qui se traduit par une sortie de la pratique à partir de laquelle ils sont venus à la recherche. Le statut de praticien-chercheur n'est alors qu'un moment dans leur vie, un passage pour sortir d'un statut professionnel dans lequel ils ne trouvaient pas leur compte. Certains parlent d'ailleurs, concernant leur parcours, de trahison, voire de transfuge.

II - DIRE « JE » DANS LA RECHERCHE

Il ne saurait y avoir de chercheur « objectif » en sciences humaines, si l'on se réfère à l'acception en usage dans la cité savante, mais cela ne doit pas nous conduire à rétrécir pour autant notre champ d'analyse. Ainsi que l'écrivait Gombrowicz dans son journal, « la déchirure la plus profonde de l'homme, sa plaie toujours sanglante, c'est le dilemme sujet-objet... Le rapport sujet-objet, c'est-à-dire conscience-objet de la conscience, est le point de départ de toute pensée philosophique... Partout, de tout temps, la pensée la plus profonde se brise contre le récif de la dualité d'interprétation qui, sur le plan intérieur, se révèle aussi inconciliable qu'insoluble. Voilà pourquoi l'homme est pour lui-même un tel mystère » [1].

1. Witold Gombrowicz, *Journal 1961-1969*, trad. par Christophe Jezewski et Dominique Autrand, Paris, Bourgois, 1981, p. 233-236.

Critiquant le réductionnisme opéré par les divers courants de la philosophie occidentale, l'auteur insiste sur l'irréductibilité du couple objectif/subjectif et les parades du subjectivisme pour se défendre de l'objectivisme. Partagée entre réduire le sujet à un objet d'étude ou errer dans les limbes du subjectivisme, la recherche en sciences humaines s'est dûment attachée à découper son « objet » à l'instar des sciences dures. Elle y a perdu une grande part de son âme sans pour autant trouver sa légitimité.

Il s'agit plutôt ici, débarrassé de l'impossible visée, d'explorer d'autres frontières de l'observation, d'autres modes d'appréhension du réel, d'autres conceptions sinon de la « science » du moins de la connaissance. Il m'importe peu à vrai dire d'approcher le généralisable tant il m'apparaît de plus en plus probable que la seule universalité concernant l'humain se dégage du singulier. Il est question, au travers de l'exploration d'un objet de connaissance, de montrer la double condition de sa faisabilité : celle de la démarche comme objet de connaissance et comme condition de production de connaissance sur l'objet extérieur.

Le singulier pourrait-il se révéler le chemin de l'universel dans les sciences humaines ?

> « Dire je est incomparablement plus modeste que dire nous. Cela devrait aller de soi. Mais non, disent-ils. » Georges Perros [1].
> « Je me suis dit que c'est uniquement ma volonté d'être moi-même qui soutient mon "je". Je ne sais pas qui je suis, mais je souffre quand on me déforme, voilà tout. » Witold Gombrowicz [2].

Dire « je » s'est imposé à moi, je ne l'ai pas « choisi ». Il s'est d'emblée posé en réaction au « nous » conventionnel du langage officiel de la recherche qui m'a souvent semblé un masque grossier du « je », une sorte de mascarade formelle d'un pouvoir caché, qui m'obligeait à traduire pour ne pas m'en exclure. Ma posture de praticien-chercheur aurait peut-être pu s'en accommoder, parlant du « nous » de ma pratique partagée avec les infirmières, mais ni mon rapport singulier au savoir ni mon exigence de rigueur et d'authenticité ne pouvaient s'en satisfaire.

C'est au travers de mes propres difficultés à trouver ma place dans les discours construits, fermés, dogmatiques que j'ai précisément et intimement compris comment se perpétue l'exclusion, comment se distribuent ou se refusent la légitimité et le pouvoir qu'elle confère. L'abord éthique m'est alors apparu constituer un enjeu privilégié de connaissance pour ma profession et permettre ainsi l'insondable ouverture qu'elle attend, garantie de son devenir.

Forme également hautement suspecte dans la profession infirmière où la subjectivité est impitoyablement traquée (dans les transmissions par exemple),

1. Georges Perros, *Papiers collés III*, Paris, Gallimard, « L'imaginaire », 1978.
2. Witold Gombrowicz, *Cahiers de l'Herne*, Paris, Éditions de l'Herne, n° 14, p. 231.

dire « je » est la seule voie qui pourrait permettre aux soignants de renouer avec les présupposés de la profession ainsi qu'avec leurs propres valeurs que l'idéologie dominante s'est employée à leur faire oublier.

Dire « je » dans la recherche, c'est tenter d'approcher la vérité dans une volonté d'authenticité à partir de mon implication, entre désir d'objectivation et souci de mise à l'épreuve de cette objectivation. Ayant choisi une approche singulière, il m'est apparu indispensable pour sa cohérence de tenter de rendre visible un processus de recherche en rupture avec une certaine notion de distanciation chère à la tradition sociologique. En explicitant les aléas de construction de mon objet de recherche, en laissant apparaître les fils qui me conduisent, je veux soumettre au lecteur l'ensemble des éléments que je suis capable de repérer, qui sont soutènements de cette construction.

« "Ego sum, ego existo" : qui parle, qui est ce "Je" qui affirme si fortement son existence ? Bien sûr, Descartes est l'auteur de cette proposition : mais de qui parle-t-il ? est-ce de soi uniquement, ou bien est-ce aussi de moi quand je suis en train de le lire ? ou bien parle-t-il de chacun de nous ? Quel que soit le "Je" qu'il vise, Descartes, en disant "Je", fait usage de soi. Nous faisons usage de nous-mêmes quand pour communiquer, pour exprimer, pour expliquer, pour convaincre, nous nous servons de nous-mêmes comme d'un matériau en vue d'une fin. Nous faisons usage de nous-mêmes quand nous partons de ce que nous sommes, de ce que nous croyons être, de notre expérience propre, de nos croyances, de nos opinions, pour éclairer, fonder, expliquer ce que nous voulons exprimer – et que nous le faisons ouvertement – en usant du déictique "Je" ou d'un de ses équivalents. Je m'en tiendrai ici à cette acceptation limitée de l'usage de soi : à un usage ouvert, déclaré, dans lesquels l'auteur dit expressément "je" ou "nous", sans se cacher derrière des tournures et des modes de pensée impersonnels. »[1]

Le pronom « je » est le plus approprié à recouvrir l'ensemble des actes concernant les intentions d'un chercheur, partie prenante de sa recherche, mais aussi à l'éclairer lui-même sur ses choix heuristiques, ses options épistémologiques, son éthique. Dire je, c'est aussi décider de se découvrir, de s'expliquer afin de rencontrer l'autre sur un terrain d'égalité. Lui laisser la place de son propre je, l'inviter à une explicitation authentique et mutuelle ont pour intention de chercher ensemble le point d'articulation le plus proche de ce que nous pourrions reconnaître comme « vérité » d'une situation.

Partant, je postule que le meilleur moyen de laisser sa place à l'autre est d'abord de prendre et d'assumer la mienne. Lui permettre de se reconnaître ou non dans les faits que j'expose c'est lui laisser le choix de l'entrée, de son propre cheminement dans les méandres de mon parcours, clairement désigné

1. Jacques Schlanger, *Gestes de philosophes*, Paris, Aubier, 1994, p. 13.

comme tel. Lui proposer d'emblée de se dégager de ma forme vise à l'inviter à appréhender l'essentiel : la mise en exergue et en travail d'éléments de ma compréhension d'un monde que nous partageons.

Dans mon expérience professionnelle (du côté de l'encadrement), l'usage habituel du « je » m'a d'abord été imposé par la singularité protestataire de ma position. Ainsi que me le faisait remarquer le chef du personnel à propos de ma résistance à l'imposition des transmissions ciblées : « Vous êtes la seule à ne pas être d'accord, je suis bien obligée de faire jouer la démocratie... » Il m'a, en outre, permis d'éviter de trop stigmatiser les résistances que provoque chez mes collègues un pouvoir fantasmatique qui découle inéluctablement du seul fait de mon inscription à l'université. Je peux y voir maintenant, en miroir grossissant, un effet de ma prise en compte inconsciente des mêmes raisons que celles qui m'ont motivée à dénoncer un nous qui me contraignait tout en m'ignorant. Le problème majeur de la profession infirmière, sa légitimité, est d'autant plus sensible chez les cadres qu'ils en ont fait leur principal objectif, même si nous ne partageons pas la même vision des solutions.

En l'occurrence, s'est fait jour une des difficultés majeures d'un praticien en recherche sur son milieu : l'inégalité immédiate que produit son désir d'y voir plus clair avec ceux de ses collègues qui ne le désirent pas, qui n'en ont pas l'énergie ou ne s'en donnent pas les moyens. Ceci est une donnée non négligeable qui l'amènera à user de trésors de diplomatie sans pour autant réussir à toujours faire comprendre ce qu'il poursuit. *A fortiori*, un praticien-chercheur mettra nécessairement au jour des éléments qui dérangent l'« institution » et modifient son rapport au terrain ainsi que ses relations à ceux qui partagent son univers professionnel. Le souci éthique, permettant de poser la question du pouvoir, doit par conséquent s'inscrire d'emblée dans la démarche comme dans le parcours du praticien-chercheur, quel que soit le cheminement qui le guide dans les méandres de sa recherche.

Il est surtout question, par ce « je » en lequel (se mêment – lapsus) se mêlent et parlent mes différents statuts, de montrer en quoi et par quoi cette problématique des impensés de la recherche croise celle des indicibles de l'infirmière.

« La pensée philosophique est hésitation continue, très sourde même lorsqu'elle avance, elle se replie sur soi... En effet, si je m'observe, "je est un autre". Le redoublement de la pensée est automatiquement un dédoublement de l'être. La conscience d'être seul, c'est toujours, dans la pénombre, la nostalgie d'être deux. » [1]

De nombreux écueils se présentent au praticien-chercheur dans ses entrelacs de situations interactives, lui imposant une démarche d'autant plus rigou-

1. G. Bachelard, *Le droit de rêver*, *op. cit.*, p. 235.

reuse. « Dire je » dans la recherche ne veut pas être une forme exclusive, mais il ne faut pas pour autant oublier qu'elle en est une forme exclue ou pour le moins controversée.

La seule évocation du « dire je » provoque quasi systématiquement, au sein de l'université, le renvoi à un narcissisme coupable. « Dire je » risque d'apparaître, en effet, comme une espèce de détournement du dispositif de recherche vers un désir d'explorer sa problématique existentielle, voire à des fins thérapeutiques. Cependant, il n'est point besoin d'utiliser le pronom « je » pour parler de soi et il n'est pas non plus inéluctable de parler de soi en disant « je ». Face à cette crainte souvent exprimée, il m'est apparu clairement que « dire je » n'était pas pour moi nécessité de parler de moi ni de mon expérience mais plutôt de chercher à argumenter et conceptualiser à partir de cette expérience existentielle et professionnelle. Ma vigilance à ne pas m'en éloigner, puisqu'elle est à l'origine du déclenchement de cette réflexivité qui a déterminé ma posture, m'oblige également à confronter les résultats dans un rapport constant à une réalité qui ne cesse jamais d'être. Dire « je » me semble le moyen le plus sûr et le plus honnête de faire état de ce cheminement, évidemment personnel.

La difficulté du praticien-chercheur à entrer en réflexion avec les intellectuels non familiers avec cette approche expériencielle le conduit inévitablement à chercher des arguments qui leur soient concevables. Il est amené à tenter de dépasser les résistances formelles que le système universitaire a encouragées, et ce d'autant plus que les disciplines sont en lutte constante pour asseoir leur légitimité. Il doit également trouver sa place, sans renoncer à la mission qu'il s'est donnée, au sein de l'institution du savoir.

Ma première épreuve a été de devoir me situer par rapport à des courants, des modes de pensée, de faire face à des questions d'amis chercheurs dont je ne comprenais pas toujours d'emblée le rapport avec ma problématique. Il me fallait alors un peu de temps avant de saisir le bout par lequel trouver une relation, et approprier mon raisonnement en le confrontant à mon expérience. Pour autant, nous finissions toujours par nous comprendre, ce qui me confortait dans mon souci de trouver un langage qui reste accroché à la réalité, autant pour maintenir ma pratique réflexive avec les soignants, que pour démontrer qu'on pouvait penser et communiquer sans pour autant se couper de la réalité. C'est ainsi que s'est révélée la nécessité pour moi de défendre ce « je » dans une pratique intellectuelle.

Ces expériences m'obligèrent également à faire le lien avec un autre aspect délicat de ma recherche de praticienne : comment traduire, sans le pervertir, un mode particulier d'appréhension de la réalité, afin de le réfléchir, de le raisonner, en vue de le soumettre à « la cité savante » ? Comment faire valoir une connaissance approfondie et intime d'un milieu, sans subir le rejet dans les abîmes de la subjectivité ? Comment accéder à l'universalité d'un concept sans le dépouiller de ce qui m'a fait le choisir comme porteur de vie, de sens particulier, de devenir ?

Assumer cette autolégitimation, que J. Ardoino nommerait « autorisation » [1], participe autant de ma propre conception de l'éthique (ouverture à l'autre sans fermeture à soi), que de la nécessité de dégager mon désir de connaissance du corollaire « pouvoir » trop évidemment associé et sur lequel je reviendrai. Cette position voudrait par là même consommer la rupture avec une conception de ce que je pourrais nommer la recherche « mâle » : agressive, dogmatique, normative, voire guerrière, dont la médecine (mais pas seulement elle) ne cesse de donner le spectacle ; pour en proposer une autre, peut-être plus sur un versant féminin : conviviale, intersubjective, interactive, vivante... éthique.

ENTRE ÉTHIQUE ET POLITIQUE

« Dire je » c'est poser les pierres de l'éthique... Cette petite phrase écrite un peu naïvement, sur une sorte d'intuition, pour introduire la question du « dire je dans la recherche », fut abondamment critico-décortiquée par les membres du séminaire Éthique et Épistémologie (Paris, 1995). C'était la première fois que je soumettais cet aspect de ma problématique, qui allait se révéler essentiel, à un groupe de travail plus large et surtout moins familier que ceux auxquels j'étais accoutumée.

Cette phrase voulait être regardée au sens le plus accessible au commun : poser les premières pierres, dans le langage courant, c'est commencer à construire avec un matériau existant, sur des fondations déjà creusées. Le mode de traitement de cette proposition par les membres du groupe, caricaturalement théorique, insensait mon propos, le déplaçait jusqu'à ce que je ne le reconnaisse plus. Cette séance mémorable allait me permettre de prendre une première mesure de la difficulté de confronter le langage commun et l'intuition qui me servent à penser (et non seulement à moi), à ce que je ressens comme « langue de bois » des professionnels de la recherche en sciences humaines : le « nous » conventionnel des intellectuels « patentés ».

D'emblée je me trouvais devant l'impossibilité de fixer le statut de ce « je ». S'agissait-il plutôt d'un matériau existentiel, pour partie professionnel, ce qui expliquait leur incompréhension, ou pouvait-on considérer qu'il était la « fondation » sur laquelle j'allais tenter d'ériger ma théorie ? La réponse importait moins que ma volonté de ne rien fixer d'avance, que mon désir de

1. Jacques Ardoino, « L'approche multiréférentielle (plurielle) des situations éducatives et formatives », mai-décembre 1992, document Paris VIII, p. 7.

laisser le cours du travail décider de la pertinence de telle ou telle approche, cette construction participant autant, à première vue, de l'un et de l'autre.

En ces temps où un certain individualisme fait des ravages, tant au niveau de la communication qu'en ce qui concerne une solidarité qui tend à disparaître, quel sens peut-on donner à ce « dire je », quels bouleversements épistémologique, éthique et politique peut-on en attendre ?

L'éthique est une urgence à penser. Elle est le garde-fou d'un pouvoir que nous, soignants ou chercheurs, ne mesurons pas. Aveuglés par nos propres travers, façonnés par une idéologie scientifique qui nous dépasse, le pas qui sépare le savoir du pouvoir est trop souvent vite franchi.

« [...] il suffit de ne pas comprendre pour moraliser ». [1] C'est dans cet énoncé que je trouverai l'autorisation de suivre le chemin de mon éthique dans son immanence. Ma volonté de recherche de sens, confrontée à la nécessité d'échapper aux contraintes de la morale qui régit la profession d'infirmière, devait impérativement se donner un cadre qui lui permette d'avancer. Mon incursion dans la philosophie fut assez frustrante en ce que science d'entre les sciences elle exige davantage que d'autres que l'on passe par les chemins obligés. J'abordai cependant la philosophie comme les autres savoirs : avec une certaine innocence et une curiosité bienveillante qui se transformèrent assez vite en inquiétude : comprenais-je réellement ce que je lisais ? De Spinoza [2] j'ai compris que la pureté dans l'être se trouvait bien loin de ma réalité. La triple illusion qui constitue selon lui la conscience – illusion de la finalité, illusion de la liberté (et je laisse de côté l'illusion théologique) – renforce ma conviction que le travail sur soi est un préalable à toute vélléité de chercher sur les autres, de les soigner comme de les éduquer... Le praticien-chercheur doit être conscient du danger que représente toute incursion dans les illusions des autres, *a fortiori* quand il les partage. C'est dans ce constat que se profile le recours à une intersubjectivité des acteurs qui concourent à produire le sens qu'il m'intéresse de questionner. E. Lévinas pose ainsi le problème de la relation intersubjective : « En quoi consiste positivement cette socialité différente de la société totale et additionnelle ? [...] Il est très important de savoir si la société au sens courant du terme est le résultat d'une limitation du principe que l'homme est un loup pour l'homme, ou si au contraire elle résulte de la limitation du principe que l'homme est pour l'homme. Le social avec ses institutions, ses formes universelles, ses lois, provient-il de ce qu'on a limité les conséquences de la guerre entre les hommes, ou de ce qu'on a limité l'infini qui s'ouvre dans la relation éthique de l'homme à l'homme. » [3]

Me voilà entraînée bien loin de cette intersubjectivité, telle que je l'imaginais naïvement, entre des praticiens qui pourraient décider ensemble

1. Gilles Deleuze, *Spinoza, philosophie pratique*, Paris, Les Éditions de Minuit, 1981, p. 35-36.
2. B. de Spinoza, *Éthique*, textes choisis par F. d'Alquié, Paris, PUF, 1974.
3. E. Lévinas, *Éthique et infini*, Paris, Fayard, 1982, p. 73-74.

d'échanger à partir de pratiques partagées afin d'en dégager des « vérités »... Entraînée dans le labyrinthe du « penser-à-l'autre »[1] duquel mon expérience d'infirmière me commandait particulièrement de me méfier, il me fallut reconnaître et délimiter l'espace dans lequel devrait se contenir cette éthique. Sans rien nier de la pertinence de l'approche philosophique, le bornage de mes « prétentions » s'imposa pour diverses raisons. La première tient à l'immensité de cette question éthique dont ma posture de recherche m'a donné à entrevoir les embûches. La seconde, plus pragmatique, trouve dans la complexité de la pensée de Lévinas ses raisons éthiques « urgentes » : la barbarie à l'œuvre dans la négation de l'humain dans l'individu progresse d'autant plus vite que « le penser » semble inaccessible à la plupart de nos contemporains. Prise dans le double désir de comprendre moi-même et d'encourager mes semblables à penser, il me fallait rester dans une problématique qui s'inscrive clairement dans notre réalité de soignants. Le troisième volet de ma posture est matérialisé par l'institution de soin et ma résistance à la déshumanisation qu'elle organise par sa collusion avec le rationalisme économique. L'actualité de cette offensive aura été particulièrement prégnante dans l'orientation de cette recherche entre pratique et pensée, ce qui se traduit par un leitmotiv dont je n'arrive pas à maîtriser la fréquence. C'est également dans cette problématique que j'allais décrocher du milieu soignant pour aborder le cas de l'institution en général et de l'universalité en particulier.

C'est Alain Badiou qui me permit de trouver un accès à l'éthique qui ne me sorte pas irrémédiablement de mon contexte, qui n'impose pas ce décalage entre la réalité que je m'efforce d'observer tout en la vivant et cette éthique abstraite trop éloignée de mon quotidien. « Il n'y a que l'éthique des processus de vérité, du labeur qui fait advenir en ce monde quelques vérités. L'éthique doit se prendre au sens supposé par Lacan quand il parle, s'opposant ainsi à Kant et au motif d'une morale générale, d'éthique de la psychanalyse. L'éthique n'existe pas. Il n'y a que l'éthique-de (de la politique, de l'amour, de la science, de l'art)... Une philosophie se propose de construire un lieu de pensée où les différents types subjectifs, donnés dans les vérités singulières de son temps, coexistent. Mais cette coexistence n'est pas une unification, et c'est pourquoi il est impossible de parler d'une éthique. »[2]

Me voilà soulagée d'une part de mon inquiétude de ne pouvoir rattacher le quotidien avec son cortège de violences (symboliques, sociales, ethniques et politiques) à cette éthique qui paraissait inaccessible. Il me faudra encore trouver un accès qui prenne en compte la complexité quotidienne des situations qui s'offrent aux soignants, construire des ponts entre l'absolu théorique, l'utopie, et la réalité dans son insistante permanence.

1. E. Lévinas, *Entre nous. Essais sur le penser – à – l'autre*, Paris, Grasset, « Figures », 1991.
2. Alain Badiou, *L'éthique, essai sur la conscience du mal*, Paris, Hatier, 1994, p. 28.

La conception médicale de l'éthique est, à l'instar de son idéologie, compartimentée comme le reste des questions de médecine. « Ainsi le médecin rallié à l'idéologie "éthique" méditera en réunion et commission toutes sortes de considérations sur les "malades", considérés exactement comme l'est, par le partisan des droits de l'homme, la foule indistincte des victimes : totalité "humaine" de réels sous-hommes. Mais le même médecin ne verra nul inconvénient à ce que cette personne ne soit pas soignée à l'hôpital, et avec tous les moyens nécessaires parce qu'elle est sans papiers, ou non immatriculée à la Sécurité sociale. »[1]

Les restrictions budgétaires sont venues augmenter cet arbitraire dans le secret des services hospitaliers sans que le Comité national d'éthique ne se manifeste. C'est dans ce contexte que se révèle la nécessité d'une reprise de soi comme être responsable, que doit se développer une réflexion qui permette d'exercer cette responsabilité éthique. Il apparaît surtout urgent de reconstruire un lien entre la responsabilité individuelle du praticien et ses valeurs humaines que semblent compromettre l'institution et ses prescriptions. C'est ainsi que je parle de « la médecine », tout au long de cette recherche, comme d'une institution qui masque la responsabilité humaine du médecin jusqu'à ce que lui-même ne la reconnaisse plus.

MAÎTRISE DES DÉPENSES DE SANTÉ ET ÉTHIQUE...

Une nuit d'août, Monsieur R. est annoncé par le SAMU. Il habite loin de notre hôpital, dans un tout autre secteur, mais insiste pour venir à B. Le médecin de garde tente en vain de l'en dissuader d'autant qu'il est manifestement très fatigué. Son dossier explique les raisons de son insistance. Monsieur R., âgé de 56 ans, est affecté d'une leucémie aiguë myéloblastique diagnostiquée six mois plus tôt.

Extraits de courriers à ses confrères par le médecin qui le suit :

« Comme je vous l'ai indiqué par téléphone, il a été pris en charge initialement à l'hôpital de... alors qu'il habitait dans le... parce qu'il n'y avait pas de place dans d'autres services d'hématologie à ce moment-là. Une chimiothérapie d'induction a été entreprise début janvier. Compte tenu de la blastose médullaire, il a été décidé une abstention thérapeutique et la mise en route d'un traitement purement symptomatique. Il est alors admis à l'hôpital de... à ce moment-là pour prise en charge thérapeutique et transfusionnelle. Actuellement, nous sommes à 7 mois du diagnostic d'abstention thérapeutique chimiothérapique, le patient va bien et il est hospitalisé uniquement en

1. *Ibid.*, p. 16.

cas de problème infectieux et en cas de besoin transfusionnel qui est évalué à tous les 5 jours. En effet, lorsque le taux de plaquettes s'effondre en dessous de 20 000, il présente un syndrome hémorragique important, cutanéo-muqueux et également des hémarthroses douloureuses conduisant à transfuser le patient à ce rythme-là tous les 5-6 jours. Comme je vous l'avais dit par téléphone, il avait été pris en charge à l'hôpital de C. mais actuellement cette prise en charge transfusionnelle semble difficile pour des raisons budgétaires clairement énoncées.

Il sera donc pris en charge à l'hôpital de B. durant le mois d'août jusqu'à ce que vous puissiez le prendre en charge, soit à partir du 21/8. »

Autre courrier

« ... Je vous remercie de l'avoir pris en charge durant un mois à l'hôpital de C. Mais en effet après discussion avec le Docteur... Monsieur R. sera transfusé en alternance durant le mois d'août à l'hôpital de A. et à l'hôpital de B. compte tenu de vos contraintes budgétaires à l'hôpital de C. »

Peut-on se risquer à dire que Monsieur R. n'a pas eu de chance ? Non seulement il ne répond pas à l'induction thérapeutique, mais, de plus, son hôpital de proximité n'a pas les moyens de le transfuser en plaquettes ! Les transactions menées par le médecin ayant accepté de le prendre en charge dénoncent avec force l'opinion selon laquelle (les engagements des politiques l'affirmaient) la réforme ne devait en aucun cas diminuer la qualité des soins. Au contraire, les « redistributions budgétaires » étaient censées réduire les inégalités. En réalité, si Monsieur R. tenait tellement à venir jusqu'à notre hôpital au milieu de la nuit, alors qu'il allait vraiment mal, c'est qu'il savait que nulle part ailleurs il n'aurait pu recevoir sa dose vitale de plaquettes.

Après quelques heures en réanimation, il repassa « en salle ». Quelques jours plus tard, son médecin parti en vacances, le chef du service décida d'attendre, pour transfuser, qu'un problème survienne. Ayant appris cette nouvelle « abstention thérapeutique », j'interrogeai le médecin responsable de la transfusion sur les risques de cette décision. Il me répondit clairement : « Si on ne le transfuse pas, ce patient va mourir. » Le service ayant dépassé son budget, les vivres lui ayant été coupées, Monsieur R. est décédé à l'issue du week-end, comme « prévisible ».

Mon indignation est toujours aussi vive plusieurs mois plus tard. Monsieur R. ne pouvait sans doute pas vivre indéfiniment eu égard à sa pathologie, mais il a été clairement sacrifié à l'équilibre budgétaire. Le sens de ce propos est de lever le voile indigne qui recouvre un arbitraire qui peut décider que certaines pathologies méritent un effort budgétaire sans limite quand d'autres sont soumises à la dure loi des budgets épuisés. Monsieur R. a eu la malchance de n'être pas dans un bon GHM [1], d'être malade à un mauvais moment, au mauvais endroit et, qui plus est, de résister au traitement. Sa gourmandise de plaquettes (il les « bouffait » selon le terme consacré) lui aura été fatale.

De quel système de santé sommes-nous aujourd'hui les otages ? Qui osera porter sur la place publique ce débat dont je rêve qu'il nous soit enfin proposé : quels malades, et sur quels critères, méritent mieux que d'autres d'être soignés ? Ou encore, plus violent, quels malades et sur quels critères ne seront désormais plus soignés ?

L'inégalité devant les soins ne se contente pas de priver des soins élémentaires un nombre de plus en plus grand de nos concitoyens, elle instaure des disparités au cœur même des classifications médicales. Cette gestion à courte vue, « au pif », pourrait-on dire, est la violence la plus insidieuse qui s'exerce sur les patients mais aussi sur les soignants qui sont les témoins médusés de ces injustices. Puisque les budgets ne sont pas illimités, puisque nous ne pouvons plus soigner tout le monde, qui aura le courage de dresser la « liste » des réprouvés ainsi que les critères de ces réprobations ?

Si j'avais le choix, je préférerais une abstention thérapeutique annoncée, officielle, plutôt que ces décisions sous le manteau, cette dépendance à des données aussi triviales que, ce n'est pas le bon jour, le bon mois, le bon moment du mois ou de l'année...

Si j'ai le choix, j'aurai le bon goût de préférer une maladie qui rapporte un maximum de points ISA [2], qui dure le moins longtemps possible afin d'être reçue les bras ouverts dans les hôpitaux auxquels je permettrai de se maintenir dans le peloton de tête des établissements... qui savent compter... Si je n'ai pas le choix... mais où est l'éthique dans tout ça ?

Mon éthique se traduit par une quête obstinée, une volonté d'aborder l'altérité en tentant de désopacifier les différents filtres qui déforment toute tentative d'appréhension du réel de l'autre. La reconnaissance de ces distorsions incontournables, le repérage des effets qu'elles produisent sur les résultats, doivent amener le chercheur à chercher des méthodes qui gardent les aspérités, les reconnaissent et les exposent, même si de ce fait il ne peut accéder à la « dureté » scientifique dont est prié de rêver tout chercheur et que notre idéologie scientifique dominante nous convie à désirer. Isabelle Stengers dénonce le mécanisme réducteur de l'idéologie scientifique qui perpétue la hiérarchie des savoirs et le pouvoir qui s'y rattache. « Elle exclut de ce consensus, définit comme marginaux ou institue en communauté dissidente ceux qui – on s'en rend parfois compte par la suite – pouvaient avoir d'excellentes raisons de ne pas l'accepter, de ne pas considérer comme concluantes du point

1. GHM : groupe homogène de malades.
2. ISA : indice synthétique d'activité.

de vue de leurs propres intérêts, les épreuves auxquelles cette proposition a satisfait. »[1]

L'éthique, contrairement à la morale, ne peut être définie une fois pour toutes. Les racines de ma propre éthique sont indissociables de mes tentatives de résistance à la facilité du « compromis » qui se substitue au consensus, de ma quête de vérité quoi qu'il m'en coûte. C'est cette éthique qui matérialise les limites de mon implication et de mon engagement. Elle représente la loi que je me suis donnée afin de contrôler cette ligne de démarcation, instable, entre ma vision de l'autre et la réalité de cet autre énoncée par lui. Elle se matérialise dans le repérage de mes implications ainsi que dans les différentes étapes de restitution de mes interprétations. C'est une marque oscillante, changeante qui indique à un moment donné la séparation, impose la reconnaissance du franchissement de cette ligne arbitraire qui sépare une intimité indicible d'une pensée dicible. Elle permet, par la confrontation à l'autre, une tentative ultime et inlassable d'accéder au point exact et provisoire de ses propres limites. Il s'agit alors de décider des conditions d'une rencontre, d'une sorte de lieu imaginaire au-delà duquel je m'interdirais d'aller et en deçà duquel je n'autoriserais pas l'autre à venir. Il s'agit aussi et surtout de s'exercer à repérer et nommer, pour le partager, le pouvoir qui résulte du savoir. Dans l'université, c'est la posture particulière du praticien ainsi que sa volonté d'y faire valider une autre voix/voie de la connaissance, à partir de l'expérience, qui le conduiront à user de la première personne, accès privilégié et incontournable à un contenu dont il est le seul détenteur.

Ce premier aspect du « je » se révèle donc essentiellement éthique, se référant à la recherche. Il devient plus politique quand il s'exerce dans le cadre de l'entreprise d'origine, ou qu'il s'adresse à la cité savante.

DIRE « JE », UN ACTE POLITIQUE

Il m'aura d'abord fallu me retrouver entre le « tout est politique » de la culture de ma génération et le « rien ne se dit de la politique » de la culture des infirmières. La contextualisation de ce « dire je » est ainsi une des premières pistes à baliser pour ne pas tomber dans la confusion des multiples « dire je » qui s'ébauchent en cette fin de siècle.

Il s'agit d'abord de prendre conscience de l'illusion qu'a générée un individualisme particulièrement rendu visible par une idéologie libérale, voire néolibérale, prônant la « liberté » dans un cadre de plus en plus étriqué, celui de la pensée unique. On serait libre, paradoxalement, en acceptant la domi-

1. Isabelle Stengers, *La volonté de faire science*, *op. cit.*, p. 21.

nation symbolique d'un discours « prêt-à-penser » dont les effets s'insinuent dans tous les interstices de la société, l'économique dictant sa loi à toutes les couches. Le mensonge institué, et non seulement celui « par omission », a pu être toléré tant que les effets pervers de cette politique sont restés relativement discrets. La misère de certains de nos concitoyens (et je ne parle que de nos voisins), telle que nous ne pouvons plus l'ignorer, montre à quel point une certaine autonomie a disparu corps et biens, sombrant dans une précarité et une pauvreté qui s'étalent comme flaque d'huile au soleil. Cette pauvreté, même si elle ne nous touche pas directement, nous oblige à voir la distance qui s'accroît entre l'offre fallacieuse d'un choix toujours plus grand et les possibilités d'accession à ces choix de moins en moins partagées.

Je prendrai pour exemple l'institution de la santé et son transfert visible, à défaut d'être explicite, du singulier au collectif, sous couvert de « santé publique ». Cette « manœuvre » produit avant tout et ouvertement des iniquités dans le traitement des questions posées par la société. On a ainsi pu voir tout récemment, alors que la « restriction budgétaire » est à la base de toutes les constructions de phrases concernant la santé, une campagne de promotion du vaccin contre l'hépatite B, soutenue par les pouvoirs publics, très médiatisée. Aucune étude sérieuse et indépendante ne peut à ce jour justifier les moyens extraordinaires mis à la disposition des laboratoires producteurs de vaccins par les pouvoirs publics[1]. Il s'agit là d'un tout petit exemple de politique budgétaire autoritaire et dispendieuse, l'ensemble des mesures en cours nous offrant chaque jour son éventail de contradictions.

Le choix actuel d'une maîtrise des dépenses de santé privilégie le contrôle par rapport au sens d'une politique des soins qu'on ne cherche même plus à définir. Le discours de redistribution de régions surdotées vers d'autres qui seraient sous-dotées ne saurait manquer de nous interroger. Il s'élabore sous le prétexte d'une « justice sociale » dont on ne peut qu'être solidaires mais dont personne ne peut ignorer qu'elle disparaît simultanément de façon quasi palpable. L'informatisation forcée et financée des médecins généralistes, après les hôpitaux, représente ainsi un coût considérable pour la Sécurité sociale qui économise ailleurs ces fonds destinés au contrôle. Les diminutions constantes des prises en charge des traitements de certaines pathologies, les conditions féroces faites aux soignants sommés de justifier, de quantifier, de rationaliser, ce qui prend l'essentiel du temps qu'ils sont supposés donner aux malades, alimentent ainsi entre autres le financement de cette obsessionnelle illusion de la maîtrise.

On voit, par exemple, les dépenses concernant les anti-rétro-viraux (hypermédiatisés) « s'envoler », avec la bénédiction du ministre chargé de la

1. J.-P. Lellouche, « L'horreur sanitaire », in *Pratiques. Les cahiers de la médecine utopique*, n° 1, 1er trim. 1998.

Santé – tous les sidéens doivent pouvoir accéder aux trithérapies –, quand, parallèlement, celles d'autres traitements moins médiatiques sont contrôlées ou interrompues (sans publicité, ceux-là) pour des raisons « évidemment » budgétaires.

La notion de responsabilité collective semble aujourd'hui justifier toutes les dérogations à un « minimum éthique » sans que le « collectif » soit jamais interrogé sur ses choix éventuels en matière de politique de santé. Le silence sur la situation actuelle des soins donne à penser que la désinformation aidant, la « population » ne mesure pas encore les conséquences de réformes qui n'ont d'autre visée que de réduire le coût de « la santé » sans aucun souci apparent des effets produits. La grande casse des hôpitaux se fait donc, pour des motifs de politique « budgétaire », sur fond d'un silence assourdissant, orchestrée par les fossoyeurs d'humanité sans états d'âme que semblent être devenus les technocrates ayant préparé la refonte du système de soins. Le bricolage de réformes importées des pays anglo-saxons, auxquelles les initiateurs semblent ne pouvoir réfléchir qu'après les aléas de leur mise en place, apparaît tellement improvisé que les applicateurs se trouvent dans un vide de sens peu propice à des échanges au sein des établissements. La situation s'est ainsi dégradée à tous les niveaux communicationnels du travail, le « sens unique » étant de tenir quoi qu'il en coûte aux humains, de gagner du temps sur le temps, et d'espérer que toute cette absurdité s'éliminera d'elle-même...

Comment « dire je » pourrait-il changer quelque chose à la situation ? Dans mon questionnement, alimenté par ma pratique de formation des soignants, les rares lueurs qui transpercent la couche d'insensé sont issues d'un recours à la réflexivité individuelle et sa confrontation intersubjective. C'est quand les acteurs se posent collectivement quelques questions, dans le cadre de leur activité, qu'ils perçoivent les enjeux dont ils se vivent comme des otages impuissants. La complexité des situations, qui semblait empêcher toute reprise de soi comme sujet sensé, comme sujet responsable, devient explorable au travers, d'abord, de l'énoncé d'opinions personnelles puis d'un positionnement collectif, intersubjectif à partir d'événements du quotidien face à une organisation qui fait tout pour nous échapper. La « tentation de l'innocence »[1], qui consiste en une méconnaissance entretenue des divers champs de pouvoirs s'articulant, qui les contraint, est la position apolitique dominante chez les infirmières. Cette ignorance « traditionnelle » de leur propre responsabilité ne vaut cependant que tant que la douleur n'est pas trop vive pour empêcher l'oubli, tant qu'elles ne sont pas plongées dans les affres de la contradiction entre leurs valeurs et un exercice professionnel qui les néglige, voire les bafoue. La responsabilité énorme qu'elles endossent dans le cadre

1. Pascal Bruckner, *La tentation de l'innocence*, Paris, Grasset, 1995.

des soins contraste étonnamment avec cette immaturité dont elles font preuve dans la sphère décisionnelle et politique.

La double contrainte d'une réforme, qui oblige à la désobéissance pour répondre à la prescription, concernant par exemple l'obligation de moyens confrontée aux restrictions budgétaires, ne peut apparaître à la conscience si elle n'est pas explicitement analysée dans le cadre d'une réflexion sur les pratiques. La possibilité d'un questionnement, en dehors du contexte habituel d'évaluation et de jugement, permet ainsi aux infirmières de retrouver le chemin d'une mise en perspective de leurs actes au quotidien, de leur pensée et du contexte sociopolitique, entre autres, sans pour autant se retrancher derrière la victimisation traditionnelle et infantilisante de la profession. Si « pour freiner la régression puérile ou victimaire sous toutes ses formes, il faut ouvrir le sujet à ce qui le grandit, le tire hors de soi vers un plus-être »[1], il conviendrait d'abord que les infirmières apprennent à parler en leur nom, ni déléguées par la médecine, ni reléguées dans leurs fantasmes de pouvoir, ni encore se substituant à la parole du malade, « victime » officielle celle-là.

Dire « je » pour une infirmière est ainsi une révolution en ce qu'est introduite, par ce recours à une expression personnelle, une responsabilité individuelle et collective que sa position subalterne contribue à lui faire oublier. Sa culpabilisation historique et traditionnelle pourrait ainsi s'estomper au profit d'une recherche de sens, et, partant, d'une appropriation de ce sens dont une véritable formation continue pourrait être le vecteur idéal. Les crédits de formation, dite indûment continue, sont actuellement détournés au profit de formations initiales et, ce qui est beaucoup plus regrettable, au profit de ces « transformations » structurelles du système de soins. On voit ainsi des budgets considérables engloutis par des formations obligatoires qui n'ont d'autre but que d'adapter les soignants à des pratiques qu'ils rejettent comme mettant en cause leurs propres valeurs professionnelles.

Cette « reprise de soi » permettrait alors de substituer à une déresponsabilisation induite par l'incompréhension des différents conflits de valeurs une prise de conscience de la nécessité de se positionner clairement et légitimement dans ces conflits afin d'en appréhender tous les aspects. Ceci implique qu'un dialogue puisse s'instaurer entre les différentes postures institutionnelles, ce qui n'est pas le cas actuellement. Il s'agit, entre autres, de penser et de faire le tri entre une responsabilité éthique qui prenne en compte les valeurs de la personne, soignée et soignante, et cette responsabilité que les dirigeants nous somment de partager sous le couvert d'une santé devenue publique : celle d'un contrôle des coûts sous la facticité d'une démarche dite « de qualité » providentielle. Il n'est plus possible aujourd'hui d'ignorer la volonté politique de soumettre les institutions, dans leur globalité, à une logique économique

1. *Ibid.*, p. 303.

libérale qui s'étale au grand jour. C'est ainsi que la quiétude relative de laquelle jouissait l'institution de la « santé », par exemple, se trouve emportée par un raz-de-marée auquel, faute d'avoir voulu ouvrir les yeux ni le penser « à temps », les soignants ne savent pas résister.

« Dire je », c'est s'adresser à un autre, c'est le reconnaître sans se nier. C'est ainsi le préalable incontournable à un « dire nous » qui prendrait tout son sens et sa force à partir de positions clairement énoncées. Ce « nous » ne se contenterait pas de gommer les « je » ni de les juxtaposer, mais les engagerait dans la construction d'une responsabilité collective qui fait cruellement défaut à notre profession comme à notre société. Ce « dire nous » n'a rien à voir avec un corporatisme que les diverses coordinations nous ont donné à entrevoir. Basé sur des valeurs, construit par les humains dans le respect des humains, il limiterait alors le recours à un « il » qui devient trop facilement « cela » par le biais de la réification induite par une société à visée objectivante. C'est ce « il-cela » qui se révèle toujours le tiers, celui qui décide, celui qui abuse, celui qui est coupable, celui qui justifie notre irresponsabilité... l'autre.

Il appartient au praticien-chercheur de commencer à tisser des liens entre la pensée « pure » débarrassée des contingences, telle qu'elle peut s'exprimer dans la philosophie, pouvant parfois apparaître comme un « luxe », et une pratique guidée à distance par des théories qui souvent la fondent, mais dont elle ne sait rien. Les praticiens-chercheurs doivent devenir les artisans d'une appropriation par les acteurs de ce sens qu'ils produisent dans leurs actes, sans lequel ils sont condamnés à continuer à s'épuiser et à se perdre. Le politique se construirait alors de la confrontation patiente entre le dire et le faire dans le but de les réajuster, à partir de la mise en examen de cette schizophrénie qui constitue, dans notre société, le socle de la déresponsabilisation. Il se restaurerait d'une reprise en main par chacun de sa responsabilité individuelle, se nourrirait au quotidien de la prise en compte d'intérêts contradictoires, cesserait d'échapper au commun et trouverait alors son rôle de régulateur social.

Il ne s'agit pas seulement d'assumer pleinement la responsabilité de ce que l'on avance mais surtout de tirer parti et enseignement de son appartenance au milieu dans lequel on vit, où l'on a été formé et travaille, dans lequel on est « impliqué », « surimpliqué », voire « hyperimpliqué » [1]. Il est question de faire produire le magma à partir duquel s'est révélé le besoin de réflexivité, la nécessité de chercher du sens.

Cependant, « je » ne saurait être exclusif dans les prises de position, variant selon la proximité du chercheur avec son objet, selon, s'agissant d'un praticien-chercheur, sa distance mouvante avec son terrain comme avec sa

1. Voir la discussion de ces termes dans le chapitre sur l'implication.

recherche, selon également le stade de son travail puisqu'il ne saurait être question d'arrêter le flux de la production de sens. C'est consciente de cette difficulté, fréquemment évoquée dans les différents groupes de recherche, que j'ai choisi de laisser s'exprimer les différents niveaux et qualités du « je », y compris ceux inclus dans le « on », le « nous », voire le « ils ou elles » repérables dans toute situation de recherche comme dans toute activité sociale.

Dire « je » allait devenir un postulat de recherche en m'obligeant à fouiller du côté du processus lui-même, en même temps qu'une forme d'expression dont les tranversalités ne cessent de se révéler, de surgir de là où ma naïveté ne les soupçonnait pas. Les rencontres, avec d'autres, venus d'horizons différents, qui pensent et cherchent également à s'approcher de cette forme de compréhension, se sont révélées garantie d'une diversité de points de vue, de confrontations théoriques et de rigueur. L'incitation à cheminer au-delà de ses seules intuitions enrichit considérablement un point de vue et diversifie toute approche. Je serais tentée de dire que c'est, pour l'instant, le mode d'accès le plus vivant à l'universalité de certains concepts qu'il m'a été donné d'expérimenter. Un niveau de confiance et d'exigence élevé dans un groupe de travail permet que soit soulevé le problème crucial de la hiérarchie des savoirs, véritable barrage à la reconnaissance et à l'instauration d'autres voies, individuelles ou collectives, d'exploration de la connaissance.

La question centrale de la légitimité a rejoint cette quête sans but fixé d'avance, révélant ma rétivité à tous les concepts pouvant signifier un balisage, même le mien propre, de la connaissance. Je « choisis » et assume le recours à un repérage intérieur, subjectif, tous ceux extérieurs me paraissant insatisfaisants, voire parfois détournements.

La légitimation, aujourd'hui, n'est plus seulement liée au fait d'être acceptée par l'université comme étant capable de raisonner, de discuter les théories, de me positionner dans un champ ou dans un autre. Elle est devenue, au hasard de mes pérégrinations, l'affirmation militante d'une autre voie d'accession au savoir : partir de sa propre perception du monde, de son exploration, de sa mise en questions, afin de pouvoir communiquer avec les autres chercheurs sans se perdre soi-même.

Ainsi se trouvent largement dépassés mon souci de légitimité, mon besoin de définir une place dans laquelle je puisse me glisser sans craindre de m'y arrêter. A ce stade de ma fréquentation de cette posture de recherche, il s'avère qu'elle ressemble à s'y méprendre à ma posture d'être humaine dans une recherche d'authenticité existentielle la plus grande possible eu égard aux dangers qu'elle suscite...

L'objet finalisé a souvent perdu de son essentialité (à ma grande inquiétude), au regard de cette incursion dans le labyrinthe du processus, jusqu'à même envisager de l'abandonner... Mais, s'il est certain que cette recherche n'aurait pu avoir lieu sans cet objet, je sais aujourd'hui combien l'objet s'est enrichi de cette obsession à traquer le processus. Son ressurgissement, au détour de cheminements souvent eux-mêmes apparemment détournés, n'a cessé de me surprendre et de me séduire tant par les changements qu'il a subis que par ceux qu'il a induits dans ma propre vision de ces processus. La crainte de me perdre, plusieurs fois réactivée, s'est estompée à mesure d'une perception de plus en plus aiguë d'éléments dont j'avais préalablement la sensation, l'intuition non raisonnée. C'est en acceptant de me perdre que j'ai appris à me retrouver, en quittant les chemins balisés qu'il m'apparaît que mon cheminement a été le plus fructueux.

Ainsi se sont trouvés fréquemment déplacés les éléments, l'objet devenant lui-même « sujet », l'analyseur (la nuit) devenant objet puis retournant à sa place d'analyseur sans que puissent en être fixés définitivement les statuts. « Je » deviens tantôt auteure, actrice, objet moi-même tandis que je me modifie au passage de ces turbulences. Habitée par ma recherche, fréquentée, assouplie par elle, « je » participe, en tant que différents moments du même être, à la construction de cet objet, rendant improbable l'accès à toute modélisation. « Je » fais également partie de cet objet, tantôt déplacée, séparée ou unifiée à l'instar des autres éléments qui le composent.

Cet aspect de ma problématique, se nourrissant du partage, a pu brouiller momentanément mon « objet de recherche », mais il s'avère désormais qu'il a tissé les liens qui lui manquaient. L'accès à la nuit ne saurait emprunter de meilleur chemin que cette observation intérieure des doutes, des certitudes, des mouvements paradoxaux ou contradictoires repérables dans un quotidien qui mêle la vie, la vie de la vie, la connaissance de la connaissance. Qui plus est, il s'agit de mettre en lumière la réflexivité sans laquelle rien de ce mouvement ne surgirait du magma d'une recherche dont seul le résultat serait soumis à expertise. La difficulté de trouver des méthodes dites « objectives » applicables à un tel objet ne me laissait guère d'autre voie d'exploration que celle interne.

UNE INCITATION AU « VOYAGE »

Si, comme le pense Yves Barel[1], « le chemin c'est le marcheur », dire « je » c'est donner à voir mon cheminement, ma posture, ma façon d'envisager l'ouvrage, de poser les pierres et d'en faire état chaque fois que cela me paraît nécessaire pour faciliter l'appropriation de mes observations par le lecteur, pour sa compréhension de l'ensemble. J'ai tenté de le faire chaque fois que

1. Cité par R.C. Kohn, « Le chemin c'est le marcheur », in *Perspectives documentaires en éducation*, 1993, n° 28, p. 27-46.

je percevais une interaction significative entre les éléments de la construction de mon objet et l'orientation de ma démarche de recherche.

Mon objectif n'est pas de démontrer aux autres chercheurs qu'ils s'oublient dans la forme aboutie de leurs travaux, mais de creuser, fouiller, me rendre attentive à ce que je peux percevoir de mes propres changements, déplacements, ambivalences et... retournements. Il s'agit davantage, comme pour les infirmières, d'amener le chercheur à se questionner, voire s'identifier par une observation rigoureuse de ces incontrôlables du processus de recherche, que de lui assener de nouveaux modèles, un nouveau dogme.

L'énonciation de ces processus, à mesure de ma fréquentation de l'« objet » de recherche, est destinée à fournir le matériau d'observation de certains aspects, le plus souvent occultés, de la connaissance et à alimenter une critique positive de cette forme de recherche dont l'université a, jusqu'à maintenant, plutôt évité l'exploration. Il ne s'agit rien de moins que tenter de rendre visibles, dans le but d'accéder à une meilleure connaissance de l'objet, un maximum d'éléments liés apparemment ou non à lui ou ayant contribué à sa construction, accessibles à la conscience du chercheur ou de ses interlocuteurs cherchés et cherchants. Il n'en est pas moins vrai qu'il peut paraître illusoire d'espérer accéder enfin à l'invisible ou l'insu, mais il s'agit d'abord, plus prosaïquement, de décider de la dicibilité de tout ou partie du processus, matière vivante et jamais fixée. Il s'agit également de donner accès au lecteur, dans ce souci d'interpellation qui vise à maintenir en devenir cette recherche d'une vision nocturne, à la nuit qui indéfiniment se crée de là même où je cherche à l'éclairer. Le journal de cette recherche est une de ces « mines » dont l'exploitation pourrait produire bien au-delà du temps dont je dispose pour mener à bien cette exploration. Il a pour but de laisser entrer le lecteur dans la nuit de cette recherche.

C'est à une vérité non définitive, à laquelle se voue ce travail, une vérité qui, selon A. Badiou [1], aurait à voir avec la disponibilité puis la fidélité à ce qui fait événement. Une première piste est de tenter de prêter une vie propre à ce concept de vérité en laissant voir les différents mouvements qu'il subit hors de la tentative de saisie du chercheur, comme à son processus d'élaboration duquel je me refuse de le séparer.

La plus grande des difficultés réside alors pour moi dans un rapport contradictoire entre mon désir d'aventure qui génère inévitablement de l'angoisse et mon besoin de construction qui m'apporte de l'assurance, qui peuvent tout aussi bien s'articuler différemment dès lors que la construction, sitôt érigée, génère une autre angoisse... éternelle hésitation entre le désir de la forme et la fuite de la forme de laquelle je croyais pourtant m'être distanciée.

1. A. Badiou, *op. cit.*, p. 39.

Cette exigence grandissante de ne pas me laisser séduire ni détourner par mes fantasmes de sécurité, de classification rassurante, clarifie cette mouvance dans l'instant, mais il me reste à trouver comment la faire partager sans la figer. Par quelle écriture signifier un mouvement sans l'interrompre, par quels biais entrouvrir les portes de la nuit sans y laisser s'engouffrer l'indésirable ordre destructeur ? Comment surtout partager ce que j'ai moi-même tant de difficulté à percevoir ?

L'ÉCRITURE COMME RÉVÉLATEUR DE LA NUIT

« Écrire ce n'est pas avancer, c'est reculer pour mieux faire sauter les plombs du langage. »[1]

Il est possible, au travers de l'écriture de recherche, de distinguer les différents registres du « je » qui s'expriment en toute situation, la recherche n'étant qu'une des postures de son être humain. On verra ainsi se profiler un « je » dans tous ses états : « je » intime, « je » inconscient ou aveugle, « je » citoyen, professionnel ou intellectuel, « je » politique, militant, idéaliste ou utopiste, « je » sensible, provocateur, créateur, « je » refoulé, caché ou affirmé, « je » aimé ou détesté... aucun ne pouvant être intrus dans une perspective de production de sens pour la construction d'un objet contenu dans le sujet autant que le sujet est contenu en lui.

La relation entre ces différents « je », le plus souvent insue au moment même de l'écriture, s'est imposée comme une « vigie » de certaines de mes implications. Elle se révèle au travers des dispositifs (modes d'écriture, de lecture de ces différents modes), se créant de la difficulté même de cohérence et de stabilité de la part essentielle du matériau de recherche que j'appelle « la part de la nuit ». Plusieurs modes d'écriture sont ainsi repérables tout au long de ce parcours, variant selon les postures, indiquant les différents « je » en action dans chacun des moments de cette recherche.

Donner à voir ce qui me semble producteur de mon raisonnement, de ma connaissance de « l'objet de recherche » s'est révélé partie intégrante de cet objet. Ainsi il s'impose de tenter de saisir le moment du déploiement de la pensée, le comment elle s'érige, balbutie, se fixe et se remobilise. C'est sa démonstration par l'écriture qui permet de s'approcher de l'élaboration d'un savoir vivant, afin de dire au plus près ce que je veux transmettre.

Tenter de conserver un vocabulaire le plus direct possible oblige à chercher des moyens d'explicitation autres. Le choix du recours aux métaphores,

1. Georges Perros, *op. cit.*, p. 143.

aux analogies, pour naturel et inconscient qu'il me soit, entre dans cette recherche comme une aide à aborder la complexité de certains concepts. J'use de la métaphore comme révélateur de cette transduction des divers registres qui nous servent à penser, et mon pari est de le donner à voir. Soutenu par les récits d'expérience et les notes explicatives, cet exercice vise à lutter contre toute fermeture (consciente !) du discours.

Partant de ma pratique, de mon rapport à l'institution, retrouver le cheminement et l'exposer ont pour objectif d'encourager le lecteur à une lecture « active » en stimulant le recours à sa propre expérience. Interroger la « légitimité », la notion de pouvoir attachée à la spécialisation dans l'écriture, vise à tenter de repérer les mécanismes d'exclusion du savoir qu'elle produit.

Le mode d'écriture est alors non seulement un moyen d'exposer des résultats, de communiquer avec les autres, mais devient également un dispositif d'observation du processus de découverte de ces résultats. Un autre objectif est de rester moi-même visible dans ce travail, de maintenir dans mon écriture la marque de ma singularité au travers de la forme qui m'est personnelle, et d'y prendre du plaisir, soit conserver et revendiquer un rapport libidinal à l'écriture.

La transduction, naturelle, de mon écriture donne à voir les croisements de différents modes d'expression s'articulant. Sensibilisée par mes propres difficultés à lire durant une grande partie de ce travail, il me fallait essayer de contourner ces difficultés que je projetais sur les infirmières. Le ton militant est ainsi le produit de mon souci d'une lisibilité la plus aisée possible sans renoncement pour autant à la complexité de ma pensée qui va s'aiguisant.

S'agissant de l'écriture discursive, c'est au travers des réactions de certains de mes lecteurs et néanmoins collègues infirmier (e) s : « j'aurais pu écrire la même chose mais je ne sais pas le dire » « Je suis bien obligée de me reconnaître dans ton cheminement » que je m'ancrai davantage dans la conviction de devoir trouver un accès qui recouvre précisément et sans ambiguïté ma position particulière. Ne pouvant ni ne voulant écrire à la place de l'autre, la meilleure garantie de respecter son espace, surtout lorsque l'on vise la production de sens sur une profession que l'on partage, passe par cette forme, incontestable, d'une expression singulière. Praticien-chercheur, soucieuse de comprendre mais aussi de faire évoluer le milieu dans lequel je vis, travaille, et cherche, je m'adresse d'emblée à un large panel d'interlocuteurs.

En premier lieu je désire rester lisible pour mon environnement, professionnel ou non, peu ou pas enclin à la pratique « intellectuelle », voire résistant au « jargon » universitaire. Cette première intention vise deux objectifs (conscients). Le premier espère une reconnaissance ou une discussion de mes assertions par les infirmières, ce qui présuppose que mon discours leur soit accessible. Le deuxième, qui pourrait presque contredire le premier, refuse la simplification appauvrissante dont nous, soignants, avons tellement été abreuvés, tant dans notre formation de base que dans les diverses formations fourre-tout et non qualifiantes qui nous sont proposées.

Il s'est avéré nécessaire, au préalable, de faire cohabiter ma propre expérience d'une réflexivité tirée de divers enseignements et mon exigence de confrontation « hors les murs ». J'ai décidé d'assumer le risque de perdre, à mesure de ma propre familiarisation, incontournable, aux langages spécialisés, les repères de cette « accessibilité » à la pensée complexe que je revendique farouchement depuis mon entrée à l'université. Il s'agit d'un pari difficile à tenir du fait même de la mobilité de ma posture et des divers déplacements internes à ma recherche. Ma propre difficulté à la lecture de certains auteurs alimente ce souci d'une communication « claire » des résultats. « Illisibles » pour certains, ils resteront lettre morte, ne seront jamais lus et donc ne serviront pas à ceux qui pourraient en être bénéficiaires.

Écrire pour la communication et la validation d'une recherche exige par ailleurs une certaine soumission au système de valeurs édicté par l'université. Même non écrit, ce système implicite couvre partiellement mes petites voix résonnantes (quelques-uns de mes « je »), m'obligeant à négocier sans cesse. Ainsi, rester simple sans tomber dans le simplisme demande un effort d'explicitation supplémentaire, impose un dispositif de contrôle extérieur tant les repères internes sont eux-mêmes changeants. La complexité peut-elle s'accommoder d'un langage commun ? La « vulgarisation » est-elle possible d'emblée sans pour autant diminuer la valeur du travail, sans mésestimer les lecteurs visés ? Ces questions sont d'autant plus importantes qu'elles traversent celles de la légitimité et du pouvoir, deux registres difficiles à appréhender en tant que « doctorant » mais pourtant incontournables à qui s'interroge sur le statut de la connaissance.

Le praticien-chercheur se doit de savoir et d'annoncer pour qui, pourquoi et comment il veut écrire. Il s'est agi pour moi de chercher une écriture qui colle au plus près à ma problématique entre pratique et recherche. Ainsi sont interpellés les lecteurs potentiels dans le but de pousser plus loin et ensemble cette réflexion :

– les infirmières pour et avec certaines desquelles je mène ce travail,

– mes camarades à l'université qui m'amènent à examiner sous d'autres angles, dans d'autres milieux les mêmes préoccupations,

– les enseignants qui me donnent à visiter les diverses voies d'accès possibles et qui représentent en même temps le savoir et le pouvoir,

– d'autres, ailleurs, chercheurs, praticiens, penseurs dans d'autres champs, avec ou sans « légitimité » estampillée.

– d'autres, encore, citoyens qui se préoccupent de toutes les questions que je soulève.

LA RESTITUTION/INTERPELLATION

Mon souci éthique justifiant la restitution [1] de la transcription de leur parole (aux interviewés par exemple), dominant au départ, s'est augmenté très vite du désir d'un retour. Devant le risque d'altération du contenu pour les acteurs en position d'être observés, la communication de leur propre discours retranscrit, agrémenté de mon interprétation, répondait à ma triple préoccupation de laisser à mon interlocuteur le pouvoir sur sa propre production, de lui laisser la possibilité de critiquer la mienne, de diminuer le risque de me tromper. Il lui est possible alors de se reconnaître ou non, de préciser sa pensée, voire de refuser que paraissent certaines de ses positions.

Ma propre capacité d'accession à la réalité décrite par un autre s'est révélée dès lors qu'il m'apparaissait non seulement comme un acteur observé, mais également en tant qu'auteur de la reconstitution d'un parcours, en l'occurrence professionnel, sur laquelle il pouvait avoir envie de revenir. C'est l'une de mes interlocutrices, par ses remarques enthousiastes sur son propre bénéfice suite à notre entretien, qui m'a permis d'entrevoir certaines extensions possibles à l'interview. La restitution est alors devenue interpellation, appel à réaction, prétexte à poursuivre la relation, afin d'entretenir et de réalimenter cette recherche dont la fin désormais ne m'apparaît pas produire davantage de sens sur mon objet que l'observation de ses modalités, le produit fini que son processus.

Praticienne-chercheuse, je maintiendrai bien au-delà de cette thèse la porte ouverte à l'interlocuteur afin que demeure vivante, entre nous, l'idée d'y trouver du sens, celui qui peut échapper à l'acteur en position d'observé comme celui qui peut échapper à l'observateur. Qu'il s'agisse de ma pratique à l'hôpital ou de ma pratique de recherche, je vois dans cette interpellation par l'écriture une chance supplémentaire d'accéder à nos implications réciproques, simultanées ou décalées, se faisant indéfiniment écho.

C'est la recherche qui m'a donné à voir à quel point le cheminement du chercheur était en lui-même producteur d'un sens que j'attendais plutôt de l'objet. Comment rendre compte alors de ce cheminement, de cette identité heuristique de ma recherche, sinon par une écriture adaptée ? L'aspect formateur de la recherche pour l'interwievé se révèle particulièrement dans l'expérience de la réflexivité, dans la possibilité de retour sur sa propre parole, dans son observation du chercheur au travers de ses interprétations, dans sa capacité à se saisir du sens ainsi produit.

1. Bertrand Bergier, *Intérêts et limites de la restitution*, dossier en vue d'une habilitation à diriger des recherches en sociologie, Paris VII, 1998.

Hors restitution, le praticien-chercheur court le risque d'instaurer une cohérence théorique interne à sa recherche, telle que la prescrit la science, et de s'égarer dans un quotidien toujours plus riche dont la « négatricité »[1] pour emprunter un terme cher à J. Ardoino, n'est jamais en peine d'expression. Le cadre particulier d'une recherche de praticien-chercheur pose ainsi des problèmes très différents de ceux que peut poser une recherche commanditée par une institution. La grande liberté du praticien-chercheur n'a d'égale que l'illégitimité de son statut, ce qui peut induire d'autres effets de sens auprès de ses interlocuteurs que la seule problématique de chercheur de l'intérieur. La question du pouvoir, couplée à celle de la légitimité, échappe ainsi à l'examen, quand bien même elle serait au centre du questionnement. Il s'agit là de l'écueil le plus visible sur lequel achoppe la posture de praticien-chercheur, l'espace à propos duquel il doit recourir à la sagacité d'autres chercheurs... de l'extérieur. L'interpellation prend alors une autre dimension qui est de confronter son expérience du questionnement à d'autres subjectivités de chercheurs, non impliqués dans les situations qu'il cherche à comprendre. Cette interpellation peut prendre plusieurs directions dont les ramifications sont infinies... à condition que les termes en soient bien la connaissance et non... le pouvoir qui y est associé.

Un autre aspect de cette restitution concerne la dette que tout chercheur contracte vis-à-vis de ses informateurs. Dans le cas du praticien-chercheur, cette dette apparaît nettement moins lourde puisqu'il partage la connaissance du terrain avec ses interlocuteurs et que son but est de poursuivre l'expérience avec eux. Leur permettant de s'approprier un mouvement de pensée, de percevoir leurs propres contradictions, ce dispositif leur offre un moment de retour sur soi qui manque cruellement dans le cadre des pratiques. Le bénéfice ainsi réalisé vient « rétribuer » l'effort accompli par les acteurs par son côté formateur et innovateur. Le pouvoir associé au savoir est ainsi partagé par la communauté qui le produit, ce qui atténue considérablement la dette du chercheur...

Ma propre expérience de la restitution, outre celle qui vient d'être énoncée, consiste en une inversion du dispositif. Il ne s'agit plus d'un mouvement « généreux » du chercheur vers les « sujets » de la recherche puisqu'elle concerne le retour sur mes écrits par des infirmières ne faisant pas partie de l'observation, bien que concernées par le propos, impliquées par la problématique partagée, comme par leur relation avec moi. Mon intention annoncée concernait la vérification de la lisibilité de tout ou partie de morceaux de cette thèse par des infirmières et le désir de connaître leur opinion sur le fond. Je proposai à plusieurs d'entre eux de lire et de commenter ces textes avec la

1. Ardoino, *op. cit.*

seule consigne d'écrire, autant que faire se pouvait, ce qui leur venait à l'esprit, sans souci de pertinence (ou d'impertinence...). Dans un premier temps je leur demandai de ne pas divulguer ces textes en dehors du cadre convenu, ce que l'une d'entre elles transgressa à plusieurs reprises. La demande de retour fut plutôt bien respectée, bien que la forme soit plutôt orale pour le tiers des soignants lecteurs. Les supports divers utilisées, du post-it au texte dactylographié, en passant par des griffonnages et autres manuscrits, s'inscrirent exactement dans ce que j'espérais inconsciemment sans l'avoir clairement formulé. Du soulignement des mots qui leur posaient problème au renforcement de certaines de mes prises de position, leur lecture s'était effectuée au niveau où j'en avais le plus besoin : celui de la lisibilité, mais aussi celui d'un réconfort dans une démarche dont la complexité me faisait parfois douter de sa pertinence. Cette expérience aussi chaleureuse qu'intéressante m'a amenée à comprendre que mon désir de partage se portait bien au-delà d'une simple restitution de leur parole aux interviewés. Ma compétence à entraîner quelques personnes dans ma démarche se révélait au travers de leur désir d'en savoir davantage, de leur demande de lire la suite. Leur intérêt transparaissait au travers de leurs contributions écrites ou orales, mais aussi dans une empathie avec ma posture tout à fait différente de nos rapports habituels. Certains se sont ainsi dits touchés d'avoir été « choisis », quand j'ai moi-même été fort touchée de leur intérêt [1].

III - L'IMPLICATION COMME PRÉALABLE

La méthodologie d'un praticien-chercheur est condamnée à l'originalité en ce sens que, ne pouvant prétendre à la distance par rapport à son sujet-objet de recherche puisqu'il en est lui-même auteur et sujet, se trouve posée en préalable la question de son implication, corollaire inéluctable de la question de scientificité dans une recherche universitaire.

Incontournable, l'implication est pourtant négligée dans les travaux universitaires. Exceptionnellement suggérée, elle est le plus souvent totalement absente. J'ai longuement « fréquenté » ce concept par le biais de la dynamique de groupe (à l'université Paris VIII avec J. Ardoino), travaillé ensuite au hasard de ma fréquentation des groupes dits « de développement personnel », puis dans mon travail de maîtrise avec Michel Lobrot. Il m'aura cependant fallu lire Georges Devereux [2] pour que cette réalité perde, pour moi, sa connotation narcissique péjorative, voire se légitime dans la difficile entreprise qu'est la recherche dans les sciences de l'homme.

1. Voir Journal, 17/06/98.

2. Georges Devereux, *De l'angoisse à la méthode dans les sciences du comportement*, Paris, Flammarion, 1980.

Je la définirai ainsi : l'implication est le nœud des rapports de l'individu au monde dont il est issu et auquel il participe. Ceci englobe aussi bien la somme des fils qui l'attachent, conscients et inconscients, que les options passives et actives qui découlent de ses propres plis. Cet espace, entre intime et social, en glissements transductifs perpétuels, ne peut, pour un soignant en particulier, subir la moindre organisation, projeté dans un univers (celui des soins aux malades) où aucune frontière stable ne peut être durablement installée.

Origines : Théorisé par René Lourau dès 1970 [1], le concept d'implication se situe dans le prolongement du concept de contre-transfert institutionnel issu de la psychothérapie institutionnelle. Mais sa genèse en est bien plus ancienne, ainsi que René Lourau la situe dans un article de la revue *Pour* [2]. Partant de Hegel dans « La Logique », qui déjà insistait sur « le tout qui est présent dans le savoir, ce n'est pas seulement l'objet, mais aussi le moi qui le connaît, ainsi que le rapport du moi et de l'objet l'un avec l'autre », R. Lourau en expose le cheminement entre les divers courants qui allaient l'alimenter et le construire. La phénoménologie, la psychanalyse, l'ethnologie, l'ethnopsychiatrie ont contribué à asseoir le paradigme de l'implication face à un positivisme scientifique dominant et impérialiste. Il a bénéficié depuis lors de nombreuses variations, selon cet auteur [3]. D'autres chercheurs en sciences humaines, comme en témoignent trois ouvrages collectifs [4] des années 80, ont mis en commun leurs explorations d'aspects différents de son expression dans les pratiques sociales.

L'ANALYSE INSTITUTIONNELLE

L'analyse institutionnelle aura été la filiation la plus constante dans mon évolution professionnelle comme dans ma démarche de recherche, mais je ne me reconnais pas totalement en elle [5].

L'analyse institutionnelle s'intéresse à l'implication dans la pratique d'intervention. Dans son champ de cohérence, l'implication du groupe des

1. René Lourau, *L'analyse institutionnelle*, *op. cit.*

2. René Lourau, « Genèse du concept d'implication », *Pour*, n° 88, mars-avril 1983, p. 14-18.

3. R. Lourau donne une définition plus large dans « L'écriture phéniste » publié dans *Les cahiers de l'implication. Revue d'analyse institutionnelle*, n° 1, hiver 1997/1998 : « Implication : Réseau de relations, matérielles et sociales (physiques, affectives, idéologiques, économiques, prescriptives, etc.) de tout un chacun, manifestes ou non selon les moments. Ce réseau est analysable collectivement dans des situations de recherche, professionnelles ou de vie quotidienne. »

4. Actes du colloque de l'Association des enseignants et des chercheurs en sciences de l'éducation, intitulé *Sciences anthropo-sociales et sciences de l'éducation*, 1983. Revue *Pour*, n° 88, *L'analyse de l'implication dans les pratiques sociales*, 1983. *Bulletin de psychologie*, tome XXXIX, n° 377, 1986, *Actes du colloque Repères pour la recherche clinique*.

5. C'est seulement à ce moment particulier de la rédaction que se déchire la nuit qui enveloppait jusque-là mes liens avec elle, ce qui me permet de me situer.

intervenants, comme du groupe client, est travaillée, analysée collectivement, comme un matériau essentiel de la compréhension de l'institution qui lui a passé commande. Elle devient opératoire parce que objet et visée de connaissance, aussi bien en ce qu'elle est constituante du lien entre les membres d'une organisation qu'en ce qu'elle agit les intervenants producteurs de l'analyse. « L'ensemble des rapports sociaux qui construisent et sont construits par la situation d'intervention, telles sont les implications, qu'il s'agisse par exemple des rapports entre l'équipe intervenante et l'équipe cliente, entre cette dernière et la totalité du groupe client, entre ce dernier et les membres de l'association ou de l'établissement qui s'excluent ou sont exclus de l'intervention... sans oublier la préoccupation paradigmatique d'impliquer dans le champ d'analyse (non confondu avec le champ d'intervention qu'il subsume) l'institution de l'analyse elle-même, en tant que production sociale. »[1]

Je reconnais une partie de ma problématique, sociale et institutionnelle, dans cet énoncé de René Lourau : « Analyser dans l'acte de recherche l'ensemble des rapports sociaux qui l'oriente dans une direction ou dans une autre, vers l'amélioration des rapports sociaux ou vers leur destruction, tel est le projet d'une théorie de l'implication. Dans le processus de recherche-action de l'analyse institutionnelle, les expériences en psychothérapie (le contre-transfert institutionnel), en éducation (l'autogestion pédagogique) et en intervention socianalytique ont été le terrain sur lequel s'est véritablement développée l'idée que la connaissance sociale passait par l'analyse des implications de l'observateur-intervenant ».[2]

Je reste cependant frustrée d'un aspect qui complique à mon sens le processus de recherche chez le praticien-chercheur. Comment doit-il faire avec la cohorte de représentations qu'il partage avec le groupe dans lequel, antérieurement à sa décision de recherche, il a été nourri et baigné, à son insu pour l'essentiel, et qui va complexifier plus encore son rapport à l'objet de recherche ?

Dans ma démarche, c'est le rapport du praticien (solitaire) avec sa pratique qui va constituer les bases d'une posture de recherche originale. Les déplaçant plus ou moins, ce sont les notions d'analyseur et de restitution (pour ne citer que celles-là, clairement empruntées), qui m'ont permis d'interroger l'institution, quoique d'une autre place que celle, délimitée, de l'intervenant mandaté de l'analyse institutionnelle. C'est également à l'analyse institutionnelle que j'emprunterai la notion de « groupe d'analyse » pour la

1. René Lourau, « Résistances et ouvertures à une théorie de l'implication », in *Éthique, épistémologie et sciences de l'homme*, L'Harmattan, « Logiques sociales », Paris, 1996, p. 38.

2. René Lourau, *Le journal de recherche. Matériaux pour une théorie de l'implication*, Paris, Méridiens Klincksieck, « Analyse institutionnelle », 1988, p. 216.

déplacer, là encore, et la centrer sur une démarche de recherche collective, interactive, dialogique, transductive.

Dans ma tentative[1] de « cerner » la notion d'implication, je cherchais à la distinguer d'une classification par l'analyse institutionnelle dans le cadre délimité par l'intervention socianalytique. R. Lourau proposait en effet deux niveaux d'implication : les implications primaires concernant le rapport de l'intervenant à son champ d'intervention (légitimité, autogestion, paiement, transversalité des rapports avec l'équipe, les clients) et les implications secondaires ayant trait aux appartenances théoriques et au mode de restitution de l'analyse[2]. Je proposais alors une approche plus nuancée, en dehors du champ spécifique de l'analyse institutionnelle, afin de ménager les effets d'une transduction que mon expérience de la nuit m'avait obligée à considérer. C'est ainsi que l'implication recouvre, selon moi, non seulement l'ensemble des liens du chercheur avec la recherche, mais également tout ce qui le rattache à sa propre construction de soi (son individuation), au contexte de la mise en œuvre de son être chercheur.

Ainsi, qu'elles soient primaires ou secondaires, les implications du socianalyste figurent en bonne place dans une problématique de praticien-chercheur, mais il ne pourra faire l'économie de donner une place conséquente au « vécu », constituant incontournable de son objet de recherche. Se révèlent alors plusieurs questions de recherche en une puisqu'il s'agit, en même temps, de cerner le rapport du praticien à sa pratique, du praticien à la recherche, du chercheur à sa pratique, sans oublier leur contextualité sociale et politique. Cette transduction révèle une telle intrication des différents registres à l'œuvre dans l'activité humaine, que toute tentative pour saisir et détacher les trois moments de la dialectique hégélienne dont parle René Lourau[3], « idéologique, libidinal, matériel, reprenant universalité, particularité, singularité », apparaît comme particulièrement artificielle lorsqu'elle est confrontée à un terrain aussi « miné » que le monde de la souffrance à l'hôpital, par exemple.

La potentialisation/actualisation de sommes d'expériences acquises par l'appartenance culturelle, l'activité professionnelle, une vie quotidienne de femme (mère de famille), sans oublier les activités parallèles (pratique sportive, théâtrale, musicale) se révèle difficile à démêler mais plus encore à ignorer. Ainsi que l'écrit R. Lourau, « le devenir potentialise des existences actuelles et actualise des existences potentielles : c'est du moins l'apport de la logique antagoniste de Lupasco à la dialectique. Pour lui, sujet et objet ne sont envisageables que dans la métastabilité, l'un potentialisant l'autre en s'actua-

1. Anne Perraut Soliveres, *L'infirmière entre morale et éthique*, DEA de sciences de l'éducation, Paris VIII, 1994.
2. René Lourau, *Actes manqués de la recherche. La politique éclatée*, Paris, PUF, 1994, p. 5-7.
3. René Lourau, *Implication Transduction, op. cit.*

lisant et réciproquement »[1]. Je suis la somme dépassée de la totalité de mes propres constructions. Je pense et j'agis mobilisée par cela même qui me fait être.

L'individuation[2] procède de l'opération transductive. Elle consiste en une suite d'états métastables, étapes adaptatives successives de l'individu à la vie. Simondon insiste sur la notion de devenir, qui est la condition même de l'individuation : « Le devenir n'est pas un cadre dans lequel l'être existe, il est dimension de l'être, mode de résolution d'une incompatibilité initiale riche en potentiels. »[3] Concernant l'activité psychique à l'intérieur de la théorie de l'individuation : « Le psychisme est fait d'inviduations successives permettant à l'être de résoudre les états problématiques correspondant à la permanente mise en communication du plus grand et du plus petit que lui. » L'être individué ne saurait, par conséquent, ignorer ses nombreuses dettes pas plus que ces interactions subjectives et successives dont il procède. C'est en me référant à cette théorie que je tente de donner le maximum d'éléments m'apparaissant significatifs du développement de ma pensée dans le cadre de cette recherche.

La dérive utilitariste du concept d'implication dénoncée par René Lourau[4] vise à actualiser, sous des formes plus modernes, la « participation » à la création des richesses, sorte de surexploitation moderne de la « masse » à qui la société (en réalité les classes dominantes de cette société) demande non seulement de donner sa force de travail, mais aussi sa créativité, son imagination, son âme. Reprise par P. Nicolas-Le Strat[5], cette « surimplication » se révèle non seulement dans les exigences des entreprises vis-à-vis des salariés, entraînant une redéfinition de la professionnalité, mais devient également une nouvelle forme d'obligation légale. Les politiques d'action sociale requièrent cet engagement, non seulement de leurs acteurs, mais également de leurs assistés en conditionnant, par exemple dans le cas du RMI, l'octroi d'une allocation à un contrat d'insertion. L'implicationnisme utilitariste que s'est attaché à cerner P. Nicolas-Le Strat[6] est la récupération, voire le détournement, de cet engagement individuel à des fins d'optimisation de la production. Cette expropriation de son énergie créatrice a pour effet de faire perdre à l'employé sa capacité à s'autonomiser, le faisant exister dans et pour l'entreprise à laquelle il consacre alors l'essentiel de cette énergie. Abordant cette extrémité du concept, plus politique, la thèse de P. Nicolas-Le Strat fait surgir des ponts,

1. *Ibid.*, p. 4.
2. G. Simondon, *op. cit.*, voir « transduction ».
3. *Ibid.*, p. 13.
4. René Lourau, « Implication et surimplication », *La revue du MAUSS*, n° 10, 1988.
5. Pascal Nicolas-Le Strat, *L'implication, une nouvelle base de l'intervention sociale*, L'Harmattan, « Technologie de l'action sociale », nov. 1996.
6. *Op. cit.*

met en visibilité certaines articulations que je pouvais pressentir sans avoir cherché à les nommer.

ENTRE IMPLICATION ET ENGAGEMENT

Je rejette également la séparation qu'opère J. Ardoino [1] avec l'engagement, qualifié par lui de « volontariste », mais qui demeure pour moi dans le concept d'implication. La référence de J. Ardoino à l'engagement « dont se réclamaient les intellectuels de gauche et les penseurs chrétiens » [2], indique l'angle particulier sous lequel l'auteur tient à considérer cette distinction qu'il opère avec l'implication mais ne doit pas contribuer au brouillage qu'il dénonce. Cette distinction me paraît caricaturale en ce sens que je ne crois pas que nous maîtrisons davantage nos facultés à « choisir » le type de réponse, que nous choisissons ou non d'être impliqué. Ainsi, plutôt qu'implication (inconsciente) ou engagement (volontariste), je préférerais proposer une échelle de nuances subtiles entre ces deux notions qui ne sont, pour moi, que deux des modes d'expression, deux des niveaux d'une même problématique.

Exemple
Dans ma situation d'enfant fille, encombrée des déterminants sociaux et familiaux (implication ?), avais-je véritablement le choix (engagement ?) de me soumettre et trouver mon trou comme mes frères (implication ?) ou de me rebeller et chercher la faille, la sortie pour m'échapper (engagement ?). J'aimerais croire que oui, mais je crains que cette première détermination (implication ?) ait échappé à ma volonté consciente (engagement ?).

En effet, si j'observe cette rébellion intérieure qui, depuis que j'ai conscience d'exister, me sert de baromètre, de moteur à penser et à agir, je ne peux que me rendre à l'évidence : je n'en ai pas la maîtrise, elle survient le plus souvent hors de ma volonté. Je ne peux alors qu'essayer de comprendre pourquoi, essayer d'analyser la similitude des situations qui provoquent ces révoltes dont j'ai d'abord la sensation physique, l'émotion, avant d'en avoir la conscience et, *a fortiori*, la raison.

Ainsi, je pense que mon engagement est « obligé » par ma révolte intérieure dont l'origine trouve ses bases dans mon histoire, en partie inconsciente tout comme une bonne part de mon implication. L'alimentation de cette

1. Jacques Ardoino, « L'implication », décembre 91. « L'engagement est, lui, explicitement volontariste là où l'implication est toujours subie passivement... L'engagement crée l'illusion qu'on n'était pas impliqué avant de s'engager. Vu sous cet angle, il constituerait plutôt un "cache" des implications en devenant ce masque volontaire qui transformerait en acte intentionnel et inventé une situation de fait à laquelle il n'était pas possible d'échapper. »
2. Jacques Ardoino, « Polysémie de l'implication », *Pour*, n° 88, mars-avril 1983.

révolte se tricote au quotidien confrontée au mépris de la société marchande à l'égard des valeurs qui me portent. La connaissance de cette particularité originelle, si elle peut indiquer le magma des causes, ne dévoile pas pour autant la genèse de cette structure caractérielle. Quand aujourd'hui, près de trente ans plus tard, je me considère engagée, voire militante, cela ne masque pas pour autant un niveau d'implication que je sens mouvant, fluctuant à mesure que je me reconnais, que je m'observe, que j'écoute (et entends...) ce que me renvoient les autres. Là aussi l'expérience d'une attention « très particulière » a fait évoluer ma capacité à sentir, à entendre, à voir, a élargi ma compétence à utiliser ce matériau d'analyse.

Sans illusion quant à une quelconque exhaustivité, je pense que l'implication, tout comme l'engagement, peuvent se révéler pour partie à la conscience à condition d'accepter de les mettre en lumière.

Autre exemple

J'ai commencé le métier d'infirmière sans le choisir précisément, surtout préoccupée par l'opportunité d'échapper à ma destinée paysanne. Je peux dire *a posteriori* que toute autre motivation, s'il en existait, était largement dépassée par cet élément essentiel pour moi, à ce moment-là. Ce sont également ces circonstances qui me permirent de « tenir » au début de cette formation face à de nombreuses difficultés : dégoût des humeurs et des odeurs, rejet de la violence des actes (je mis plusieurs mois avant de pouvoir faire une piqûre intramusculaire sans troubles somatiques...), sans compter ma première morte, le deuxième jour de stage (je me souviens encore de son visage et de mon douloureux étonnement devant la soudaineté de cette mort et du constat stupéfait que rien ne séparait la vie de la mort...).

Premier paradoxe : « Tenir » pour m'en sortir supposait enfermer, nier, domestiquer une partie de moi-même sensible jusqu'à la nausée. J'ai gardé le souvenir d'une espèce de comportement dédoublé, refoulant, comme si tout cela ne me concernait pas directement, comme si j'étais au théâtre, mise à distance artificielle qui se déréglait souvent. Ces premiers pas dans l'univers de la maladie montrent comment s'est créée cette part de nuit qui étouffera par la suite certaines velléités de questionner le silence.

Partant, ma quête de légitimité pourrait être qualifiée de volontariste, elle n'en est pas moins pour autant impliquée. Je peux d'autant moins matérialiser la « frontière » que celle-ci est instable en fonction des événements et surtout de la connaissance que j'en acquiers, petit à petit, à mesure que j'avance dans une réflexion sur mon appartenance à cette profession infirmière elle-même en quête de légitimité.

Par exemple, la psychanalyse entreprise depuis une dizaine d'années, outre le travail thérapeutique à l'origine de ma démarche, a permis une avancée considérable dans le repérage de certaines de mes implications et de leur fluctuation en fonction des déterminants sociaux et affectifs. Cette prise de conscience, « aiguisée » par le questionnement universitaire, me fit glisser de l'état d'infirmière en quête de légitimité, à la posture de militante pour une recherche basée et fondée sur l'expérience. Elle m'a permis de « transformer » une attitude plutôt subie en une démarche active et d'utiliser mon implication comme carburant, matériau d'analyse, plutôt que la traiter comme « parasite » dont on ne sait comment se débarrasser. Ainsi j'ai « choisi » de suivre G. Devereux : « Le savant doit donc cesser de mettre exclusivement en valeur sa manipulation du sujet, mais doit dans le même temps – et parfois surtout – chercher à se comprendre lui-même en tant qu'observateur. En ce sens, chaque expérience pratiquée sur un rat est aussi une expérience pratiquée sur l'observateur dont les angoisses et les manœuvres de parade, tout autant que la stratégie de recherche, la perception des données et la décision (interprétation des données) peuvent jeter plus de lumière sur la nature du comportement en général que ne le peut l'observation des rats – ou même d'autres êtres humains. »[1]

COMMENT, POURQUOI ET POUR QUI...

A la question posée par Ruth C. Kohn : « Comment les praticiens font-ils de la recherche en tirant parti de l'implication ? Au lieu d'éluder les difficultés que comporte le double engagement d'acteur et de chercheur, comment, pourquoi et pour qui, tirer parti de son appartenance professionnelle, de la spécificité de sa place, de son expérience, de sa vision du monde, dans sa production de recherche ? »[2], je peux donner cette ébauche de réponse : la recherche, pour moi, est un moyen, une forme de résistance à l'ensablement, au non-sens, à la fuite en avant. Cette recherche s'inscrit dans mon parcours têtu, à défaut d'être linéaire, comme support ultime à un militantisme qui a résisté à tout (ou presque !) ce qu'il a rencontré comme limites (ou interprété comme telles), qu'elles soient intimes, existentielles, institutionnelles ou politiques, et qui se sent arrivé au bout de ses propres réserves, de sa capacité à s'auto-alimenter... à moins que l'usure ait érodé le désir...

La recherche permet également au praticien de sortir de la confidentialité de sa résistance au quotidien, de son isolement, voire de sa nuit, de confronter son expérience et, l'ayant reconnue ailleurs, de renforcer sa position défensive. Le praticien, qui n'a d'autre commanditaire que lui-même, effectue d'abord

1. Devereux, *op. cit.*, p. 18.

2. Ruth Canter Kohn est ma directrice de recherche. Ses travaux portent essentiellement sur l'observation et intéressent le champ social. « La recherche par les praticiens : l'implication comme mode de production des connaissances », *Bulletin de psychologie*, tome XXXIX, n° 377, p. 817.

sa recherche pour se réconforter, pour donner un supplément de sens à son parcours. Ce faisant, il retrouve le chemin d'une participation au collectif en ce qu'il est projeté dans un univers où il rencontre ses semblables et d'autres, portés par la même curiosité, par les mêmes exigences. S'agissant d'un praticien qui cherche, à partir de sa profession, c'est aussi pour elle et pour ceux qui partagent son exercice, qu'il s'investit.

Je parle d'engagement dès lors qu'il y a dépassement de la prescription au nom de convictions personnelles. C'est dans les « choix » successifs de conduite face aux événements que l'on peut déceler cet engagement qui intervient à différents moments dans le champ de l'implication. Engagée à plusieurs titres dans le milieu que je prétends observer, c'est en recourant à l'énoncé de mes implications (celles que je suis en mesure de repérer) que je tente la monstration de cette composante incontournable dans le fait de soigner, mais aussi dans ma fonction d'encadrement des soignants, tout comme dans la recherche.

Ma défense « militante » de la profession infirmière en mal de reconnaissance ou ma participation à sa « formation » à partir de demandes formulées par les soignants ou par la direction participent du même engagement issu des mêmes déterminismes qui m'avaient conduite à soigner. Cette conscience aiguë d'une relative responsabilité dans mes orientations n'occulte en rien ma reconnaissance de certains des déterminismes qui me font militer avec passion pour qu'un peu de plaisir subsiste, voire se révèle, dans le magma des affects qui constituent, entre autres, l'art de soigner. Je prends ainsi le parti de mettre en relief cet aspect de l'implication dont l'invisibilité entretenue (que je nomme aussi aveuglement volontaire) se situe entre l'implication inconsciente et l'engagement volontariste.

IMPLICATION ET SURIMPLICATION

Bien que le terme d'implication ne fasse pas partie du vocabulaire des soignants dans un hôpital général (*a fortiori* celui de surimplication), les soignants n'en sont pas moins concernés par les soubassements, les différents modes d'expression et certaines de leurs conséquences visibles et invisibles.

Une des définitions de René Lourau, « l'implication est un nœud de rapports. Elle n'est ni bonne (usage volontariste) ni mauvaise (usage juridico-policier). La surimplication, elle, est l'idéologie normative du surtravail, de la nécessité de "s'impliquer" »[1], m'a d'emblée fait penser que si cela pouvait s'appliquer à l'institution soignante en général, il en était autrement dans la problématique particulière des soignants, bien qu'ils soient, tout comme les

1. R. Lourau, « Implication et surimplication », *op. cit.*

autres travailleurs, sommés de donner toujours davantage. Ma première réaction à l'idée de considérer la surimplication du côté des soignants fut donc de rejeter viscéralement ce « sur », cet « en plus », voire en trop, comme si « s'engager » davantage que le strictement prescrit pouvait être « politiquement incorrect ».

Cette intuition négative, si elle n'a pas été totalement démentie par un examen plus attentif, m'a cependant obligée à fouiller les particularités d'un monde où d'autres logiques viennent s'ajouter jusqu'à masquer celles considérées par R. Lourau.

La distinction la plus significative s'applique à la notion de plus-value du sur-travail et sa connotation injonctive. Les soignants sont relativement sourds à la notion d'institution, comme à celle d'entreprise, se référant plutôt au « colloque singulier ». Leur implication reste souvent au niveau aveuglant d'une relation au malade (l'arbre qui cache la forêt ?) qui occulte tout autre bénéficiaire d'un engagement auquel on pourrait sans grand risque de se tromper appliquer le qualificatif de « sur-travail ». Il semble d'ailleurs que le malade, otage du système, serve aussi bien le projet de l'institution dans ses demandes exorbitantes et non explicites, qu'il permet à l'infirmière de faire valoir son insatisfaction.

C'est pourquoi, sans pouvoir nier les ramifications technico-commerciales qui se cachent derrière « le coût de la santé », il apparaît nécessaire de nuancer l'emploi, à l'endroit des infirmières, d'un terme aussi éloigné de leur univers que celui de plus-value. Le silence qui entoure la référence économique est protégé par l'impossibilité, pour un soignant, de différer un soin pour ces raisons dites « budgétaires ». Il n'est pas inutile de rappeler le contexte particulièrement traumatisant que vivent les soignants qui, après leur émancipation d'un siècle de religiosité charitable, viennent de « passer » (brutalement) de la tutelle prescriptive d'une médecine organiciste, au contrôle rationalisant, aveugle et sourd d'une technocratie économiste sans « états d'âme ».

Considérant la position de René Lourau à propos de la surimplication, je pourrais alors situer une part non négligeable du « rôle propre » que revendiquent les soignants, dans ce préfixe « sur » qui me paraît avoir « occulté » par ailleurs un aspect fondamental de leur implication : le plaisir.

La surimplication prendrait alors sa source dans la négation refoulée de cet amour de l'autre qui caractérise la motivation à soigner et qui persiste dans le discours des jeunes et moins jeunes postulants à la fonction de soin. Basé sur la culpabilité, lié à ce refoulement, cet aspect surimplicationnel est évidemment totalement passé sous silence aussi bien au cours de la formation que dans les évolutions récentes du discours sur la profession. Ne pouvant, par conséquent, soutenir aucune argumentation en faveur de cet amour, il disparaît de la conscience mais subsiste dans l'enfouissement des valeurs prérequises, et tout aussi non dites, de la profession.

Si la surimplication est une obnubilation aveuglante employée pour se masquer une « emprise de l'organisation »[1] dont la prise de conscience rendrait insupportable son maintien, comment les soignants en tirent-ils bénéfice ? Si elle est un saisissement par « l'organisation » de la totalité de l'être au travail, suprême aliénation, comme le pense Pascal Nicolas-Le Strat, si c'est ainsi qu'elle se définit, qu'elle soit prescrite ou qu'elle soit abandon volontaire de soi, je ne peux décidément pas m'identifier personnellement à ce terme. Peut-être suis-je abusée par ce monde, longtemps qualifié d'« improductif », dans lequel évoluent les acteurs soignants et soignés et aveuglée par mon incapacité à considérer cette « subjectivité-marchandise » telle que René Lourau qualifie la surimplication. Peut-être aussi suis-je trompée par ce plaisir coupable de travailler.

Comment qualifier alors mon engagement viscéral à faire « bouger la machine », à essayer de l'empêcher de déraper ? Comment expliquer ce déploiement considérable d'énergie employé à résister à une orientation de l'organisation des soins qui me paraît dommageable non seulement pour l'intégrité psychique des soignants et pour la mienne, mais également pour l'avenir des soins aux personnes souffrantes ?

Comment comptabiliser et dans quel registre considérer ces innombrables heures passées à me bagarrer en réunion au lieu de dormir comme la plupart de mes collègues de nuit ? Responsable du service de nuit de l'hôpital, je n'ai pas trouvé meilleur moyen de faire savoir les valeurs qui nous différencient de nos collègues « de jour ». Ce sont ces valeurs qui me semblent éclairer d'un éclat particulier le gâchis considérable induit par une rationalisation des soins, en marche, sans considération aucune pour leur contenu humain.

Et dans quelle grande case ranger cet évident surengagement que représente pour un praticien la décision d'effectuer, en plus de son travail, une recherche universitaire ?

LE PLAISIR

La répugnance à évoquer le plaisir est un des paradoxes de la profession car, même s'il est rarement évoqué, il faut bien parler de ce plaisir sans lequel la profession infirmière ne serait qu'un métier épouvantablement ingrat et probablement impraticable. Le plaisir des soignants à « donner de soi » fut largement perverti par l'histoire religieuse dont la profession a encore bien du mal à s'émanciper. Le plaisir de recevoir de la reconnaissance de ceux dont la vie est mise entre parenthèses et dont la société « bien portante » ne sait

1. M. Pagès *et al.*, *L'emprise de l'organisation*, Paris, PUF, éd. 1992. Cette étude montre la dépersonnalisation que produit la surimplication sur les cadres d'une entreprise s'identifiant totalement à l'organisation qui les emploie.

que faire, le plaisir de se sentir utile, voire indispensable, est incommensurable dans un monde où le travail, ayant perdu sa valeur symbolique, n'apporte plus d'apaisement à la question (existentielle) du sens de la vie.

Si les infirmières « tiennent bon » dans ce lieu de souffrance et de concentration de toutes les misères (et on sait qu'elles sont nombreuses à le fuir), c'est que nulle part ailleurs elles ne trouvent une telle satisfaction à leurs exigences de sens. Toutes celles et ceux qui sont prêts à en payer le prix (exorbitant pour les autres) savent bien que sans cette densité affective et émotionnelle, elles/ils ne trouveraient pas leur compte. Leur silence obligé est, en même temps que leur meilleure protection, l'origine de leur impossible reconnaissance.

Nous ne sommes donc pas si loin de la surimplication telle que R. Lourau la définit, appuyé par P. Nicolas Le Strat. Néanmoins, l'un et l'autre ont totalement occulté le plaisir, dimension qui pourrait peut-être contribuer à expliquer pourquoi une telle adhésion des membres d'une société permet à un système, aussi manifestement source de frustration et d'aliénation, de perdurer. Le scepticisme de la culture contemporaine ne nous empêche-t-il pas de nous reconnaître dans un monde qui cache aussi soigneusement ses sentiments, où l'amour et la passion ne peuvent s'exprimer que dans le cadre strict de l'intimité et sont surtout reconnus sources de perturbations ? A moins que, comme le suggère J. Guigou, la prescription par la classe du capital à la classe ouvrière du « plaisir du travail » n'ait, pour longtemps encore, rendu ce plaisir compromettant : « Dans la société de classe moderne, dès que le capital est devenu l'opérateur principal du procès global de valorisation, le plaisir que les prolétaires associés pourraient prendre dans le travail productif alors affranchi de son exploitation, n'a pas cessé d'effrayer les maîtres de manufactures, puis les patrons d'industrie... Car la classe du capital redoutait à ce point ce que le prolétariat qui se nie aurait pu faire du plaisir d'êtres libres qui s'associent, qu'elle a établi le plaisir de l'ouvrier au travail, comme le premier commandement du "despotisme de la fabrique" Marx... Dans le rapport salarial, l'ouvrier doit éprouver du plaisir à réaliser sa tâche, puisque son intérêt universel se trouve alors réalisé : vendre sa force de travail contre de l'argent. » [1]

Ce regard éclaire la difficulté qu'éprouvent les soignants à accepter la nouvelle idéologie qui tend à prendre le contrôle de « la santé » en tant qu'industrie. « L'hôpital est une entreprise comme les autres, qui produit des soins, qui a des clients »..., nouveau credo pour une révolution qui atteint de plein fouet une profession jusque-là protégée de ce rapport à la production. Ce discours est accompagné de corollaires bien connus (sauf pour la profession infirmière). Je veux parler de la précarité de l'emploi, des discours sur l'efficacité, l'évaluation, du rapport à l'argent qui se traduit par une diminution

1. Jacques Guigou, « Le plaisir capitalisé », document interne, 1997.

des budgets pour aboutir à une moindre reconnaissance de la valeur du travail. Christophe Dejours [1] montre combien ce mépris de nos valeurs peut provoquer de souffrances, combien la dévalorisation du travail en même temps que sa raréfaction autorise les dirigeants d'entreprise, au nom d'une efficacité toute budgétaire, à détruire un équilibre sans aucune tentative de projection des risques encourus tant par les personnes que par la société qu'elles composent.

Les infirmières seraient-elles les seules à faire profession de leurs affects et de leur idéal ? Comment, dans un tel contexte, ne pas trop montrer, sans pour autant risquer de le perdre, un plaisir aussi éminemment suspect ? Comment oseraient-elles énoncer la difficulté quotidienne de la relation de soin, avec l'engagement qu'elle exige, dans un tel univers, si elles reconnaissaient y prendre également du plaisir ? On voit que la nuit a de « beaux jours » devant elle... Les implicites de la profession n'ont jamais été si loin de se dire. Recouverts à différents moments de son histoire, d'abord par toute la problématique religieuse (dont on sait le rapport au plaisir...), puis par la rationalité médicale dans sa négation des affects, ils sont aujourd'hui noyés dans une perspective où la quantification fait disparaître des pans entiers du contenu de cette profession.

Me laisserai-je aller à imaginer une petite transposition provocatrice et demander si la sociologie critique, à l'instar des infirmières, craint tellement pour son « plaisir » qu'elle l'occulte aussi systématiquement dans ses travaux ? Ne serions-nous pas en face d'un magistral « lapsus » des infirmières « oubliant » de faire état d'une part non négligeable de leurs bénéfices et responsabilités, calqué sur celui des intellectuels occultant les leurs, tel que l'a décrit René Lourau [2] ?

Une remarque du chef du personnel (sur le mode de la plaisanterie) à une réclamation de ma part concernant de nombreuses heures de travail effectuées pendant mon temps de repos répond magistralement à ce propos : « Vous avez déjà la chance d'avoir mis sur pied quelque chose qui marche bien et qui vous fait plaisir, vous ne voudriez pas qu'on vous paie en plus ! »

L'HYPERIMPLICATION, UNE FORME DE RÉSISTANCE

Je propose l'exploration d'une troisième voie, au-delà de l'injonction institutionnelle et peut-être pas tout à fait aveugle (bien des myopies, des presbyties, des astigmatismes et autres amblyopies se contentent de modifier la vue...), la voie d'une réappropriation de soi par ce que j'appellerai, pour tenter de la différencier de la surimplication, une hyperimplication. Cette

1. Christophe Dejours, *Souffrance en France, la banalisation de l'injustice sociale*, Paris, Seuil, « L'Histoire immédiate », janvier 1998.

2. René Lourau, *Le lapsus des intellectuels*, Paris, Privat, 1981.

hyperimplication consiste en la prise de conscience et la capacité à décider de l'engagement qui est nécessaire à une prise de responsabilité. Intervient alors la notion de liberté sans laquelle aucune responsabilité ne peut être envisagée. « Chaque chose que l'homme fait peut être considérée du point de vue du passé, je bouge la main parce que j'ai envie de fumer, ou du futur, je bouge la main pour prendre la pipe. Donc, on peut affirmer que la liberté est propre seulement à l'existence, tandis que la causalité est le propre de l'Être en soi... Comme l'existentialiste est un homme subjectif, il est libre. Il a ce qu'on appelle la libre volonté, ce qui est tout le contraire d'un homme vu du dehors scientifique qui est toujours soumis à la causalité... Cette thèse audacieuse que l'homme est libre paraît absolument insensée dans un monde où tout est cause et effet. Elle s'appuie sur une sensation élémentaire que nous sommes libres et il n'y a aucun moyen de me convaincre que si je bouge la main gauche ce n'est pas parce que je le veux. Il est un peu difficile de préciser sur quoi se base cette possibilité de la liberté. J'imagine qu'elle est basée sur : la différence de temps. Le temps de l'homme ce n'est pas le passé mais le futur. Si on fait quelque chose ce n'est pas à cause mais pour. L'homme, cet être pour soi, est divisé en deux (avec un trou). C'est dans ce néant, dans ce vide (ce trou) que s'introduit la notion de liberté. »[1]

L'estime de soi est alors conditionnelle au dépassement des buts de l'entreprise, au sentiment de pouvoir choisir et au pouvoir qui en résulte, au sentiment de liberté qui en découle. L'assentiment aux projets d'une entreprise comme celle des soins aux malades est incontournable, de même que la qualité des prestations, que nous persistons à englober dans la « conscience professionnelle ». Rien ne nous oblige cependant à nous en contenter. La plus-value de la surimplication se traduirait alors en estime de soi qui serait proportionnelle à la conscience de travailler non seulement pour l'entreprise mais également pour soi, en fidélité avec ses valeurs. C'est dans la prise de conscience d'abord, puis dans l'affirmation de cette hyperimplication que se révèle l'épanouissement professionnel pour une infirmière. C'est à partir de cet épanouissement que commence à pointer une lueur de sens dans un questionnement de la dépendance à la prescription associée au maternage auxquels l'institution de soins voudrait cantonner les infirmières.

ENTRE SURIMPLICATION ET HYPERIMPLICATION

Ainsi, la surimplication comme l'hyperimplication permettraient-elles l'expression d'une recherche obstinée, le plus souvent aveugle, d'un rapport

1. Gombrowicz, *Cours de philosophie en six heures un quart* (1971), Paris, Rivages poche, 1995, p. 95-105.

à soi supportable et, pourquoi pas, valorisé. Selon le lieu et le moment, elles peuvent prendre certaines formes de pouvoir qui permettent la reprise de soi comme sujet autonome, mais peuvent aussi s'exercer sur les autres, voire contre les autres... selon le niveau de frustration et de conscience éthique qui sous-tendent la construction imaginaire de son rapport au monde.

Si la surimplication peut être définie comme une surenchère de la mise en invisibilité de l'implication, une espèce de nuit noire de la nuit, que dire de l'hyperimplication sinon qu'elle profite de l'ombre, qu'elle apparaît comme une autre nuit dans la nuit de la nuit, sans qu'on puisse décider si elle est volontaire, obligée, si elle est cause ou conséquence du silence.

Est-il utopique d'imaginer un éclairage de la nuit sans lune (la surimplication) par cette autre nuit (l'hyperimplication) qui pourrait donner à reconnaître certaines étoiles, faire accepter comme lumière cette lueur diffuse et indécise de la lune ?

Quel contenu entre dénonciation et apologie faut-il retenir à l'intérieur du concept d'implication de ses dérivés, l'engagement, la surimplication et l'hyperimplication ?

Si l'implication est le rapport actualisé en permanence d'un individu avec sa propre construction de sens, visible à la faveur de signes qu'il lui faut apprendre à reconnaître, on pourrait signifier la surimplication comme un oubli de soi, caractérisé par l'impossible analyse de cet « être pris » et la tout autant impossible reconnaissance de l'origine de la frustration qui en découle. L'hyperimplication permettrait alors une réappropriation de soi par le dépassement des normes et projets de l'institution, permettant une restauration de l'équilibre entre soi, son désir et l'univers des désirs des autres. L'engagement traverse l'ensemble de ces notions, seule diffère la conscience que l'on a de ses propres valeurs. La transductivité de ces différents états de l'implication fait qu'on peut trouver de la surimplication dans l'hyperimplication et inversement.

C'est plutôt une reprise de pouvoir sur les événements du quotidien qu'a générée la reconnaissance de mes implications et, partant, de mon engagement. Le premier effet perceptible de la prise de conscience de l'impact de mon histoire sur ma gestion (voire digestion) des faits a été de m'indiquer le chemin le mieux adapté à mes buts et surtout à prendre la mesure de mes moyens. Si l'engagement me paraît assez incontournable à qui est porteur de convictions, c'est l'analyse de cet engagement dans sa partie émergeante qui permet de sortir de la nuit de la surimplication. Cette hyperimplication, quand bien même elle sert « l'institution », me sert tout aussi largement tant sur le plan personnel, quand elle me permet de faire valoir mon idéal, que sur le plan professionnel quand elle me permet l'expertise.

Que dire de cette connaissance accrue des rouages de l'institution qui me donne la parole et une certaine autonomie, sinon qu'elle me vient d'un engagement qui ne s'est jamais encore relâché malgré (ne devrais-je pas plutôt dire grâce à...) les vicissitudes et aléas de la dégradation de la valeur affichée de mon travail.

Car, si mes désillusions professionnelles n'ont pas exterminé mon engagement, c'est bien parce que je sais intimement que, plus forts que l'injonction d'une hiérarchie administrative sans « états d'âme », les bénéfices de ce don permanent de ma force de travail et de réflexion servent en premier lieu mon projet personnel dans l'institution, me donnant satisfaction, pouvoir sur moi-même et plaisir. De cette passion qu'il me plaît d'investir dans le travail, entre autres, je suis la première bénéficiaire, recevant à la hauteur de ce que j'ai investi quand bien même je n'en suis pas, et loin s'en faut, la seule bénéficiaire.

Les tribulations récentes de mon statut professionnel [1] illustrent le danger que peut représenter cette hyperimplication pour le pouvoir décisionnaire, et par voie de conséquence pour moi. Tout en reconnaissant une certaine valeur à mon travail, m'encourageant à le poursuivre, la direction ne cesse de contrôler mes faits et dits et de restreindre mon espace de responsabilité, ce qui a pour effet, par les complications que cela induit, de compromettre les buts même qu'elle vise.

Mon engagement semble d'autant plus insupportable qu'il s'applique à mettre en relief les contradictions d'une équipe de direction qui agit à l'encontre de ses propres déclarations, ce qui fait dire au chef du personnel : « Je suis d'accord avec vous mais ce n'est pas ici qu'il faut le dire, vous comme moi appartenons à la direction et nous devons être solidaires avec les positions qu'elle prend... Faites plutôt de la politique... » Ainsi, ma fonction d'encadrement m'interdirait, selon cette personne, de faire état de mes opinions dès lors qu'elles vont à l'encontre du discours dominant, c'est-à-dire celui du directeur, lui-même véhiculant celui de l'institution. Je suis bien entendu d'un tout autre avis, au nom de mon éthique qui m'interdit de me taire et m'oblige à « désobéir ».

Cette opposition aux nouvelles contraintes institutionnelles, si elle s'exprime dans des actes ou critiques dans mon activité quotidienne, va bien au-delà d'une simple « résistance au changement ». Elle s'inscrit dans une position éthique, politique et philosophique offensive qui veut aller à l'encontre de la négation du facteur humain dans le fait de soigner, qui se traduit particulièrement dans le discours technocratique actuel sur la « démarche de qualité » et son corollaire « l'accréditation ». La difficulté à faire valoir un point de vue en rupture avec celui, dominant, tient autant à la discréditation d'une position individuelle face au « consensus », qu'au refoulement par les cadres de tout ce qui pourrait les amener à douter du bien-fondé de ce

1. Officiellement surveillante générale du service de nuit (résistante...), je suis actuellement chargée à mi-temps de la formation du personnel dans l'hôpital, dans une espèce de flou institutionnel assez remarquable. Voir journal de recherche des 26/09/96, 25/10/96, 28/10/96.

consensus. Ainsi assistons-nous à des retournements de jugement assez spectaculaires dans une amnésie que je ne peux, pour ma part, dégager d'une certaine malhonnêteté, pour le moins d'un manque de fidélité à nos valeurs. Ceci se traduit par des « arrangements » avec le sens dont j'ai toujours refusé obstinément de m'accommoder.

Ainsi, par exemple, le choix d'imposer aux soignants de l'hôpital un système de transmissions ciblées assorti d'une formation obligatoire, s'est fait sans concertation des intéressés. La totalité des cadres soignants, sauf moi, s'est donc engagée dans cette voie sans aucune évaluation dudit système ni réflexion sur le bien-fondé ou les effets possibles d'un tel changement dans la conception générale des soins. Ma tentative d'engager une réflexion à partir d'un document[1] soutenant mon propos est restée lettre morte. Le rejet très large par les soignants de ce nouveau « concept », quasi unanime la nuit, n'a trouvé aucun écho chez les cadres qui ont étouffé systématiquement toute critique. L'évaluation de cette formation, à ma demande, a officialisé le rejet par la majorité des infirmières de la forme (particulièrement totalitaire) de l'enseignement, mais n'a pas entamé pour autant la conviction des cadres de la nécessité de poursuivre, en l'allégeant un peu, cette formation. Ainsi, la décision de continuer avec le même formateur, malgré l'insatisfaction exprimée à son endroit, révèle-t-elle la force d'un pouvoir incapable de revenir sur ses décisions, s'appuyant sur un aveuglement collectif des cadres rejetant tout risque de reconnaître le gâchis occasionné par des choix non adaptés. Le choix de ce système de transmissions accentuant la dépersonnalisation des soignants, se révèle particulièrement dommageable autant pour la réalisation de soi des soignants, que pour la garantie de rapports humains satisfaisants avec leurs interlocuteurs obligés : les malades.

Les effets délétères de ce choix ne s'arrêtent pas là : le coût très élevé de cette opération a privé les soignants de toutes les autres formations dont les demandes n'ont pu être satisfaites pour des raisons budgétaires (la relation d'aide, l'accompagnement des malades, la mort, la douleur et autres compléments de formation indispensables à une activité soignante évolutive). Enfin, le rajout de cette contrainte heurte les conceptions des soignants sans qu'ils puissent y déroger ni exprimer leur rejet. Le sentiment que leurs convictions, qui constituent le socle de leur motivation, sont sans valeur les empêche de les défendre, accentuant le sentiment de culpabilité. Mon expérience de la formation des adultes m'ayant appris qu'on ne pouvait viser une certaine efficacité qu'à la condition que soit respectée et prise en compte la valeur de leur propre expérience... on comprend comment se perpétue ce que les cadres n'hésitent pas à nommer « la résistance au changement » des infirmières.

Ma fidélité à des valeurs relativement consensuelles chez les soignants, même si refoulées institutionnellement, est le socle sur lequel repose cet

1. Pierre Nègre, *op. cit.*

engagement quotidiennement alimenté par une institution de « la santé » en pleine mutation comptable, pour ne pas dire déconfiture.

C'est de cette hyperimplication que la direction de « mon » établissement me fait grief, en ce qu'elle me permet de lui échapper pour partie, voire de contrecarrer ses objectifs par une non-adhésion explicite à ses orientations. Ma position de « cadre supérieur infirmière » rend d'autant plus insupportable ma résistance que je suis la seule à l'exprimer ouvertement. L'énergie que je consacre à déborder du cadre prescrit, outre qu'elle ne va pas là où « on » aimerait que je la mette, entretient une combativité qui s'origine et s'alimente dans ces valeurs partagées par les soignants mais aussi, par ceux qui ont ponctuellement besoin d'eux.

Faut-il pour autant déduire que cette positivation d'une posture dans le monde du travail masque un aveuglement entretenu et raisonné ? Pourquoi ne s'agirait-il pas plutôt de ce que j'appelle de mes vœux pour moi, pour les soignants mais aussi pour tous les êtres au monde : la prise de responsabilité indispensable à une construction satisfaisante de soi pour son propre jugement ?

Pour clore cette question, je propose à l'attention un des corollaires du plaisir qui préside à son existence : le désir. Comme dans la relation amoureuse, il s'agit de « choisir » entre une sorte d'état amoureux et sa densité aveugle mais ô combien vivante, et un amour plus sobre, mais aussi plus éclairé qui se construirait sur les cendres du désir de l'autre. Il s'agit d'un choix évidemment impossible qui se résout tant bien que mal dans cet entretien du désir (peut-être pour lui-même ?), se traduisant par un hyperinvestissement de toute activité, qu'elle soit professionnelle ou personnelle pourvu qu'elle soit relationnelle. Sans jugement de valeur ni autre exploration des différents niveaux du plaisir, il me paraît indispensable de ne pas perdre de vue cet aspect pour le moins garant d'une part non négligeable du fonctionnement des institutions.

Ainsi, c'est portée par mon implication et relativement consciente de son impact sur mon comportement, mes choix d'orientation et mes jugements, que j'ai abordé la question de l'éthique à partir de ma fonction d'encadrement ainsi que dans ma position de praticien-chercheur ayant décidé de travailler « sur et avec » les infirmières.

IV - UNE DÉMARCHE DE RECHERCHE TRANSDUCTIVE

Ce chapitre est consacré aux principes de construction de la méthode et aux valeurs qui l'ont forgée. A la clinique telle que la conçoivent la médecine et la psychanalyse, j'ajoute les effets induits par la personne du chercheur sur les analyses qu'il produit, mis en lumière par G. Devereux. Poussant un peu plus loin l'argument de celui-ci, j'expérimente une mise à disposition de soi dans une attention au monde particulière, qui tient à maintenir l'autre et soi en permanence dans une historicité expériencielle actualisée que caractérise l'individuation. Cette volonté impose à la personne du praticien-chercheur ce que j'ai nommé une « hypersubjectivité », moyen que j'ai trouvé d'accéder à tout un « fatras » contenu dans les faits, par l'expression incontournable des subjectivités diverses à l'œuvre dans chacune des expressions individuelles. Partant du postulat qu'« une science du comportement qui soit scientifique doit commencer par l'examen de la matrice complexe des significations dans lesquelles prennent racine toutes les données utiles (Devereux, 1957a), et par la spécification des moyens susceptibles de donner au chercheur l'accès à un aussi grand nombre que possible de ces significations, ou de lui permettre de les tirer au clair »[1], j'aurai atteint mon but si les infirmières se reconnaissent dans les divers événements relatés auxquels j'ajoute mes commentaires.

DU RAPPORT AU SAVOIR À LA POSTURE DE RECHERCHE

C'est à partir d'un questionnement sur la construction de mon rapport au savoir que commence cette exploration d'une posture de recherche qui veut donner à voir ses interstices, ses aléas, ses présupposés comme parties intégrantes indispensables de la construction de ce savoir. S'agissant de produire du sens sur une profession en crise, c'est par le biais de la considération de mon propre vécu de cette crise que s'ajusteront les niveaux d'observation. Le parti pris de ne pas classer ces niveaux mais plutôt de les donner à voir dans les différentes variations d'une approche expériencielle veut ainsi respecter une certaine cohérence tant dans le processus de découverte que dans l'inscription de la démarche de connaissance dans un réel qui la contient.

Fille d'ouvrier agricole, privée d'études secondaires pour des raisons tant économiques que culturelles, je dus me contenter d'un « certificat d'études », piètre consolation à mon ardeur de savoir. Le milieu provincial et surtout rural (Nivernais), le manque d'information associé au manque d'expérience autre que mes obsessionnelles lectures solitaires et non dirigées, me mirent dans une posture d'exclusion à partir de laquelle je construirai, par la suite, mon rapport au savoir.

Il était une fois, dans ma petite enfance (3 ou 4 ans), où j'étais avec ma mère chez son ex-employeur. J'étais sur les genoux de ce vieil homme qui me lisait tout haut un poème en anglais. Sa fille lui dit : « Mais voyons, papa,

1. G. Devereux, *op. cit.*, p. 29.

elle ne comprend rien... » et lui, répondant doucement et me prenant à témoin : « Mais tu te trompes, elle comprend tout à fait bien. »

Je me souviens encore de mon sentiment d'alors, fait d'admiration et de gratitude, pour cet homme « instruit » qui m'accordait sa confiance mais aussi de la violence qui m'était faite par cette signification sans appel de ma place. C'était un homme âgé qui avait beaucoup voyagé et j'étais fascinée par tout ce qu'il disait, par la musique de ses mots. Il fut le premier qui accorda une attention bienveillante à une forme de compréhension qui allait se développer : sentir d'abord et penser ensuite à partir de ce ressenti.

Je suis allée à l'école primaire à trois ans, à la rentrée de Pâques, et j'appris immédiatement à lire et à écrire. A ce rythme j'eus terminé ma scolarité à l'âge de huit ans et passai le reste, jusqu'à quatorze ans (âge du certificat d'études et de la limite légale de l'instruction), à lire sous ma table, à rêver, écrire des poèmes et préparer les nombreux spectacles que nous donnions avant chaque vacance.

Ma précocité et ma facilité à l'école n'étaient pas bien vues par ma famille (mon statut de fille ajouté à la crainte de me perdre...), qui refusa de me permettre de poursuivre la scolarité au-delà du certificat d'études. J'en fus durablement mortifiée et n'acceptai jamais (par représailles ?) de rentrer dans les moules prévus pour moi. Je lus tout ce que je trouvais, sans repère, en secret, me gavant de tout ce qui pouvait se lire. J'appris, ainsi, à écrire par la lecture. Je fantasmais sur cet « ailleurs » que j'imaginais appartenir à tous les autres.

Très tôt, j'imaginai que le savoir ouvrait sur la liberté, sur l'autonomie, permettait d'accéder à d'autres mondes dont je n'avais pas encore idée, de savoir des choses sur ce dont je ne soupçonnais même pas l'existence.

Les études d'infirmière se présentèrent à moi par hasard puisque c'est à l'école ménagère, où j'attendais avec impatience et « utilement » que passe le temps, qu'une de mes camarades qui se préparait au concours d'entrée m'en donna l'idée. Après une année de préparation par correspondance (je n'avais pas l'âge requis), j'eus « la chance » d'être admise au concours de l'Assistance publique de Paris et totalement prise en charge par le biais d'un contrat.

Les études terminées, je retrouvai intact mon désir d'un Savoir que je fantasmais toujours sans bien savoir ce qu'il recouvrait.

La recherche actuelle est ainsi le résultat de 30 années de cogitations nocturnes, solitaires et professionnelles parallèles à un parcours universitaire « entre chien et loup » [1]. Mon inscription au Centre universitaire expérimental

1. « Entre chien et loup, à petit jour, le soir ou le matin, c'est-à-dire quand le jour est si sombre qu'on ne saurait distinguer un chien d'avec un loup », *Grand Littré*, édition 1996. L'essentiel de mes études universitaires s'est déroulé dans ce cadre particulier de 19 à 22 heures du fait de la forte proportion de salariés fréquentant le département des sciences de l'éducation.

de Vincennes, dès sa création, allait, en même temps que l'ouverture aux oubliés ou exclus de l'école qu'elle laissait entrevoir, induire un autre décalage. Le bouillonnement contestataire de la culture et de l'enseignement (nous étions en 1969) ne pouvait que me désorienter, moi qui justement cherchais à apaiser ma frustration de ladite culture. Insatisfaite par une profession en mal de légitimité, je naviguai à l'instinct (et avec bonheur !) dans une université qui se cherchait, me cherchant moi-même. Il me fallut ainsi plusieurs années de vagabondage intellectuel avant de me reconnaître dans le département des Sciences de l'éducation et les ouvertures sur la multiréférentialité plurielle qu'il affichait, mais aussi, et surtout, sa prise en compte dans la recherche des savoirs acquis par l'expérience.

Ma réflexion et ma carrière d'infirmière (de nuit) se déroulaient parallèlement. En 1977 je postulai à l'école des cadres infirmières de Reims [1] où j'espérais trouver un peu de distance et d'apaisement à mes questions douloureuses. J'en sortis ayant enfin compris le lien entre mes deux parcours (professionnel et intellectuel) pour le moins jusque-là séparés.

C'est à ce moment que s'est ébauché ce qui allait devenir mon angle de recherche. Sans savoir encore le nommer, c'est pourtant ce lien, de soi à l'autre dans le cadre d'une pratique professionnelle, qui fut le terrain d'aventures que j'explorai dans ma pratique d'infirmière, puis dans celle de cadre infirmière et de formatrice.

Une longue interruption après la maîtrise en sciences de l'éducation (1982) me fut pourtant nécessaire pour retrouver, non le désir de savoir mais l'énergie considérable mobilisée par mes divers engagements. Une première inscription en DEA (1982) m'avait fait entrevoir une structure universitaire que je pressentais aussi rebutante et mortifère que celle de l'hôpital (hiérarchie, « chapelles »...), mais aussi la nécessité de passer à une dimension autrement exigeante du travail intellectuel. Mon engagement professionnel augmenté de l'intransigeance de mes obligations familiales a fait le reste.

J'éprouvai pourtant la nécessité de reprendre un parcours trop chaotique pour m'avoir apporté la satisfaction espérée, et surtout j'avais gardé la nostalgie d'un lieu et de personnes qui restaient les seuls à faire écho à mes questions. Il en fut et en reste bien davantage aujourd'hui, puisque je continue à y puiser de nouvelles énergies, ce qui, j'espère, sera profitable à cette exploration de la nocturnalité.

Je pourrais dire maintenant que j'avais déjà un rapport nocturne, illégitime au savoir, privilégiant inconsciemment l'intuition, mais paradoxalement obnubilée par des schémas rationnels (la « bonne façon d'apprendre ») qui semblaient toujours m'échapper. Je reconnaissais pourtant souvent la justesse

1. L'école des cadres de Reims est la seule à ma connaissance qui affichait (1977/1978) une pédagogie d'inspiration institutionnelle. Aujourd'hui ce n'est plus le cas.

de mon raisonnement *a posteriori* mais avais tendance à considérer le résultat comme une espèce de miracle.

La curiosité, un sentiment d'urgence à agir, les bâtons mis dans mes roues ont été et sont encore autant de stimulations à faire l'effort de mettre en questions les événements à peine refroidis, les problèmes sitôt solutionnés. Lorsque le directeur de l'hôpital me qualifie (« amicalement ») de « chieuse », cela signifie que je dérange, n'abandonnant jamais une question tant que je n'ai pas trouvé de réponse satisfaisante et que, surtout, je ne supporte pas les « aménagements diplomatiques » si prompts et fréquents à remplacer la « justice » dans l'exercice du pouvoir. Je suis mue par une espèce de moteur inconscient et surtout portée par une conviction et une force confinant à l'obsession qui m'étonnent moi-même. Je pourrais dire que je suis alors fidèle à ma vérité dans l'acception que développe A. Badiou, puisque c'est de cette posture que j'ai été amenée à expérimenter les règles de mon éthique. C'est dans la considération des faits que s'expérimente la rupture immanente. « Immanente », parce qu'une vérité procède dans la situation et nulle part ailleurs. « Rupture » parce que ce qui rend possible le processus de vérité – l'événement – n'était pas dans les usages de la situation, ni ne se laissait penser par « les savoirs établis »[1].

Ces faits, non réductibles à leur factualité, sont le terrain qui m'a permis d'apprendre à voir, par le traitement qu'ils subissent dans la situation institutionnelle, combien il était dommageable pour la compréhension de les séparer de leur contexte et de l'interprétation que chacun peut en faire. Le malentendu fondamental apparaît alors comme le résultat d'une construction dont les fins ne peuvent servir que le pouvoir sur son versant manipulateur.

J'ai soif de connaissance pour ce qu'elle produit de plaisir, pour l'esthétique de l'approfondissement mais je n'y trouve mon compte que lorsque je la partage avec d'autres, lorsqu'elle me permet d'agir sur mon environnement. Je suis prise par un militantisme qui me pousse à rester sur une position défensive. « Comment, en effet, l'incalculable d'une vérité, sa nouveauté, la trouée qu'elle opère dans les savoirs établis, pourraient-ils s'inscrire dans une situation sans y rencontrer des adversaires résolus ? Précisément parce qu'une vérité, dans son invention, est la seule chose qui soit pour tous, elle ne s'effectue réellement que contre les opinions dominantes, lesquelles travaillent toujours, non pour tous, mais pour quelques-uns. »[2] Voilà probablement la raison majeure de ma motivation à contrecarrer le pouvoir dans ce qu'il représente de contrainte, voire d'aliénation, y compris dans mon propre exercice de la responsabilité. Mon histoire suffirait à expliquer cette posture en mettant en évidence le saccage que peut produire sur un individu qui cherche

1. Alain Badiou, *op. cit.*, p. 39.
2. *Ibid.*, p. 31.

à comprendre, une contrainte non dite qui se cache toujours derrière une autre.

Dans mon exercice professionnel, cela se traduit par une recherche de relations denses, celles qui ne vont pas de soi, qui questionnent, et j'ai la sensation d'avoir beaucoup avancé grâce à elles. J'éprouve également le besoin de partager (reste de l'idéologie familiale ?) mais n'ai pas du tout envie d'être possédée, absorbée. Mon milieu professionnel (les cadres infirmiers) ne favorise pas, loin s'en faut, ce partage : beaucoup récupèrent, s'approprient sans vergogne, ne citent jamais leurs sources, « oublient » surtout volontiers leur responsabilité dans les échecs de la profession.

UNE EXPÉRIENCE DE LA DISTANCE

Ma démarche de praticienne faisant de la recherche fut d'emblée confrontée à l'impossible distanciation prescrite par la « cité savante ». Intimement mêlée à ces situations que je m'apprêtais à étudier, je n'arrivais pas à me couler dans les systèmes d'observation et d'analyse « clés en main » expérimentés par les différents courants sociologiques. La première distanciation prend ainsi sa source dans le déplacement de posture discuté ici, avant même le choix de l'abord méthodologique. C'est également dans cette proximité-distance extrêmement mobile que surgiront nombre de révélations des implications du chercheur praticien tant il s'en révèle de nombreuses à mesure de l'acutisation de mon regard.

« Doctorante », il me fallut alors inventer des outils ou tout au moins bricoler, adapter ceux existants, redéfinir, retailler certains concepts afin de travailler un matériau dont je suis l'une des détentrices.

Ma déjà longue fréquentation du monde professionnel fut émaillée de tentatives d'échappement, internes et externes, dont la nuit avec ses « méthodes » (la dérision, le rire, la sexualisation du langage) n'est pas la moindre, protégée par le silence assourdissant qui la recouvre. Les études universitaires, l'école des cadres infirmières, les ruptures (changements de posture professionnelle), les « thérapies » (participation active à un groupe de réflexion sur la médecine, à des colloques,) me posaient d'emblée « à côté » de la classification habituelle. Si je ne fus jamais exclusivement infirmière *stricto sensu*, je ne désirai jamais, pour autant, en sortir vraiment. Autodidacte, je ne souhaitais pas intégrer un autre espace, cherchais pour le plaisir de savoir, mais surtout pour survivre dans cet univers démoralisant. Impliquée dans ce métier, toute ma démarche intellectuelle est sous-tendue par mes implications. Mes origines paysannes et mon accès singulier et tardif à l'université soutiennent ma dialectique théorie/pratique (intellectuel/manuel) dans une interrogation permanente et expliquent en partie mon positionnement obstinément « entre deux ».

C'est de penser ma pratique que sont nés l'essentiel de mes doutes, c'est à l'hôpital que j'ai été amenée à interroger le « monde » de la maladie, c'est dans la profession infirmière que j'ai trouvé aliment à mon questionnement et c'est pour elle que je poursuis cette quête d'une vérité qui tend à s'éloigner du quotidien de la médecine.

Ainsi, pour définir ma conception de la distance dans le cadre de cette recherche, je ferai référence à la durée de mon expérience d'infirmière de nuit en réanimation (12 ans) et au temps qui déjà me sépare d'elle, si toutefois on peut parler en ces termes des 20 années depuis lesquelles j'assume auprès des infirmières de nuit une fonction dite « d'encadrement ». Il est important de préciser ce que j'entends par encadrement puisqu'il me semble être devenue, non seulement l'infirmière des infirmières de nuit, mais aussi leur ardent défenseur dans tout ce qui concerne les aléas d'un statut professionnel en train de se chercher et de se perdre.

L'école des cadres de Reims, dans laquelle je passai un an, fut ma première expérience de recherche. J'y effectuai ma première distanciation, de l'hôpital d'abord, des infirmières ensuite, de mon métier enfin (et je ne parlerai pas de la rupture de mon mariage consécutive à cet « éloignement » !...).

C'est là, entre autres, que je pus réaliser à quel point j'étais « prise » par des réalités que la raison ne pouvait suffire à expliquer, que mon rapport à la fonction soignante ne pouvait se réduire à ce qu'on définit habituellement par profession, à savoir une technicité, des compétences, un savoir-faire.

C'est dans mon angoisse à l'idée de perdre mon statut d'infirmière (et surtout mes compétences) que je découvris avec surprise que ces raisons qui m'avaient fait fuir un quotidien que je ne supportais plus ne suffisaient pas à m'en détacher. Toutes les bonnes raisons « objectives » de changer de statut m'apparaissaient comme plaquées, insuffisantes justifications à une fuite coupable du ghetto dans lequel les autres continueraient à être enfermées. Je vivais paradoxalement comme une perte irréparable cet abandon de ma fonction infirmière, la séparation d'avec ces malades qui me pesaient tant par ailleurs. La façon dont j'exerçai d'emblée ma fonction de « surveillante de nuit », fondée sur cette impossible séparation, mit d'ailleurs en gestation, sans que je le sache, l'essentiel des concepts qui fondent aujourd'hui ma posture de praticien-chercheur.

La remarque d'un membre de mon jury de soutenance de mémoire de l'école des cadres, à l'issue de cette année d'études lourde de conséquences, me mit, sans que je m'en aperçoive, dans l'axe qui se précise aujourd'hui. A sa question concernant une autre orientation possible pour moi (la psychologie), je répondis assez vivement que je souhaitais rester dans un rapport avec la maladie comme parole du corps et m'interroger à partir de cette conception. Il avait souri et m'avait proposé, en conclusion, deux possibilités de poursuivre cette démarche : suivre l'exemple de Freud et mettre quatre-vingts ans à construire mon école, ou, indifféremment, verser dans la poésie… deux éventualités dont il me voyait capable.

Un autre aspect de la distanciation s'est révélé dans le travail d'audition d'entretiens de recherche ou la relecture d'écrits « dépassés » (journal de recherche) où je peux constater que je suis dans une posture autre que ma réflexivité habituelle. Ni tout à fait étrangère à moi ni tout à fait la même, cet écart de posture, cette écoute que je pourrai qualifier de « clinique » en ce qu'elle tente de saisir le « texte » s'actualisant, me permettent d'opérer cet éloignement qui se confirme à mesure que s'éloigne la date de l'événement.

C'est probablement là que s'est dessinée ce que j'appellerai l'identité heuristique qui nomme depuis lors mon cheminement. C'est cette identité qui me guide, qui détermine aujourd'hui la méthodologie élaborée à partir d'un désir de ne rien laisser qui concerne ma recherche (et que je suis capable de percevoir) sur le bord du chemin, de produire de l'intelligibilité à partir d'événements pris sur le vif, y compris ceux auxquels je suis mêlée.

LA THÉORIE

Tant que je l'ai considérée dans son sens restrictif, spéculatif, et dans son opposition à la pratique, j'ai rejeté la théorie comme inappropriée pour recouvrir l'espace que je m'apprêtais à explorer. Il me fallait pourtant nommer cette mise en perspective des idées, cette organisation de la pensée, cette harmonisation des concepts, quand bien même je les sortirais de leurs lits habituels pour les coucher ailleurs et autrement. Théoriser est alors devenu l'acte d'extraire les éléments de la pratique afin de les dialectiser avec d'autres éléments, examiner et dialogiser leurs diverses interprétations, dans un aller et retour de la pratique à la pensée, au travers du cheminement vers une construction de sens qui garderait à vue la réalité dans ce qu'elle a d'irréductible. Ma conviction que les idées échappent pour partie à la conscience, qu'elles ne nous appartiennent pas plus que nous ne leur appartenons, me permet ainsi de les traiter sans m'inquiéter de leur détournement éventuel, sans pour autant négliger ces effets de sens. Ainsi penser n'est pas pour moi conduire une réflexion que je maîtriserais dans un sens ou dans un autre. Penser, c'est me reconnaître traversée par ces idées, les laisser se mêler, se bricoler, se travailler et accepter de les suivre sans savoir où elles me mènent, sachant seulement où je refuserai d'aller. C'est à ce moment que les valeurs dont je suis porteuse interviennent, balisant le champ éthique qu'elles soustendent en silence.

Tenter de construire des hypothèses, de les réajuster à mesure de l'avancement du travail de recherche, me semble m'avoir fait perdre un temps précieux, préjudiciable à la conception d'une recherche « qui se cherche ». J'ai le sentiment d'avoir d'abord agi, sur prescription universitaire, à l'envers du « bon sens » (le mien !) qui me commandait de laisser la recherche se chercher, se frayer un chemin dans mes labyrinthes.

C'est cette conception itinérante de l'incursion dans la connaissance qui m'a permis de vagabonder, d'accepter de me perdre pour mieux me retrouver, d'accepter la nuit en moi et d'en reconnaître la valeur.

Objet de recherche sans « matérialité » évidente puisqu'on ne peut le définir d'emblée, il s'agissait de tenter de nommer ce pour quoi nous n'avons en général qu'embarras, émotion, pudeur. Le vocabulaire traditionnel du chercheur et surtout les principes qu'il recouvre se révèlent impropres en la matière. Il en va ainsi de l'« objectivité », premier écueil pour qui se mêle de fouiller dans le fatras « laissé pour compte » par la recherche. Je l'ai d'abord rayé petit à petit de mon vocabulaire, y compris au quotidien, car il me semblait un des plus grands leurres ayant abusé les humains faisant de la recherche sur d'autres humains. Son opposition à la subjectivité dans les sciences humaines me faisait le tenir à distance jusqu'à le perdre de vue. C'est son inscription dans le sens commun qui me fit le réexaminer avec un autre intérêt. Débarrassé de sa connotation d'inaccessibilité, l'objectivité peut alors recouvrir la mise en visibilité de toutes les informations dont nous disposons pour comprendre, la façon dont on les interroge, la valeur que l'on décide de leur accorder.

LE PROCESSUS DE RECHERCHE : UN EXERCICE ÉPISTÉMOLOGIQUE

Je n'aime pas critiquer les écrits des autres. Quand je lis, j'ai besoin de sentir une ouverture chez l'auteur, une interpellation, une relation proposée, sinon j'abandonne la lecture... Je ne me sens pas dans une tentative pour m'approprier la pensée d'un auteur, pas plus que pour la critiquer, ce qui me met dans les pires difficultés pour documenter mes constructions « théoriques ». J'ai d'ailleurs été quasiment incapable de lire durant les premières années de cette recherche, résistance qui n'a cédé qu'après que se fut dessiné avec davantage de précision cet objet nocturne qui ne cessait de m'échapper. Ce qui me reste de mes obsédantes lectures d'enfance et de jeunesse est ainsi tapi au fond de ma culture, magma impossible à classer et même à relire. Ne pouvant pas toujours préciser ce qui appartient en propre à ma démarche (avec tout ce qu'elle partage avec celle d'autres, enseignants ou coapprentis chercheurs), je dois assumer le risque de paraphraser des auteurs oubliés ou inconnus de moi, à quoi je n'ai à ce jour pas trouvé de solution. Je donnerai comme exemple la notion de « bricolage » que j'ai employée sans savoir que G. Lapassade (et bien d'autres) l'avaient travaillée, ce qu'une de mes collègues chercheuse m'a signalé. Ainsi que le précisait Ruth C. Kohn lors d'une intervention pour le groupe « AFFUTS » [1], « l'énonciateur utilise presque à son insu les savoirs et connaissances plus ou moins structurés, acquis par ailleurs, hors du contexte présent », ce qui rend extrêmement difficile la délimitation de l'origine de ces savoirs.

Ma militance pour une connaissance d'une autre origine que celle traditionnellement universitaire me rend d'autant plus frileuse dans le difficile exercice de l'apport des auteurs dans ma construction théorique. Mes lectures étant parfois postérieures à mes « découvertes », je ne sais pas toujours comment négocier certaines confrontations sans faire perdre sa « part de sens » au cheminement entre pratique résonnante et raisonnement. Je lis plutôt dans un besoin de communication, de confrontation de mon ressenti, d'écho à ma pensée en cours d'élaboration. Instinctivement, je cherche à entrer en résonance avec ma construction mentale, que j'ignore souvent mais qui préfigure la prise de conscience de ce que je cherche. Les lectures obligées par la référence incontournable aux travaux antérieurs me sont restées très contraignantes, comme si ce passage par le couloir de la « légitimation » me retardait dans ma progression dans une autre attention au monde dans laquelle j'ai choisi d'inscrire ma recherche.

Je fais l'expérience de cette recherche par l'immersion au quotidien dans le « terrain » et les échanges avec d'autres chercheurs et praticiens-chercheurs. J'ai, de ce fait, souvent du mal à écrire mon journal, car les éléments sont en marche et j'y participe. Il m'est évidemment impossible d'arrêter d'agir pour consigner cette action. Craignant surtout de figer les choses en les écrivant, et par là même les empêcher de se développer, je me laisse prendre par l'urgence de les vivre, ce qui donnera à mon journal de recherche des allures de feuilleton.

Je travaille le plus souvent à mon insu dans une espèce de jachère, puis d'élaboration à la limite de l'inconscience, produisant de-ci de-là une éclaircie. Portée par un fantasme de clarté, de transparence, voire de pureté (?), je me retrouve surtout dans l'obscur, dans l'opalescence... Ce que la nuit a produit sur moi ou ce que je produis d'elle me semble être ma préoccupation involontaire depuis toujours : mettre en lumière l'insu dans le connu, accéder à la part de l'ombre, redonner sens à cette partie oubliée du tissu de liaison des événements avec soi.

Concernant mon rapport à la science, c'est dans l'avant-propos d'Isabelle Stengers, parlant de Barbara Mc Clintock, que j'ai trouvé un énoncé assez proche de cette conception de la science que j'aimerais développer. « La manière dont elle [Barbara Mc Clintock] décrit à Evelyn Fox Keller son

1. AFFUTS : Association française pour les formations universitaires de 3e cycle en travail social. Conférence du samedi 22 mars, Ruth Canter Kohn et Anne Perraut Soliveres sur « la position du praticien-chercheur ».

intuition, son empathie pour les cellules de maïs dont elle arrive à comprendre le fonctionnement au sens le plus intime du terme, au sein desquelles elle plonge littéralement, ne peut-elle constituer une illustration exemplaire de cette possibilité de science non dominatrice, holiste, susceptible de constituer une alternative à la violence réductrice que certains discours féministes identifient à la science mâle ? »[1]

Peut-être serait-il judicieux d'abandonner à la notion de science ce qu'on peut voir, matérialiser, modéliser, reproduire, et chercher d'autres accès à la connaissance humaine sur fond de rigueur ? Tenter de mettre en évidence l'insu dans le connu, le caché, le tu, ne vise pas à remplacer cette rationalité-là mais plutôt à obliger la cité savante à laisser une place à ses côtés à d'autres approches, d'autres discours, d'autres formes de compréhension de la même réalité. Lorsque je me réfère aux concepts que la science a mis à son service, c'est avec le sentiment de devoir œuvrer à leur extension, voire à une autre construction qui les démarquerait d'elle.

L'empirisme sur fond d'implication a d'autres ramifications signifiantes que la distanciation. Celle-ci, même si elle permet une construction cohérente de la réalité en lui assurant une logique interne, la vide trop souvent de ses articulations, irrationnelles ou autres, difficilement saisissables du dehors. Je me pose alors en militante pour la réinstauration d'une « vérité » qui ne se laisse pas aisément « encarter », pour que la scientificité laisse une place à ce qu'elle ne peut ni prouver ni nier, faute, peut-être, de moyens appropriés, faute, probablement, de les reconnaître.

La parodie de Sokal[2] est à ce titre fort instructive. Au travers d'un canular, A. Sokal oppose sa conception rationaliste du savoir à ce qu'il nomme le courant postmoderne, qui semble englober pour lui tout ce qui, de près ou de loin, hors la science reconnue « dure », prétend à la scientificité. Le débat virulent autour du livre de Sokal et Bricmont[3] me conforte cependant dans ma singularité et dans la nécessité de bousculer ces frontières et conceptions privatives[4] de la recherche, notamment par certains physiciens. La nécessaire modestie et les précautions qu'impose tout déplacement, voire « usurpation »,

1. Evelyn Fox Keller, *L'intuition du vivant. La vie et l'œuvre de Barbara Mc Clintock*, Paris, Tiercé Sciences. « B. Mc Clintock appartient, parmi les scientifiques, à une variété rare ; pendant près de quarante ans, elle a mené ses recherches – qui devaient finalement être couronnées par le prix Nobel – en quasi-recluse, considérée par la plupart de ses collègues comme une vieille folle incompréhensible. B. Mc Clintock est une femme » (I. Stengers, *op. cit.*, p. 7 et 9).

2. Alan Sokal a envoyé à une revue un article intitulé « Transgressing the Boundaries : Toward a transformative hermeneutics of quantum gravity », *Social text*, 1996. Cet article est un chef-d'œuvre de non-sens, truffé de citations et références d'auteurs connus, destiné à parodier certains auteurs dont il dénonce le laxisme intellectuel. Sa mystification inclut les responsables de la revue qui ont publié cet article sans vérification.

3. Alan Sokal et Jean Bricmont, *Impostures intellectuelles*, Paris, Odile Jacob, 1997.

4. On pourra entendre privé dans deux de ses acceptions : privé dans le sens populaire d'une chasse gardée des scientifiques, un terrain à ne pas fouler, ainsi que de « priver », à qui on a ôté, qui ne possède pas.

de concepts théorisés par d'autres champs de référence, semblent avoir été absents des œuvres dénoncées. Énonçant comme objectif de réhabiliter le sens commun (dans son sens rationaliste), les auteurs mettent en lumière une part de la nuit de l'institution savante fort discrète jusque-là sur ses propres dérives. Leur parodie, puis leur dénonciation d'utilisations erronées de formules empruntées à la physique par certains penseurs célèbres, en disent long sur ces problèmes de légitimité qui auraient amené ces auteurs à « soutenir » leur pensée de formules ou théorèmes afin qu'elle soit auréolée d'une dimension « indiscutable ». Ainsi que le préconisait G. Devereux : « Si nous nous obstinons à parler le langage des sciences exactes, le moins que nous puissions faire est de le parler grammaticalement. »[1] Cette « mise en examen », outre qu'elle dénonce le silence de l'institution sur ces abus, nous renseigne sur l'état des sciences humaines et leur difficile parcours dans les labyrinthes de la légitimité.

Sokal et Bricmont cherchent parallèlement à mettre en garde la jeune génération contre la pensée obscure, en faisant apparaître, dans les auteurs étudiés, que tout ce qui est obscur n'est pas forcément profond. On peut les suspecter de ne pas percevoir toutes les dimensions des textes qu'ils dénoncent, d'être des rationalistes purs et durs ; ils n'en mettent pas moins le doigt sur une réalité qui dénature les sciences sociales en les colorant d'un soupçon de physique ou de mathématiques, supposé leur donner davantage de dureté.

Les sciences humaines ont besoin d'un autre cadre de référence, d'un autre espace de pertinence, mais la formation des chercheurs ne connaît pas d'autre chemin que celui de la preuve. Les cadres de recherche universitaires sont encore construits par une institution de la connaissance dont l'impérialisme « scientifique », par son influence dans la formation mais aussi dans la distribution de la légitimité, induit certains auteurs à émailler leurs recherches de telles citations destinées à crédibiliser leur travail. L'institution savante est-elle responsable de cette dérive par la nuit qu'elle génère ou bien les chercheurs en sciences humaines sont-ils inconsolables de la « mollesse » de leurs théories ?

Ma volonté de confronter sur le terrain la pratique et la pensée se justifie par mon engagement de vie. Il ne peut être question, pour moi, de vivre pour penser, quel que soit le plaisir que j'y trouve (je ne peux donc pas être philosophe), mais plutôt de penser pour vivre mieux avec d'autres. La réalité m'offre tous les jours l'occasion de sonder le gouffre qui sépare certains intellectuels et l'esthétisme de leur pensée, dégagée des contingences de la trivialité du quotidien, d'une part, et les bonnes raisons qu'avancent les acteurs

1. Devereux, *op. cit.*, p. 62.

pour ne pas interroger ce quotidien, rebutés par la complexité qui se révèle sitôt la question posée.

LA RIGUEUR COMME GARANTIE POUR L'AUTRE

Cette perspective particulière de recherche m'a conduite à emprunter pêle-mêle des bribes de savoirs, concepts et méthodes pouvant s'apparenter à la démarche. C'est ainsi que je suis redevable à plusieurs disciplines dont je ne citerai que les principales sources repérées de mon inspiration. L'analyse institutionnelle m'a donné à comprendre les rouages du pouvoir et l'implication, l'art équestre m'a appris « le tact », la « négociation » et la confiance. L'ethnopsychiatrie, Georges Devereux en particulier, m'a permis de légitimer une démarche pour le moins singulière et de comprendre le poids de la culture dans la souffrance psychique ; la musique m'a donné accès à l'écoute de cette délicate vibration en moi, écho identificatoire, comparable aux harmoniques de ma guitare, et le goût du travailler ensemble dans une écoute attentive de l'autre. La phénoménologie a instruit mon attention à l'événement, la psychanalyse au non-dit et au manifeste et la médecine à la démarche diagnostique...

C'est dans une démarche expérientielle et analytique bricolée à partir de ces sources que je trouverai l'essentiel, multiréférentiel, de mon outillage de praticien-chercheur.

Fidèle à ma singularité et à la dispersion qui l'accompagne, il m'est d'autant plus difficile de restituer exactement les concepts à leur famille d'origine que de subtils mélanges sont souvent intervenus dans leurs énoncés selon chaque discipline. Cette transversalité exploratrice, par la difficulté qu'elle instaure – comment embrasser sans se perdre (tout en maintenant une activité professionnelle de plus en plus exigeante) une telle étendue de connaissances ? – sera un des premiers écueils que je contournerai, en tentant d'« habiller » aux couleurs de l'expérience certains des concepts clés de ma recherche. C'est en les « essayant » que je saurai s'ils me vont, en jouant sur leur élasticité que je verrai jusqu'où ils peuvent me mener.

Ainsi je n'hésiterai pas à extrapoler certains sens, à chercher leurs accointances, m'autorisant, pour mieux m'approcher de leur centre de gravité, à leur superposer le mien. Je pourrais, par exemple, détourner quasi textuellement ces quelques lignes de Jacques Ardoino à propos du sujet : « L'identité est alors largement altération (mouvement, processus, action, valeur en acte, dynamique, modification, transformation, formation) plutôt que simple reconnaissance de l'altérité (état, statut, potentialité, essence). Cette altération est la condition de l'autorisation. » [1] Substituant le terme de concept à celui de sujet,

1. Ardoino, « D'un sujet l'autre ! », *op. cit.*

j'ai alors, quasi « clés en main », une définition assez proche de ce que je voudrais lui accorder comme souplesse. A l'instar des formules des médicaments passées dans le domaine public et à défaut de les pouvoir tous affilier, je revendique globalement quelques « concepts génériques » afin de les adapter pour l'usage particulier de ma méthode et de mon objet : la distance, l'objectivité, la légitimité, la vérité, l'écoute, la clinique, l'éthique, l'estime de soi...

Dans une recherche dont une grande part du matériau est contenu dans le rapport du chercheur avec sa discipline et/ou son milieu d'exercice, une observation attentive de l'utilisation de ces concepts et de leur évolution au cours du travail peut constituer un accès privilégié, non seulement au processus de recherche lui-même, mais également au repérage des contours d'un des objets de cette recherche : l'identité professionnelle des infirmières, extrêmement floue et disparate. La constitution de l'identité du chercheur est ainsi intrinsèquement liée à sa pratique, non réductible, mêlant travail épistémologique, construction de l'objet proprement dit et action en continu sur le terrain.

La rigueur consiste alors à donner inlassablement à voir ces mouvements, à cultiver l'autorisation de les provoquer, à accepter de reconnaître les altérations ainsi produites et, les assumant, travailler à leur légitimation dans un parcours de recherche.

Bernard Delfendahl, dans son analyse critique de la pensée de Claude Lévi-Strauss et de Louis Dumont, nous met en garde contre un savoir qui « saisit l'objet », pour Lévi-Strauss, et contre la confusion de la pensée de Louis Dumont. Pour Lévi-Strauss, qui se présente comme clair, « comprendre consiste à réduire un type de réalité à un autre » (*Tristes Tropiques*, p. 62) et « pour atteindre le réel il faut d'abord répudier le vécu »[1]. Louis Dumont se présente, au contraire, comme profond et donc obscur. Bernard Delfendahl, au travers d'une étude détaillée de passages exemplaires de l'œuvre des deux auteurs, les oppose en mettant en évidence que la « clarté » de laquelle se réclame Lévi-Strauss confine au simplisme de cadres « conçus d'avance et construits sur des principes simples » et appliqués universellement au matériel complexe et obscur considéré, tandis que la difficulté de la pensée de Louis Dumont relève davantage d'une « obscurité du confus plutôt que de celle de la profondeur ».

Sa critique du structuralisme, à savoir de « la confusion entre définir et connaître », m'a largement aidée à comprendre pourquoi les quelques études réalisées sur les infirmières m'étaient le plus souvent apparues vides de ce sens dont je considère qu'il leur manque cruellement. Ces rares recherches sur mon milieu de travail m'ont laissée insatisfaite, comme si quelque chose

1. Delfendahl, *op. cit.*, p. 44.

d'essentiel était escamoté, absent, au profit d'une formalisation, d'une cohérence qui viderait les activités humaines de leur substance, de leur subtilité, les déposséderait de leur logique interne insaisissable de l'extérieur, en ferait des natures mortes. Même si je reconnaissais certains cadres de l'univers étudié, ces observations, bien que pertinentes, semblaient rester à la surface des choses, ou les pénétraient en les disséquant sans en livrer rien qui me vaille.

Isabelle Stengers dénonce, elle aussi, la tolérance qui pousse la science à s'auto-entretenir dans un univers dont elle crée elle-même le cadre de cohérence. Les boîtes noires ainsi construites ne peuvent qu'enfermer la nuit qu'elles produisent.

V - D'UN MÉTIER CLINIQUE À UNE CLINIQUE DE LA RECHERCHE

S'agissant d'un praticien qui entre en recherche, une grande part de son matériau est derrière lui, contenu tant dans son expérience professionnelle que dans son expérience de vie. Quel inconnu la recherche doit-elle aborder ? « Qu'est-ce que tu veux savoir que tu ne sais pas déjà ? », me disait Ruth Canter Kohn au plus fort de mon désarroi face à une distanciation que je croyais devoir trouver, devant une familiarité avec mon sujet dont je n'arrivais pas à me dépêtrer. Mais c'est sur du déjà vu que je souhaitais m'appesantir, sur cette expérience du silence que la nuit m'a accoutumée à optimiser, sur cet indicible dont je ne suis pas sûre que toutes les infirmières soient dupes mais dont je peux vérifier quotidiennement combien il les frustre, combien il les dessert.

J'ai fini par trouver enfin cet « objet » dont je peux déjà appréhender les vides, l'absence de contours, un inconnu qui ne concerne pas les faits eux-mêmes mais plutôt une partie de leur contenu, de l'ordre de l'insu, du non présent à l'esprit pour ne pas parler de l'inconscient ; de cette part de nuit dont on ne parle jamais mais qui préside à tous nos actes, qui est à l'œuvre dans l'ombre de nos décisions, qui rend dérisoire toute tentative de réduction des faits à ce que l'on peut en voir. Le préciser ne rendra pas pour autant facile de le donner à voir, tant il se révèle nécessaire de l'aborder avec une écoute qui devra, pour entendre, renoncer à s'arrêter aux mots, à l'illusion de les reconnaître d'emblée dans une univocité rassurante. Je ne saurais mieux dire que Maurice Bellet : « S'il y a en ce que je dis, quelque vérité, alors il convient à l'écoute d'anticiper l'"endroit" de l'envers, le grand inconnu. Elle ne se borne pas au constat plat, à l'écoute faussement pure, "objective", qui n'entend que ce qu'elle interprète, en tâcheron du déchiffrement. L'écoute est écoute de ce qui n'existe pas, pas encore, et s'annonce dans la déconstruction de ce qui croyait être. Car le réel des humains, c'est leur pouvoir être, pas leur état. »[1]

A partir d'entretiens avec les infirmières, cette écoute doit permettre de décoder un certain discours, extrêmement variable selon les personnalités, les équipes, de finir des phrases en suspens, d'entendre ce que ces suspensions donnent à partager du trop d'émotion, de la pudeur, du non savoir dire et de cette culture d'équipe qui masque autant qu'elle révèle de sens. La difficulté pour le praticien consiste à ne pas trop vite recouvrir de ses propres mots, de sa propre nuit, ces vides trop pleins de ce que lui-même connaît aussi intimement que ses collègues qui l'aident à penser. Il doit être attentif à ne pas réduire leur pensée à la vision qu'il a d'eux. Pourtant, il lui faudra entreprendre cette mise en visibilité, au risque de ne pas trouver le chemin que sont capables d'entrevoir « les autres », ceux que le jour et ses lumières ont « déformés » à la nuit. Dans cet objectif il sera amené à aller bien au-delà d'une simple reconnaissance de sa subjectivité.

Me référant à la médecine (principalement à la médecine hospitalière) et à la psychanalyse, je me situe dans une perspective de recherche qui emprunte à la clinique.

On parle aujourd'hui de médecine clinique (ce qui pour moi est pléonasme) afin de qualifier les rares moments où le médecin se penche encore sur le corps du malade. Cette réduction du sens clinique est le fait de l'évolution des pratiques médicales vers un univers technique biologico-scientifique de plus en plus prégnant... La médecine, dite clinique, s'exerce au lit du malade, dans une observation directe par le médecin d'un ensemble de signes dans le but d'établir un diagnostic, afin de traiter un déséquilibre. La médecine s'appuie sur la démarche diagnostique, raisonnement du médecin. Il est cependant rarement fait état de l'effet des interactions entre patient et médecin, de leur inconscient ni, *a fortiori*, du transfert, dans les actes hospitaliers spécialisés. L'observation que peuvent en faire les médecins reste non dite, par conséquent non analysée, faute, peut-être, de pouvoir la quantifier. Je n'ai jamais rencontré, dans le cadre de ma pratique, de médecin hospitalier qui fréquente les groupes Balint[2], par exemple, seule expérience d'interrogation de la relation thérapeutique médecin malade, à ma connaissance.

Éduquée à l'école « primaire » de la médecine, je me retrouve tout particulièrement dans ses incertitudes, ses doutes, ses échecs qui ont été la source de mes premiers questionnements. L'évolution de cette médecine vers un arsenal technologique biomédical la fait s'éloigner quotidiennement de la

1. Maurice Bellet, *L'écoute*, Paris, Desclée de Brouwer, 1990.

2. Michaël Balint, *Le médecin, son malade et la maladie* (Londres, 1957), Paris, Petite bibliothèque Payot, 1970.

clinique et du patient, sous couvert d'une objectivation de la maladie qui la dépossède de son sens dans la vie des gens. Cet « environnement » de la maladie – l'histoire du patient, les circonstances d'apparition des troubles, sa propre interprétation – ont ainsi toujours été évacués comme perturbant la démarche diagnostique.

Une anecdote restée en ma mémoire a souvent trouvé écho dans ma longue (et toujours actuelle) fréquentation des urgences.

URGENCES

Un réanimateur, avec lequel j'étais de garde, à qui je faisais repérer l'insistance du malade à répondre à ses questions par des éléments de son histoire, me répondit, « Mais oui, j'entends bien ce qu'il dit, mais si je l'écoute, je ne peux pas faire mon travail ». Les questions visaient à découvrir le contexte de survenue de la douleur thoracique que présentait cet homme d'une cinquantaine d'années. « Que faisiez-vous au moment où vous avez ressenti la douleur ? est-elle survenue au cours d'un effort ou pendant le repos ? à quelle heure ? etc. » Le malade s'étendait longuement sur son angoisse d'avoir trouvé ce qu'il croyait être de la drogue dans la poche de sa fille (qui s'est révélé être un paquet de cigarettes indiennes faites d'herbes aromatiques), de son désaccord sur les choix de vie de cette fille unique (majeure...), etc. « Est-ce que vous souffrez depuis longtemps ? » insistait impatiemment le médecin. « Ça a commencé quand ma fille a commencé à sortir avec ce garçon qui ne me plaît pas du tout... »

Ce dialogue peut paraître caricatural. Il est cependant fort représentatif des interrogatoires aux urgences à l'hôpital, pour peu que le malade soit assez perturbé pour braver, sans s'en apercevoir, la sacro-sainte objectivité dans laquelle la médecine spécialisée tend désespérément à l'emmener. Le médecin concerné faisait partie des praticiens avec lesquels nous entretenions de longues discussions sur la part du psychisme dans la pathologie somatique. Il était donc plutôt ouvert à cet aspect (ce qui m'a permis de l'interpeller amicalement à ce propos) mais se trouvait, selon lui, pris par une démarche diagnostique d'urgence dans laquelle ce discours n'avait pas de place. Ainsi ce patient, « victime » d'un infarctus, n'a-t-il commencé à se calmer et se rassurer qu'après que je me sois assise auprès de lui, et que nous ayons longuement parlé de ses difficultés à accepter d'envisager l'autonomie de sa fille. Dans le même temps, la pharmacopée prescrite par le médecin faisait son travail.

Ce sont ses nombreux abus, ses errements, mais surtout sa difficulté à reconnaître ses erreurs, qui ont été à l'origine de mon rejet du « tout scientifique » qui aveugle la médecine. Il ne s'agit pas pour autant de dénigrer le progrès considérable que la démarche scientifique a apporté à la pratique médicale, pas plus que nier l'importance de la rigueur qui accompagne cette démarche. Il est question d'interroger le piège unidirectionnel dans lequel elle s'est laissée prendre. L'obligation de moyens qu'elle s'est imposée, à défaut de pouvoir garantir de résultat, est ainsi directement impliquée dans l'inflation d'examens qui en ont considérablement augmenté le coût. Parallèlement, devant les suppressions récentes de budgets, un nombre incalculable de traitements sont relégués dans la nébuleuse du « confort du patient », c'est-à-dire le « non-vital », dans laquelle entrent aussi bien la rééducation postchirurgicale que certaines transfusions. L'incohérence des positions actuelles des médecins tient, pour une grande partie, à la contrainte qui leur est faite de « rendre des comptes ». Leur inconfort les fait se retrancher dans des débats qui ont davantage à voir avec une lutte de caste qu'avec les grands principes hippocratiques qui recouvraient jusque-là leur réticence à « rendre compte ». Je retiendrai aussi de la médecine une certaine arrogance qui enferme de nombreux praticiens dans l'impossibilité de dire leurs manques, faute de pouvoir les théoriser et d'oser assumer le non-savoir qui en découle. Rares ainsi (mais ils existent car j'en ai rencontré !) sont les médecins capables de partager leurs doutes, non seulement avec les patients mais également avec leurs collègues.

Comme la médecine, la psychanalyse s'appuie sur une investigation du symptôme dans le but d'explorer un dysfonctionnement. Contrairement à la médecine, la guérison n'entre pas dans les objectifs énoncés de la psychanalyse. Ses méthodes « consistent essentiellement dans la mise en évidence de la signification inconsciente des paroles, des actions, des productions imaginaires (rêves, fantasmes, délires) d'un sujet. Cette méthode se fonde principalement sur les libres associations du sujet qui sont le garant de la validité de l'interprétation » [1]. La psychanalyse se sert de l'appareil psychique du thérapeute, siège du contre-transfert, comme support à l'analyse et à la cure. La notion d'interprétation est probablement l'apport primordial de la psychanalyse à l'investigation clinique. La fréquentation du terme, tant par le détour herméneutique que par mes propres détours analytiques, m'a doublement incitée à la prudence. « La certitude qu'il existe dans les comportements au moins deux textes : celui que le sujet donne ou se donne dans l'immédiateté de sa conscience, et un texte, une sorte de discours inconscient qu'on nomme "fantasme de désir" » [2], induit à elle seule la nécessité d'une méthode appropriée d'analyse. C'est de ses règles du dialogue : « règles des libres associations pour l'analysé et règle de l'attention flottante pour l'analyste » [3] que j'ai tiré une bonne partie de mes propres « méthodes » de recherche. Faisant automa-

1. J. Laplanche, J.-B. Pontalis, *Vocabulaire de la psychanalyse* (1967), Paris, PUF, « Quadrige », 1997.
2. J. Laplanche, *Interpréter (avec) Freud*, p. 39.
3. *Op. cit.*, p. 39.

tiquement référence à l'implication de l'analyste dans la relation, sous la forme particulière du transfert ou du contre-transfert, c'est la méthode d'investigation « scientifique » la plus proche de mes préoccupations de praticien-chercheur. L'idée d'« une démarche originale de recherche inséparable de l'objet qu'elle découvre » colle, elle aussi, on ne peut mieux, à ma propre expérience de la recherche. Selon P.-L. Assoun : « depuis Freud, ce ne sont pas des réalités qui sont découvertes, ce sont plutôt des réalités qu'on croyait repérées qui sont problématisées... ». Comparant Freud à Champollion, « découvreur d'un monde de sens », « [...] il s'agit de quelque chose qui parle depuis longtemps (le texte des hiéroglyphes) ou depuis toujours (le texte psychosexuel) et dont quelqu'un a trouvé le code. Non pas "réalité" donc, mais "signifiant" ; qu'il ne s'agit pas de "découvrir" mais de voir tout simplement ». L'idée d'« une sorte de travail de rationalité qui récuse toute fétichisation de l'expérience brute comme du concept *a priori* » aboutit à cet « espace intermédiaire dans lequel il faut situer le mouvement de découvrement analytique » [1] qui pourrait matérialiser, pour peu qu'on extrapole un peu, ce trait d'union qui lierait le praticien au chercheur.

La psychanalyse a considérablement apporté à la médecine en la soulageant d'une grande part de sa culpabilité à ne pas guérir les malades, mais aussi en lui apportant des éclairages sur nombre de pathologies. La référence à la psychosomatique a fait long feu qui a souvent servi de cache-misère au désarroi des médecins devant les « résistances » des malades à leurs « inductions » thérapeutiques. Le recours au psychisme par les médecins sert principalement à remplir un vide et à permettre l'étiquetage de ce vide. Le vocabulaire psychanalytique s'est ainsi glissé dans les interstices de la médecine, comme d'ailleurs dans le langage courant, sans que les notions soient forcément très explicites ni *a fortiori* toujours très appropriées. Cette vulgarisation dessert son objet en le caricaturant, mais surtout contribue à produire un discours trompeur sur les pratiques. C'est ainsi que « l'inconscient » a bon dos en recouvrant tous les éléments qui dérangent pendant que des professionnels de l'écoute parlent à la place des autres...

De ma propre analyse j'ai appris à traiter avec l'inconscient, à écouter et réécouter ce qui ne me disait rien d'emblée, à entendre derrière les silences ou les mots, à reconnaître que je ne pouvais pas toujours tenir tous les bouts en même temps. J'ai surtout appris à accepter mon impuissance en même temps que j'admettais celle des autres, ce qui m'a familiarisée avec cette « attention particulière à l'autre » mais aussi aux « bizarreries » apparentes de certaines associations d'idées, qu'il me semble avoir développées dans le cadre

1. Paul-Laurent Assoun, « Les grandes découvertes de la psychanalyse », in *Histoire de la psychanalyse*, sous la dir. de R. Jaccard, Paris, Hachette (littérature générale), 1982, p. 137 à 147.

de la recherche. La particularité fondamentale de ma posture est que je suis tantôt dans l'une tantôt dans l'autre position (analyste et analysant), que je rejette l'idée d'être celui qui sait en face de celui qui ne sait pas et que la cure n'est pas mon objet direct. C'est aussi, comme peut en témoigner mon journal de recherche, mon analyse qui m'a appris à repérer mes implications, à travailler à partir d'elles sans me laisser enfermer par l'incontournable référence narcissique péjorative.

La médecine et la psychanalyse ont en commun de traiter avec la souffrance, le projet de la soulager. Dans chacune de ces disciplines, il y a celui qui sait face à l'autre qui ne sait pas et s'en remet au premier. La médecine tend à objectiver la souffrance, portée par les progrès scientifiques qui lui permettent de voir de mieux en mieux au travers du corps. La médecine est aveuglée par le secret espoir d'exterminer la nuit que matérialise la maladie comme la psychanalyse celle que recouvre l'inconscient. Elles dénient ainsi tout pouvoir à la personne qui s'adresse à elles, de donner elle-même un sens à sa maladie ou son malaise. Ainsi que l'affirmait le chirurgien qui m'a opérée de mon cancer du sein : « Otez-vous de la tête qu'il y ait une quelconque part de psychologie dans le cancer du sein »...

La posture de clinicien, selon Colette Chiland [1], exige un travail sur « soi comme instrument » qui en permet une maîtrise relative. Le travail sur soi que propose la médecine consiste dans une distanciation de soi qu'elle tient de la tradition scientifique. La psychanalyse, au contraire, s'appuie sur le transfert, support de la relation et sur un travail sur soi continu du thérapeute. L'ethnopsychiatrie a ouvert un autre espace en introduisant la référence culturelle dans l'investigation des troubles psychiques, et montré combien l'influence du chercheur se faisait sentir dans ses observations. C'est Georges Devereux qui insiste particulièrement sur les effets induits par le chercheur sur son « objet ». Ma posture de recherche lui doit beaucoup quand il énonce : « Une science du comportement authentique existera quand ceux qui la pratiquent se rendront compte qu'une science réaliste de l'humanité ne peut être créée que par les hommes qui sont le plus conscients de leur propre humanité, précisément lorsqu'ils la mettent le plus totalement à l'œuvre dans leur travail scientifique. » [2]

1. Colette Chiland *et al.*, *L'entretien clinique*, Paris, PUF, « Le psychologue », mai 1983.
2. G. Devereux, *op. cit.*, p. 21.

DE LA PRATIQUE DE RECHERCHE AU PARTAGE DES BÉNÉFICES

Le praticien-chercheur utilise l'observation directe par immersion, de même qu'il met son appareil psychique au service de la compréhension, de l'élaboration de son questionnement de recherche, de l'énoncé de ses hypothèses. Cependant, il ne se contente pas d'être un instrument, et son « rêve » de maîtrise s'échoue sur les berges d'un fleuve au débit continu. Il incarne un savoir vivant, en devenir et en interaction continuels. Le praticien-chercheur, par une fréquentation dialectisée de son milieu professionnel et de celui de la recherche, se transforme en même temps qu'il agit dans le but de la transformation d'autrui comme du milieu qu'ils partagent. Plus explicitement que son homologue chercheur de l'extérieur, il est porté par un désir d'agir sur le monde, à partir de son observation critique de situations vécues et partagées.

Travailler à partir des gens, avec les gens et sur les gens (dont il est...) inscrit le praticien-chercheur dans une dynamique où les interactions relationnelles s'ajoutent à ses propres relations avec le monde qu'il questionne. Il exerce son regard de fourmi auprès du lit de l'institution dont il cherche à comprendre les dysfonctionnements, les malaises, les symptômes au travers d'un ressenti partagé avec ses collègues. Il est investi d'une mission par sa propre décision, non seulement d'une mission de diagnostic, de compréhension, mais aussi parfois d'une mission de soin, de réparation.

« Maudit soit celui qui se juge libre de redéfinir selon ses propres termes la manière dont l'"autre" habite ce monde, quitte à le tolérer, voire à regretter l'innocence qu'il a lui-même perdue. Car l'innocence, alors, disqualifie l'autre, celui qui ne sait pas encore, celui qui n'a pas encore subi le grand partage... » [1]

Un des points essentiels de ma démarche est la volonté d'offrir à chacun des participants, actifs ou passifs, à cette recherche, le bénéfice d'un travail formateur à partir d'une réflexion sur soi dans sa pratique routinière. C'est à partir du « réel », de leurs situations quotidiennes, que je fais parler les infirmières sur leur pratique. Je leur donne la parole à partir de leurs actes afin de leur permettre de passer de la posture « d'objet de recherche » à celle de « sujet dans la recherche », à défaut de pouvoir encore partager avec elles ma situation de sujet « acteur de recherche ».

« Il suffit de dresser entre l'ensemble des pratiques scientifiques "objectives" et la question de savoir ce que l'homme peut savoir de lui-même, la barrière réputée infranchissable qui sépare l'objet du sujet. Une telle sépara-

1. Isabelle Stengers, *Pour en finir avec la tolérance*, *Cosmopolitiques*, tome 7, Paris, La Découverte, « Les empêcheurs de penser en rond », 1997, p. 16.

tion, ne nous y trompons pas, est en fait très coûteuse lorsqu'elle devient fondatrice, c'est-à-dire lorsqu'elle ne se borne pas à servir de référence à des déclarations visant à "protéger" le sujet, mais se propose en tant que point de départ d'un "autre type de savoir" qui s'adresserait à l'être humain en tant que sujet. »[1]

C'est en examinant les faits sur le terrain, en essayant de nous débarrasser des a priori, de repérer les jugements de valeur, d'observer le réel en le dégageant de nos mythes que je me propose d'étudier la profession. J'aimerais également, par cette recherche, sortir de la logique « évaluative » – de bon ou mauvais, de bien et de mal, de réussite ou d'échec – tellement prégnante dans l'institution de soins et qui nous maintient depuis si longtemps dans une justification à ne pas réfléchir au sens de nos actes. Nous sommes encouragés à penser en termes d'évaluation sans pouvoir explorer que l'apparemment bon peut être néfaste ainsi que l'apparemment mauvais se révéler positif à terme.

Le praticien-chercheur, contrairement au médecin, à l'analyste ou aux autres chercheurs, n'est pas celui qui sait face aux autres qui ne savent pas. Il est celui qui cherche à repérer le sens caché dans les actes qu'il partage avec les autres. Il diffère de ses pairs praticiens par sa décision de chercher dans ces actes le sens qui leur échappe, afin de le partager. Il se distingue également de ses pairs chercheurs par sa volonté de rester « dedans ». Le praticien-chercheur ne cherche ainsi pas le sens pour lui-même, mais pour la communauté dans laquelle il se maintient, ce qui l'oblige à rester dans la médiation. « Si nous prenons pour paradigme l'étude de l'homme par l'homme, nous devons accepter un fait significatif et en tirer parti : dans la dyade constituée par l'observation, les deux personnes sont capables de dire "et c'est cela que je perçois". Autant leur permettre de le faire avec pertinence ! »[2] C'est ce qui me conduira à produire dans le texte de longs extraits de certains entretiens quand la pertinence de leur analyse me paraît suffisamment éclairante.

L'OBJECTIVITÉ : UNE HYPERSUBJECTIVITÉ RECONNUE ET ASSUMÉE

C'est par ma démarche singulière, par mon expérience, que j'ai appris que la communication était d'autant plus aisée que le locuteur faisait état de son expérience sans pour autant (surtout !) chercher à la plaquer sur son interlocuteur. La méfiance à ainsi entendre l'autre exposer un point de vue personnel, surtout s'il nous dérange, peut s'endormir, laissant la place à une écoute active. L'interlocuteur peut alors se laisser aller à se reconnaître, se laisser toucher, ou au contraire se désolidariser du point de vue du locuteur

1. *Ibid.*, p. 19.
2. Devereux, *op. cit.*, p. 61.

sans que cela entame sa propre intégrité. « Faire usage de soi : c'est en examinant ma vie que je retrouve la vie des autres, c'est en partant de ma vie que j'entre en relation avec la vie des autres. En te parlant de moi, c'est aussi de toi que je te parle. »[1] L'expression de la subjectivité dans la recherche devrait favoriser une communication « bienveillante » en ce qu'elle permet de faire état de sa différence sans faire pour autant violence à l'autre. Cette « hypersubjectivité », explorée dans le cadre de ma recherche, vise à laisser voir tout ce que je peux percevoir de la construction de mes arguments, dans la définition de mes jugements et par là même dans les raisons de mes décisions. Partant du postulat que ce qui est présent au plus profond du singulier est ce qui a plus de chance d'accéder à l'universel, c'est par le « parler vrai » que je pense avoir le plus de chances d'amener mon interlocuteur à exprimer son authenticité.

C'est en contournant les résistances des infirmières à s'exprimer sur leur ressenti, souvent trop douloureux, que j'ai constaté l'« efficacité » dans la formation puis dans la recherche de ce que j'ai appelé l'« hypersubjectivité ». Ne pouvant accéder à une expression objective (dans son acception scientifique) de leurs sentiments, toute une gamme d'émotions est ainsi passée par la trappe, n'est pas communiquée. L'absence de formalisation de ce qui est vécu comme parasite l'empêche d'être raisonné et rend par conséquent peu probable son analyse. Dans mon activité de formatrice, j'ai ainsi parfois été amenée à relater une de mes expériences afin de décoincer une situation bloquée.

Prenons l'exemple de certaines postures de sécurité dans le travail qui exigent une très grande proximité avec le patient pour pouvoir le mobiliser en douceur. Très peu de soignants supportent une telle intimité physique. Soit ce contact les gêne pour des raisons de pudeur, soit il provoque de la répulsion, selon des critères propres à chacun (sexe, hygiène, culture). Encore moins nombreux, il va de soi, osent le dire. Cela se traduit par des difficultés d'exécution des gestes, des maladresses, des brutalités pour le patient, jusqu'à des accidents corporels pour les soignants dans le cadre du travail. J'ai d'autant mieux compris ces résistances que je pouvais m'identifier aux plus réticents, du temps de mon activité d'infirmière. Ma compréhension intime du dégoût allait m'amener, non seulement à le reconnaître dans les difficultés de certains à apprendre le geste, mais, l'exprimant comme problème personnel, à permettre aux stagiaires de le reconnaître à leur tour sans forcément avoir à l'exprimer. Cette acceptation par un formateur de sa « mêmeté » rendait subitement dicible un sentiment réputé antinomique avec la profession, fût-il partagé par la plupart. L'intérêt ne s'arrête évidemment pas là. Ayant pu nommer un des principaux écueils à la démarche de prévention, il est alors

1. Jacques Schlanger, *op. cit.*, p. 15.

plus aisé d'envisager, à partir de ces difficultés, des conditions qui soient plus favorables à sa réalisation.

Dans ma position de cadre infirmière, c'est cette prise en compte de la subjectivité des infirmières dans les conflits d'équipe qui m'a enseigné la modestie d'abord, puis la difficulté de parvenir à une « vérité » qui pourrait valoir pour tous. Débarrassée de cette illusion, j'ai compris que la situation la moins traumatisante pour les protagonistes était de pouvoir être entendus dans leur propre ressenti, même si la nécessité de résolution du conflit m'amenait à prendre une décision défavorable à l'un d'entre eux. Il ne s'agit pas de mettre tout sur le même plan, de réduire la soif de sens à une écoute empathique des bonnes et mauvaises raisons de chacun, mais d'entendre, autant que faire se peut, la complexité des situations, jamais réductibles à une seule raison. Il s'agit non seulement de le faire, mais aussi de le dire, formule inversée et pourtant identique dans son fondement à celle qui préside à ma posture de praticien-chercheur : faire ce que je dis. Dans l'exercice traditionnel du pouvoir, on assiste précisément à cette occultation permanente d'une subjectivité qui se fabrique une justification en soulignant l'un ou l'autre aspect, « objectif » de la question.

Dans ma démarche de recherche, l'hypersubjectivité se manifeste au travers de cette tentative de saisie d'un événement, à partir de mon implication et sa démonstration par son écriture à la première personne du singulier. M'obligeant ainsi à toujours me situer dans la démarche de connaissance liée à mon objet de recherche, cette insistance à traquer l'implication dans tous ses états m'a formée à la reconnaissance d'une subjectivité extrêmement prégnante dans toute activité humaine. Loin de constituer un obstacle à la connaissance, cette subjectivité assumée et reconnue se profile comme un accès inattendu à l'objectivité dans la rigueur de la démonstration de sa construction. Le concept d'objectivité est pris ici dans le sens de donner une représentation aussi fidèle que possible d'une situation, par la mise en évidence d'un ensemble d'indices qui forge l'idée qu'on se fait d'elle. « La nécessité d'une auto-analyse est devenue un point central dans mes idées, dans mon épistémologie, dans ma méthodologie : tout observateur doit s'observer lui-même dans son observation des choses. Toute connaissance devrait exposer ses conditions de production et ne peut échapper à sa part de subjectivité. »[1]

1. Edgar Morin, « Vivre et penser au quotidien », *Sciences humaines*, n° 62, juin 1996.

L'INTERSUBJECTIVITÉ COMME EXPÉRIENCE D'OBJECTIVATION

Dans le discours de mes interlocuteurs à partir de mes textes, le repérage et le questionnement des implications qui m'échappent produisent un sens supplémentaire. Ce travail sur certaines prises de position qui pourraient, du fait de l'aveuglement du chercheur sur ses propres cadres, manquer leur but, permet par ce dispositif d'envisager indéfiniment leur réajustement, voire leur reformulation.

Postulant que la profession infirmière recèle une multitude de valeurs refoulées et par conséquent non interrogées, ayant moi-même choisi une démarche de recherche non académique, l'intersubjectivité d'infirmières, également en recherche, m'apparaît comme un moyen irremplaçable de parvenir à certaines « vérités ». S'agissant du sens commun, des « allants-de-soi », il me paraît infiniment plus pertinent, pour les décrire, de les fouiller à partir de notre propre fréquentation au quotidien que de nous en éloigner. « Partir de soi » se substitue alors à « se défaire de soi » dans le souci constant de parvenir à une objectivation la plus large possible.

L'illusion d'une distanciation qui permettrait de revendiquer l'impartialité, le plus souvent confondue avec l'objectivité, est à l'origine de la négligence ayant induit une certaine vision de la recherche en erreur. S'il est vrai que le mythe échappe le plus souvent à ceux dans lesquels il se vit et se pense, c'est néanmoins au travers de sa connaissance intime de la culture qu'il partage avec ceux qu'il étudie et en se donnant une méthode d'exploration qui en fasse état, que le praticien-chercheur aura une chance d'en approcher un sens qui puisse être reconnu par les autres. Il s'agit de repérer la ligne arbitraire qui sépare l'intime du social, et de la signifier. Partant, la réappropriation de ce sens devient possible.

Cette intersubjectivité de praticiens-chercheurs autour des présupposés professionnels ne doit pas pour autant être confondue avec les lieux communs qui recouvrent davantage une adhésion inconsciente à l'idéologie dominante, et qui font apparemment consensus. Il s'agit de confronter des questionnements, des expériences, des ressentis, dans différentes situations professionnelles afin d'en repérer ce qui, trié du magma affectif individuel puis analysé, aboutit à une reconnaissance par le collectif. La disparité des conditions objectives de travail, la multiplicité des situations et des personnalités ne peuvent infirmer la réalité d'une communauté dans le malaise de cette profession. La difficulté de réalisation de soi, dans laquelle chaque infirmière peut se reconnaître à des degrés divers selon son environnement particulier, est la trace indélébile de cette réalité qui, pour être largement partagée, n'en est pas moins pour autant tout aussi largement occultée.

UNE INTERSUBJECTIVITÉ DIALOGIQUE

Le fonctionnement du groupe « démarche clinique » opère sur le praticien-chercheur que je suis des effets extrêmement importants pour la conduite de ce travail, tant pour son maintien en devenir que pour la mise en mémoire et en perspective collective de nombre de mes questionnements. Sa spécificité, par rapport à une démarche de type analytique, réside dans le fait que le groupe ne fonctionne pas en miroir, renvoyant seulement ce qui est interprété des images, mais comme suscitant la parole, l'augmentant de l'expérience de chacun des participants faisant à leur tour écho. Ce sont ces « échos faisant écho » qui constituent l'originalité de la « méthode ». Il s'agit d'éléments différents dont le fondement serait le même, ou devenu le même, création commune dans le but de repérer et nommer la sensation d'un vide que nous partageons dans la recherche en sciences humaines.

Les membres du groupe auraient du mal aujourd'hui à savoir qui a dit quoi, tellement chaque parole, même si elle est reconnaissable, est liée à d'autres paroles, elles-mêmes suscitées. C'est ce fondu qui donne la richesse de l'expérience, qui la rend unique, qui permet cette convivialité qui préside au « dialogisme ». Ce que je dis, repris par l'autre, est enrichi non seulement de la parole de cet autre mais me fait penser toujours plus loin, comme il fait penser chacun des autres. C'est comme un fleuve qui serait alimenté par des affluents, dont le débit en continu non seulement interdit de séparer les éléments qui le fondent mais qui, de plus, le cautionnent dans sa réalité propre. Nulle prise de pouvoir ne vient déranger cette construction d'un savoir non encore légitime, non soumis aux critères d'une légitimation par l'arbitraire d'une norme. C'est dans le rapport à la norme que s'évanouissent nombre de possibles laissés pour compte, qui pour persister, n'ont d'autre alternative que la confidentialité, voire la marginalité.

Les idées se mêlent, se fréquentent, se précisent devant l'incompréhension, se développent sous la pression contradictoire d'une interprétation différente. Pourtant, entendre toutes ces voix ne revient pas à les intégrer ni à les faire siennes, chacun garde et affirme sa particularité qui se nourrit du collectif en même temps qu'elle le nourrit. Il y a un cheminement commun mais nos routes restent différentes. Il nous est venu souvent à l'esprit que ce mode dialogique serait plutôt du côté du féminin, bien que deux hommes aient joué, et jouent encore, leur partition au même titre que les femmes.

Cette expérience fondatrice d'un mode dialogique de recherche se double d'une formation à l'écoute. En particulier, c'est en prenant conscience de ma propre surdité à ce que d'autres pouvaient entendre (et vice versa), que j'ai été amenée à ouvrir plus grand mes oreilles, à « aiguiser » mon entendement.

Je retrouve dans ces moments de travail partagés quelque chose de l'ordre de la nuit : dans cette pensée qui se laisse aller, dans ces rebondissements incessants entrecoupés de rires et de grignotages, ces séances ayant lieu à l'heure où les « honnêtes gens » dînent. Les enregistrements sont d'ailleurs parfois très perturbés par les sachets que l'on déchire, par le bruit des liquides qui coulent dans les gobelets de plastique, thé, cidre ou champagne... Autre référence à la nuit, celle de l'hôpital, où la pensée s'étire dans une apparente confusion entre la résistance au sommeil et l'abandon de la maîtrise.

Les retours par écrit permettent aux destinataires de repérer les enseignements tirés par celui qui écrit, de mieux comprendre les enjeux de chacun, de stimuler d'autres rebondissements à distance des séances. Mes enregistrements sont ainsi la base de mes retours, mémoire vive, accès illimité au terreau fertile de ces rencontres. Mes propres difficultés à alterner le travail à l'hôpital et le travail universitaire, paralysant souvent mes efforts solitaires, s'estompent aussitôt dans mes rencontres avec le groupe. Ce « dénouement » spectaculaire se fait d'ailleurs dès le déplacement (en voiture) me reconnectant automatiquement comme si aucune interruption n'avait eu lieu, comme un flux dont je n'aurai pas conscience mais dont la persistance est un des indices majeurs du processus enclenché. Ce renouvellement inattendu des effets du travail de groupe a ainsi joué un rôle non négligeable pour le maintien en perspective de ma propre démarche de recherche.

Le groupe joue secondairement un rôle de contrôle, exerce une vigilance face à une démarche mettant aussi évidemment la personne du chercheur à contribution. Cette mise en commun nous évite de nous perdre dans l'intériorisation, nous aveugler dans le retour sur soi, nous maintient toujours dans un lien « de soi aux autres ». C'est cette intersubjectivité attentive qui apparaît le meilleur garant d'un travail de type universitaire. La communauté de ce travail, la réalité de ce fleuve qui nous emporte, nous aident également à gérer la relation problématique avec la notion de scientificité. Ce rôle de caution joué par le groupe se substitue à la preuve à donner qui caractérise une démarche dite scientifique. C'est ainsi que nous visons davantage à accéder à certaines évidences qui s'imposeraient d'elles-mêmes, sans nier une partie de leur matériau, qu'à l'obtention de preuves, fussent-elles le seul moyen de parvenir à la légitimité officielle. Cette caution est alors un encouragement à poursuivre, une autorisation à produire, une autre sorte de légitimation...

Cette vigilance a également pour objet de regarder comment on s'y prend, mutuellement, de voir jusqu'où cet « état de grâce » de la démarche peut nous amener.

Reste à savoir, entre autres... ce qu'il en adviendra lorsqu'elle sortira de sa confidentialité... Comment communiquer à d'autres ce qui fait évidence pour nous dans cette démarche qui semble se créer dans sa permanence ?

Ce mode de pensée, autour de la notion de clinique, se rapproche de l'association libre dans la mise en commun d'échos faisant eux-mêmes résonance en chacun de nous. Les nombreuses références à la symbolique musicale : petite chanson, laisser vibrer les harmoniques en soi (Ruth), plusieurs instruments qui s'exprimeraient simultanément, improvisation collective, polyphonies, contretemps, etc., sont quelques-unes des similitudes fréquemment repérées. L'explicitation obligée, le développement de la pensée sous la « pression » amicale des autres, d'affinement en reformulation... libère petit à petit l'intuition du contrôle d'une rationalisation castratrice. Il me semble que ce positionnement sur la scène de la recherche ébauche une réponse en écho, déplacée en un autre registre, à cette préoccupation d'Isabelle Stengers : « Comment réussir à travailler ensemble là où l'événement ne se produit pas, là où les phénomènes continuent – et semblent entendre continuer à le faire – à parler à plusieurs voix. A se refuser à être réinventés en tant que témoins univoques, en tant qu'objets au sens kantien, c'est-à-dire au sens qui constitue entre le sujet savant et son objet une relation de jugement. »[1] Il s'agit bien, en effet, dans cette pratique d'une recherche à plusieurs voix, de se laisser gagner par la passion des autres pour le même objet sans pour autant jamais renoncer à son entrée particulière. C'est cette confrontation positive qui nous pousse à explorer ce qui n'est souvent d'emblée que vague intuition, résonance, avant d'être bricolé puis raisonné jusqu'au prochain écho qui poussera un peu plus loin ou nous mènera ailleurs. Je ferai mienne cette conviction de G. Bachelard : « Une intuition ne se prouve pas, elle s'expérimente. Et elle s'expérimente en multipliant ou même en modifiant les conditions de son usage. »[2] La mise en commun de nos intuitions, leur expérimentation dans une confrontation conviviale, nous a appris à repérer ce qui, dans les cheminements, pouvait nous être commun ou nous différencier. La plurivocité, débarrassée du conflit d'intérêts, peut alors s'orchestrer sans imposer de règle qui contraindrait à renoncer *a priori* aux disharmonies. Le consensus ne se fait ainsi pas sur ce qui fait preuve, ni sur une fermeture de « boîtes noires », mais sur ces indices, ces effets de vérité qui, malgré la diversité de nos champs d'observation, nous confondent et nous gagnent sans que nous l'ayons vu venir, ni surtout que nous l'ayons « fait » venir.

L'extrait qui suit d'une séance de travail du groupe « démarche clinique » montre ce « penser ensemble » qui caractérise une certaine approche de la notion d'objet de connaissance lorsque celui-ci a trait à l'humain dans l'homme. Cette intersubjectivité égalitaire, chacun s'autorisant à faire état de sa propre pensée quel que soit son statut dans le groupe (enseignant, ancien participant, nouvel arrivé, etc.), a eu pour effet de nous permettre d'explorer

1. Isabelle Stengers, *La volonté de faire science, op. cit.*, p. 36.
2. Gaston Bachelard, *L'intuition de l'instant* (1931), Paris, Stock, 1992, p. 8.

de nombreux thèmes. Cet exemple de dialogue donne à voir ce mode de penser à plusieurs voix, comment se déplie et se déploie la compréhension individuelle et mutuelle, comment s'organisent et se mêlent les couleurs d'une écoute sollicitante.

À PROPOS DE « L'ÉTHIQUE OU LA CONSCIENCE DU MAL »[1]

Décembre 96

... Anne P. S. : Je peux dire ce que j'ai senti plutôt que compris. Il est question de se laisser travailler par l'événement qui entre à un moment donné, d'où que cela vienne, de se laisser approcher par quelque chose qui est peut-être déjà là, qui fait écho, qui résonne. Tu ne peux le savoir que si tu acceptes d'être ouvert... je ne suis pas sûre que tu puisses être ouvert à n'importe quoi...

Josette : Comme tu ne sais pas à quoi tu es fermée !...

Arlette : C'est peut-être ça qui est difficile, c'est d'être ouvert...

Marie-France : Ou alors d'être vide... quand c'est vide ça peut être rempli, alors que quand tu es plein... (rires)...

Arlette : Je pense que quand il dit événement, c'est quelque chose qui rompt d'une certaine façon avec des habitudes intérieures dans lesquelles on fonctionne dans le quotidien, ce qui fait qu'on ne voit même pas ce qui se passe autour tellement on est pris par une espèce de machine qui emmène plus loin. C'est cet événement-là qui casse le... comment on pourrait dire... cette espèce de flux un peu... et à ce moment-là, il y a effectivement : est-ce que je m'y laisse... je... je suis traversée, j'en prends conscience, je laisse vibrer en moi... ou bien je fais semblant, que sais-je... je continue dans ce flot-là...

Marie-France : Et moi j'avais associé l'événement avec le détail...

Ruth : Ça peut être détail et pas détail... c'est quelque chose qui va dans le sens de la vie...

Josette : La surprise... et de l'éthique...

Ruth : L'éthique c'est dans le sens de la vie...

Anne : L'éthique c'est quelque chose d'ouvert...

Ruth : Ouvert dans le sens de la vie...

Anne P. S. : Je voulais dire ouvert, vivant et en devenir. Cette histoire d'événement, je pense qu'on le reconnaît... il y a une reconnaissance même si elle n'est pas... il y a re-connaissance parce qu'il y avait connaissance... il y avait quelque chose déjà là. En fait c'est aussi une espèce de confiance qu'on se fait à reconnaître les choses... à reconnaître cet événement. Pour moi, l'éthique c'est une disponibilité à soi et à l'autre, c'est-à-dire une ouverture à ce qui se passe entre soi et l'autre, ni à soi seulement, ni à l'autre seulement... c'est à cette inter-relation, interaction, c'est entre... Pour moi, c'est ça l'éthique, ce n'est jamais fini et ça ne peut jamais être fixé...

C'est même ce qui différencie l'éthique de la morale... dans le sens où la morale édicte des règles, même si elles bougent, même si elles évoluent... alors que l'éthique, s'il y a une règle c'est qu'il ne peut pas y avoir de règle.

Ruth : Oui mais l'éthique, c'est aussi ce qu'il appelle la fidélité à cet événement, à ce qui m'a touché tellement que je suis renversée... et je maintiens... Je me maintiens et ça demeure en vie le temps que ça dure...

1. A. Badiou, *op. cit.*

Marie-France : Tu n'oublies jamais ce que tu rencontres... si tu le recroises...

Ruth (s'adressant à Josette) : ... Face à ta réaction, j'ai envie de dire c'est important... je suis d'accord avec Anne. C'est présent tout le temps. Ceci dit, par ailleurs même si tu ne travailles pas spécialement l'éthique, tu dois t'interroger sur comment ça se passe dans la relation avec l'autre... même si ce mot est galvaudé, je préfère avoir une version à proposer dans la mesure où je peux jauger ce qui est juste, là où je me trouve... sans être obligée de prendre idéologiquement position... plutôt que d'être les mains vides...

Arlette : Si effectivement il y a résonance, ça implique aussi qu'on prenne position...

Ruth : C'est dans ce sens-là que l'événement c'est la résonance et la fidélité, c'est... mais qu'est-ce que cette résonance me fait... et est-ce que je peux être fidèle et juste avec cette résonance... en supposant qu'il y a un mouvement créatif avec cette résonance.

Marie-France : Même si c'est douloureux...

Ruth : C'est pas ça la question, c'est pas parce que c'est douloureux que c'est mauvais... Le concept d'événement, c'est pas les événements...

Michelle : Moi c'est marrant : pour qu'il y ait événement, pour que cet événement se maintienne, il faut qu'il soit entretenu, qu'on se l'approprie complètement... en fait... l'événement resterait s'il faisait réellement événement pour l'autre... à partir du moment où on ne continue pas à entretenir cette situation, il n'y a plus rien...

Anne P. S. : Plutôt que s'approprier, je préfère la notion de rester fidèle...

Michelle : T'as raison...

Ruth : Ça me semble plus juste de parler de fidélité, ça reste plus proche de Badiou...

Michelle : Du coup ça pose question non seulement dans le cadre d'une recherche mais aussi dans le cadre d'une pratique professionnelle...

Ruth : Il parle de l'amour de la militance, de toutes sortes de relations humaines, petites et grandes...

Michelle : Je pensais à la situation analytique, par rapport au fait d'entretenir quelque chose du passé, je ne pense pas au présent...

Arlette : Je ne sais pas si on peut dire ça par rapport à une situation analytique. Ce sont des événements de mémoire, mais c'est pas non plus ça la fidélité à l'événement, c'est comme les « rougeoiements de la mémoire » [1], ils ne sont pas non plus du même ordre que des souvenirs qui remontent à la surface en analyse, qu'on essaie de ramener. Il y a quelque chose qui intervient au-delà de soi dans l'événement dont il parle qui n'est pas uniquement une espèce de... où on puise en soi quelque chose et il y aurait eu événement. Là... je crois que c'est quelque chose qui interpelle dans la vie, qui est particulièrement intense et qui fait que ça...

Ruth : Intense pour nous, pas forcément intense en soi...

Arlette : Non pas intense en soi...

Michelle : Je crois que quand tu racontes quelque chose en analyse, c'est parce que ça a été intense à un moment, sinon c'est pas la peine de le raconter... mais en même temps c'est quelque chose de la mémoire... quand je disais entretenir l'événement dans ce cadre-là, c'est peut-être refuser de passer à autre chose...

Anne P. S. : Moi, je verrais beaucoup plus de l'actualité dans l'événement...

Arlette : Moi aussi, alors que là c'est du passé...

Ruth : Mais si on réactualise le passé ? Si un élément du passé me fait choc aujourd'hui...

Anne P. S. : Il y a quelque chose d'extérieur à soi, me semble-t-il... il y a quelque chose qui parle à soi, mais je ne le vois pas dedans seulement...

Ruth : Pas seulement...

Marie-France : Ça ne raconte pas soi... ne nous raconte pas...

1. Arlette fait référence à Fiona Mackie...

Anne P. S. : Non.
Arlette : C'est pour ça, parce que à ce moment-là, il n'est plus événement, il fait partie du magma... je ne sais pas de quoi mais...
Ruth : Cela correspond à un noyau en soi qu'on ne connaît pas, qui est le moyeu de la roue...
Anne P. S. : C'est peut-être ce qui rend possible qu'on soit touchable...
Marie-France : Si on est plein, l'autre ne peut pas s'inscrire...
Ruth : C'est pareil pour la résonance, s'il n'y a pas de place ça ne vibre pas...
Marie-France : Ça rejoint une expérience mystique décrite par (Brossard ?), ça a été possible parce qu'il était vide à ce moment-là.
Arlette : Quand même c'est compliqué aussi, en même temps. Quand on disait tout à l'heure qu'il y a une espèce de volonté qu'il y ait de la place... pas une intention non plus, c'est pas un vide creux, c'est un vide qui est habité de cette réceptivité qu'elle a déjà du désir en soi, dans ce vide où quelque chose peut s'inscrire... sinon ça donne ce vide... c'est pas un vide habité.
Marie-France : Tu mets du désir... du désir qui permet de... qu'est-ce qu'il y a dedans pour qu'il soit habité ?
Ruth : C'est aussi une question de confiance dans le mouvement de la vie...
Anne P. S. : Je voudrais reparler de la confiance qu'on s'accorde, une certaine confiance sur ce qu'on est capable de reconnaître que cet événement, c'est bien ça, c'est bien là que ça se passe, ce n'est pas n'importe quel événement. Est-ce-que je me fais confiance pour aller dedans...

Cette retranscription d'une réunion enregistrée a été jugée par les infirmières qui l'ont lue, comme extrêmement « intellectuelle » et difficile à intégrer dans leur propre problématique. Outre le fait qu'il soit difficile pour qui que ce soit, étranger à la situation de pénétrer dans un tel dialogue, cette remarque m'a permis de vérifier le manque d'expérience des infirmières à explorer ces registres de la pensée, bien que frontaliers avec leur pratique. La difficulté de partager avec d'autres ce qui relève d'une expérience continue et formatrice d'un groupe de personnes n'en est pas moins un indice que la nuit est là pour fermer certaines frontières. Leurs remarques confirment la nécessité de la création d'un espace de pensée qui permette aux infirmières de sortir de la simple logique de résolutions de problèmes dans laquelle elles ont été formées et enfermées.

C'est ainsi également qu'il paraît indispensable qu'elles puissent sortir de leur milieu, rencontrer d'autres professionnels, d'autres univers, tant leur formation, puis leur difficile exercice, les ont coupées du reste de la société. C'est en sciences de l'éducation que j'ai compris, face aux similitudes avec d'autres parcours, comment l'institution, en général, maintient le couvercle sur ses dysfonctionnements. C'est en reconnaissant certains aspects de ma propre problématique dans le parcours des enseignants ou des travailleurs sociaux, que j'ai été éclairée sur les enjeux de pouvoir qui président au désordre. C'est également en rencontrant les autres, dans une perspective de recherche, que l'on peut être amené à interroger ses propres valeurs, ses propres convictions. La pensée unique en vigueur dans le monde infirmier ne peut permettre de débat, ne laisse pas la porte ouverte à la pensée. En sortir (ponctuellement !) permet de revenir avec d'autres arguments, une autre vision, d'élargir son espace de création, de bousculer le vieux monde poussiéreux verrouillé par la hiérarchie hospitalière.

Mais ceci est un autre volet.

UNE MÉTHODOLOGIE DE RECHERCHE SPÉCIFIQUE

Le praticien-chercheur, confronté à sa réalité, a pour premier écueil à surmonter l'invention de méthodes de recherche qui lui permettent de tenir ses engagements de rigueur. Ces méthodes doivent favoriser l'articulation croisée des divers questionnements, donner une trame à l'écriture de son expérience à l'origine et au cours de sa recherche et poser les termes de sa confrontation aux dires de ses interlocuteurs.

Ultraconsciente de la subjectivité inhérente à ma posture, il s'agit de trouver le moyen de rendre acceptable ce regard constitutif de ma théorisation, en tant qu'acteur, auteur et praticien-chercheur. La plus grande difficulté est de faire cohabiter plusieurs mouvements simultanés et parfois contradictoires, la « neutralité bienveillante » de rigueur résistant mal à la mobilisation de l'identification indicatrice de ses implications. Le repérage de ses projections, la maîtrise du contre-transfert, sans perdre de vue ni le sujet en face ni son objet de recherche, sans oublier la communication d'inconscient à inconscient qui assure la liaison de tous ces éléments, donnent quelques fils à retordre au praticien-chercheur. Si « l'originalité de la formation – à l'entretien clinique – vient du travail sur soi que doit avoir effectué le praticien pour acquérir une certaine maîtrise de soi comme instrument »[1], on prend la mesure des difficultés qui guettent le praticien-chercheur. Car, « ce que le clinicien met au service d'autrui c'est, selon le terme qu'on voudra employer, son appareil psychique, sa psyché, son fonctionnement mental, sa capacité à ressentir, de comprendre et d'élaborer. Si c'est un savoir, c'est un savoir vivant, incarné, où il paie de sa personne ».[2] Les difficultés sont en effet multipliées pour le praticien-chercheur, puisque, à la problématique de l'entretien, par exemple, dont chacun s'accorde à souligner les risques, les erreurs, les échecs, s'ajoute la problématique professionnelle sur laquelle il cherche. Cette situation particulière l'oblige à mettre en œuvre ce qu'il peut de sécurités afin de faciliter la production de données tout en permettant la décontamination de son propre matériau anxiogène. Emboîtant le pas à

1. C. Chiland, *op. cit.*, p. 16.
2. *Ibid.*, p. 16-17.

P. Bourdieu, « il me paraît indispensable d'essayer d'expliciter les intentions et les principes des procédures que nous avons mises en œuvre dans la recherche... Le lecteur pourra ainsi reproduire dans la lecture des textes le travail de construction et de compréhension dont ils sont le produit... Le rêve positiviste d'une parfaite innocence épistémologique masque en effet que la différence n'est pas entre la science qui opère une construction et celle qui ne le fait pas, mais entre celle qui le fait sans le savoir et celle qui, le sachant, s'efforce de connaître et de maîtriser aussi complètement que possible ses actes, inévitables, de construction et les effets qu'ils produisent tout aussi inévitablement »[1]. Outre que P. Bourdieu n'interroge pas sa propre implication dans ses recherches, je pourrais sans difficulté me couler dans cet énoncé. J'y mettrai cependant un bémol concernant cette référence à la science et à ce qui m'apparaît une illusion de maîtrise. On pourrait en effet penser qu'il suffirait de montrer l'échafaudage pour que tout un chacun puisse accéder aux secrets de la construction, aux subtilités de l'architecture. C'est faire l'économie de l'inconscient, c'est poursuivre le fantasme de clarté qui aveugle si souvent la recherche et le chercheur, c'est éliminer la nuit en prétendant l'éclairer.

C'est cependant un premier pas vers la quête d'une objectivation qui ne cherche pas à réduire les faits pour mieux les saisir.

VI - LA RÉVOLUTION PAR LA RECHERCHE

Les infirmières acquièrent des savoirs à partir de la souffrance qui, à défaut d'être matérialisables et quantifiables, sont occultés par une institution de soin prisonnière d'une société marchande qui pourtant les exige au travers d'une « évaluation » par ses cadres, totalement subjective. Cette subjectivité, non reconnue et par conséquent impensée comme telle, perd ainsi toute chance d'être crédibilisée, alimentant un sentiment de frustration, voire d'injustice qui pousse les soignants dans un repli qui confine à l'irresponsabilité. On voit par conséquent cette masse d'individus, assumant paradoxalement de lourdes responsabilités face aux malades, incapables de se mobiliser autour de ce que chaque soignant connaît intimement : l'occultation de pans entiers de sa profession, de ce fait inestimables.

La perte de sens qui résulte de cette non-reconnaissance enferme les soignants dans un univers auquel ils sont aliénés, reproduisant indéfiniment les liens qui les contraignent. Le métier d'infirmière porte en lui les germes d'un engagement qui ne saurait être différé. L'exigence de la relation de soin

1. Pierre Bourdieu, *La misère du monde. Libre examen*, Paris, Le Seuil, p. 906.

oblige ainsi chaque soignant à « déborder » le cadre prescrit s'il veut tirer satisfaction de son exercice. Il apparaît cependant que le poids institutionnel compromet l'estime de soi qui a besoin d'un minimum de liberté pour se construire.

L'institution de soin est gravement malade, les différentes solutions n'auront aucun effet tant que les infirmières ne décideront pas de renoncer aux chaînes, aussi contraignantes que rassurantes, qui les lient à un univers médical qui les a toujours asservies. Les médecins de demain doivent devenir les partenaires dont les infirmières ont besoin afin de construire et défendre un système de soins avec les citoyens, qui soit celui dont notre société a besoin. Il faut pour cela mesurer dans la « transparence », et par conséquent débattre largement, des enjeux culturels, sanitaires, sociaux et politiques. La marchandisation de la santé à l'œuvre n'a de sens que pour ceux qui en tirent profit, ce qui n'est pas le cas des patients ni de la plupart des soignants.

Les infirmières se trouvent dans une position stratégique qui leur permettrait d'aider leurs concitoyens à prendre conscience du piège qu'a tissé, avec l'assentiment inconscient d'une majorité particulièrement silencieuse, un système de soins basé uniquement sur le profit. La définition d'une qualité des soins qui ne se décline pas seulement dans la quantité doit émerger d'une réflexion de l'ensemble des utilisateurs du système, c'est-à-dire nous tous, afin que chacun puisse mesurer l'étendue de la question de son propre point de vue. L'accès aux soins pour tous étant une affaire quasiment réglée en France, il nous reste à définir ce que doivent contenir les « paniers de soins » que notre société marchande nous convie à consommer.

La nuit produit chez les infirmières qui la vivent une sensation de liberté qui résulte du sommeil des règles institutionnelles ainsi que de la médecine qui sont de ce fait beaucoup moins contraignantes. Partant de mon observation d'un certain épanouissement exprimé par les soignants de nuit malgré les raisons « objectives » de moindre satisfaction professionnelle, j'ai pu m'apercevoir que l'univers des infirmières était une sorte de réduction de la société, et que ce qui se révélait sous la dialectique jour-nuit n'était qu'un des aspects d'une problématique générale particulièrement actuelle : le conflit subjectivité/objectivité qui sévit dans l'institution du savoir et, par ricochet, dans la société tout entière.

La révolution culturelle est à portée de voix des infirmières. La décision de sortir du silence est la première condition du changement dont cette profession a besoin, non seulement pour survivre ; mais surtout pour enfin s'épanouir et se construire dans ses propres valeurs. Les solutions sont aussi nombreuses que les obstacles devant lesquels nous piétinons depuis l'aube de la professionnalisation et il est probable que nous soyons aujourd'hui dans la meilleure des perspectives du fait de l'aggravation soudaine et insupportable des conditions du soin.

Il est indispensable que l'institution consacre du temps à la formation continue des soignants, médecins y compris, et surtout à leur réflexion en commun autour de l'éthique, des enjeux de santé et des nécessités qu'induit la maladie, autant que de les aider à métaboliser toutes ces impressions et émotions que mobilise en chacun d'eux un tel métier. Les soignants ont besoin d'être accompagnés dans cet exercice par différents professionnels (y compris autres que soignants) extérieurs au service proprement dit, à l'hôpital ou au secteur. Ils ont besoin de sortir de leurs ghettos, d'aborder d'autres horizons moins confinés, de s'exprimer dans un espace où leur parole ne risque pas d'être reprise contre eux, de lieux où ils pourraient en toute quiétude exposer leurs difficultés et leurs questions, évoquer leurs peines et leurs joies sans la crainte d'être « évalués » et jugés. Ils ont également besoin d'apprendre à élaborer des projets qui reflètent leurs véritables préoccupations voire qui reconnaissent leurs conflits de valeurs. Nous avons tous intérêt à ces débats, à accepter que toutes les voix trouvent écho, à oser mettre sur la table les bonnes et mauvaises raisons qui nous gouvernent. Ces lieux sont à imaginer, à construire et à défendre comme lieux de réhabilitation d'une profession en grand danger, mais aussi comme un formidable défi, une lueur d'espoir, d'ouverture et de création pour des personnes depuis si longtemps condamnées au silence.

Il faudra pour cela créer des postes, non pas de spécialistes de l'éthique, mais de soignants au lit du malade ainsi que de médecins. Il s'agit d'augmenter les effectifs afin de donner du temps aux acteurs pour penser ensemble les critères qui leur permettraient de concevoir une qualité des soins qui ne laisse pas l'essentiel sur le bord du chemin. Et pourquoi pas se laisser rêver à l'utopie d'un espace de soin qui non seulement constituerait un lieu de repli pour les membres de la société mais qui puisse également devenir un lieu de résistance, de réhabilitation de la parole et de la souffrance... et pourquoi pas de base offensive ? Un espace proposé par les infirmières, pensé par elles, assumé par elles, défendu par elles ? Un autre monde en quelque sorte...

La science part du fini, elle ne soucie pas du processus. Elle exige de ses serviteurs qu'ils rompent avec le sens commun, qu'ils se distancient de leur objet de recherche. La science pratique le découpage afin de parvenir à une vérité reproductible qui n'est plus alors accessible qu'aux spécialistes. Les sciences humaines se sont fourvoyées dans le sillage de la science, portées par la même utopie d'une connaissance de l'objet qu'elles puissent léguer à l'universalité. Le pouvoir et le savoir, trop souvent confondus, se verrouillent mutuellement obligeant toute tentative de rupture avec les dogmatismes à un militantisme dont bien peu de nos concitoyens ont le « courage ». C'est la meilleure garantie de conservation d'un pouvoir que confère le savoir.

L'hypersubjectivité est un mode d'observation qui permet de travailler à partir de l'abord subjectif d'un événement afin d'accéder à une vérité qui conserve ensemble les données d'une situation perçues par la personne particulière du chercheur, qu'il s'agisse de la recherche en sciences humaines ou des pratiques soignantes. Pas plus que l'objectivisme, elle ne garantit une vérité qui vaudrait pour tous. Elle présente cependant le double avantage de ne pas séparer les faits de leur interprétation, données dont l'interdépendance produit un sens inestimable en l'état de nos connaissances, et permet de prendre en compte l'effet induit par le chercheur sur le résultat de sa recherche.

Partant d'une posture de recherche d'emblée dialectique, il s'agit de trouver les termes d'un dialogisme plus propice à recouvrir cet entre-deux que constitue le trait d'union unissant le praticien au chercheur, qui n'est lui-même qu'une matérialisation d'un autre entre-deux, celui qui sépare le sens commun d'un sens qui se conquiert dans la distance. C'est dans l'observation du processus que l'essentiel de ce travail peut se faire, la posture particulière de recherche obligeant à une construction de méthodes adaptées. C'est dans le refus de la « rupture épistémologique » que prend sens la posture de praticien-chercheur, rompant ainsi avec une idée force de la philosophie. Inventant son espace de recherche à mesure de l'avancée de sa réflexion, le praticien-chercheur qui travaille à partir de son implication doit donner à voir son cheminement afin que d'autres puissent s'y repérer, le critiquer, voire lui emboîter le pas. Il ne cherche ainsi pas seulement pour lui-même mais également pour ses pairs, il cherche à partager le savoir, ce qui l'oblige à poser le problème du pouvoir.

Enfin, travaillant à partir de sa propre vision du monde, il est amené à considérer les problèmes du côté de l'éthique et du politique, s'inscrivant inévitablement dans une démarche militante. S'exprimant en son nom, il installe la recherche sur un nouveau socle, qui lui-même se construit dans un dialogisme entre praticien et chercheur, entre praticien-chercheur et collègues de travail, entre praticien-chercheur et institutions de la recherche comme, pour ce qui me concerne, de la santé.

Portée par mes valeurs, formée par la nuit, ayant appris d'elle l'essentiel de ce qui constitue ma connaissance, je postule que la recherche en sciences humaines tout comme la profession infirmière trouveront le chemin de la légitimité à condition d'accepter de traiter avec la nuit qui les baigne. Parler sans rien occulter de ce qui nous affecte, afin de partager au plus près des savoirs individuels, exige un espace que peuvent initier les praticiens tentés par la recherche. Comme pour la profession infirmière, le changement doit se faire d'abord en chacun de nous.

Refusant de parler au nom des infirmières, c'est en usant de la première personne du singulier que j'ai tenté d'ouvrir quelques chemins. Il est ainsi clairement espéré que d'aucunes (et d'aucuns) seront tentés par l'aventure, auront envie de croiser leurs pas avec les miens, le cheminement étant le seul moyen de se déplacer dans la connaissance sans se couper des situations qui la produisent.

J'ai le sentiment, au moment de décider de la fin de ce travail, d'être enfin arrivée au bon endroit... pour partir dans une restauration de la profession infirmière. L'ampleur de la tâche, m'apparaissant particulièrement grande aujourd'hui, justifie à elle seule ce plaidoyer pour une forme de recherche qui soit une création collective, qui permette à l'ensemble d'une profession, que je continue à aimer au travers des infirmières, de travailler enfin à lui donner la place qu'elle mérite dans la société.

Ceci demande une énergie que les soignants savent consacrer aux autres, il leur reste à apprendre à l'exiger pour eux-mêmes... d'eux-mêmes.

Bibliographie

ALBERONI, Francesco, *Le choc amoureux*, Paris, Ramsay, 1981.

AMBROSELLI Claire, *Le comité d'éthique*, Paris, PUF, « Que sais-je ? », n° 2544, 1990.

AMBROSELLI Claire, *L'éthique médicale*, Paris, PUF, « Que sais-je ? », n° 2422, 1988.

ARDOINO Jacques, *L'implication*, décembre 1991, p. 1 à 5.

ARENDT Hannah, *La vie de l'esprit, 1 la pensée*, 4e édition, Paris, PUF, 1996.

ARIÈS Philippe, *L'homme devant la mort*, Paris, Le Seuil, 1977.

ASSOUN Paul-Laurent, sous la direction de R. Jaccard, *Les grandes découvertes de la psychanalyse*, Paris, Hachette, p. 137 à 147.

BACHELARD Gaston, *L'intuition de l'instant*, Paris, Stock, 1931, 1992.

BACHELARD Gaston, *Le droit de rêver*, Paris, PUF, 1970, 1993.

BADIOU Alain, *L'éthique. Essai sur la conscience du mal*, Paris, Hatier, « Optiques philosophie », 1993.

BALINT Mickaël, *Le médecin, son malade et la maladie*, Paris, PUF, 1960.

BAREL Yves, *Le paradoxe et le système. Essai sur le fantastique social*, Grenoble, PUG, 1989.

BATAILLE Georges, *L'expérience intérieure*, Paris, Gallimard (1954), 2D, 1997.

BEAUD Michel, *L'art de la thèse*, Paris, La Découverte, 1991.

BELLET Maurice, *L'écoute*, Paris, Desclée de Brouwer, 1989.

BLANCHET Alain et GOTTMAN Anne, *L'enquête et ses méthodes : l'entretien*, Paris, Nathan, 1993.

BLANCHOT Maurice, *L'espace littéraire*, Paris, Gallimard (1955), éd. 1998.

BLANCHOT Maurice, *Celui qui ne m'accompagnait pas*, Paris, Gallimard (1953), éd. 1996.

BLIN Thierry, *Phénoménologie et sociologie compréhensive*, Paris, L'Harmattan, 1995.

BOUMARD Patrick, *Les savants de l'intérieur*, Paris, Armand Colin, 1989.

BOURDIEU Pierre, *La misère du monde*, Paris, Le Seuil, 1993.

BRAUNSCHWEIG D., FAIN M., *La nuit, le jour. Essai psychanalytique sur le fonctionnement mental*, Paris, PUF, 1975.

BRUCKNER Pascal, *La tentation de l'innocence*, Paris, Grasset, 1995.

BUREAU Luc, *Géographie de la nuit*, Québec, L'Hexagone, 1997.

CANGUILLEM Georges, *Le normal et le pathologique*, Paris, PUF, 1993.

CARPENTIER Jean, *Thèses sur l'art médical*, Paris, Éditions du Losange, 1997.

CARPENTIER Jean, *La toxicomanie à l'héroïne en médecine générale*, Paris, Ellipses, 1994.

CASSOU Bernard et SCHIFF Michel, *Qui décide de notre santé ? Le citoyen face aux experts*, Paris, Syros, 1998.

CECCATTI René de, *L'accompagnement*, Paris, Gallimard, 1994.
CERTEAU Michel de, *L'invention du quotidien*, tome 1, *Arts de faire*, Paris, UGE 10/18, 1980.
CHAR René, *La nuit talismanique*, Skira, « Les sentiers de la création », Paris, Flammarion, 1972.
CHARLES Geneviève, *Quel avenir pour l'infirmière française*, Paris, Le Centurion, 1981.
CHILAND Colette (sous la direction de), *L'entretien clinique*, Paris, PUF, 1983.
COLLIÈRE Marie-Françoise, *Promouvoir la vie*, Paris, Inter Éditions, 1982.
COSNIER Jacques, *Psychologie des émotions et des sentiments*, Paris, Retz, 1994.
COSNIER *et al.*, *Soins et communication. Approches interactionnistes des relations de soins*, Lyon, PUL, 1993.
CLOT Yves, *Le travail sans l'homme ?*, Paris, La Découverte, 1995.
COULON Alain, *L'école de Chicago*, Paris, PUF, « Que sais-je ? », n° 2639, 1991.
COULON Alain, *L'ethnométhodologie*, Paris, PUF, « Que sais-je ? », n° 2393, 1987.
CRAPUCHET Simone, *Protestantisme et écoles de soins infirmiers*, Montpellier, Les Presses du Languedoc, 1996.
DANOU Gérard, *Le corps souffrant*, Paris, Champ Vallon, 1994.
DEJOURS Christophe, *Travail usure mentale. De la psychopathologie à la psychodynamique du travail*, Paris, Bayard Éditions, 1993.
DEJOURS Christophe, *Souffrance en France, la banalisation de l'injustice sociale*, Paris, Le Seuil, 1998.
DELEUZE Gilles, *Spinoza. Philosophie pratique*, Paris, Les Éditions de Minuit, 1981.
DELFENDAHL Bernard, *Le clair et l'obscur. Critique de l'anthropologie savante, défense de l'anthropologie amateur*, Paris, Anthropos, 1973.
DERRIDA Jacques, *Mémoires d'aveugle. L'autoportrait et autres ruines*, Paris, Réunion des musées nationaux, 1990.
DEVEREUX Georges, *De l'angoisse à la méthode dans les sciences du comportement* (1967), Paris, Flammarion, 1980.
DEVEREUX Georges, *Essais d'ethnopsychiatrie générale*, Paris, Gallimard, 1977.
DINECHIN Blandine de, *Pedro Meca Zuazu. La vie de la nuit*, Paris, Les Éditions du Cerf, 1989.
DUPONT Pascal, *Vous avez remarqué ? Les nuits sont de plus en plus courtes*, Paris, Hachette, 1979.
DURAND Gilbert, *Sciences de l'homme et tradition. « Le nouvel esprit anthropologique »*, Paris, Albin Michel (1979), éd. 1996.
DURAND Gilbert, *Les structures anthropologiques de l'imaginaire*, Paris, Dunod, 1969.
ERNEAUX Annie, *La place*, Paris, Gallimard, 1983.
ERNEAUX Annie, *La honte*, Paris, Gallimard, 1997.
ERNEAUX Annie, *Je ne suis pas sortie de ma nuit*, Paris, Gallimard, 1997.
ETCHEGOYEN Alain, *La vraie morale se moque de la morale. Être responsable*, Paris, Le Seuil, 1999.
FAVRET-SAADA Jeanne, *Les mots, la mort, les sorts*, Paris, Gallimard, 1977.
FAVRET-SAADA Jeanne et CONTRERAS Josée, *Corps pour corps*, Paris, Gallimard, 1981.
FELDMAN J. *et al.*, *Éthique, épistémologie et sciences de l'homme*, Paris, L'Harmattan, 1996.
FLUCHAIRE Pierre, *La révolution du sommeil*, Paris, Robert Laffont, 1984.
FORRESTER Viviane, *L'horreur économique*, Paris, Fayard, 1996.
FOX KELLER Evelyn, *L'intuition du vivant. La vie et l'œuvre de Barbara Mc Clintock*, Paris, Tiercé Sciences, 1988.

FREUD Sigmund, *Introduction à la psychanalyse*, Paris, Payot, 1982.

FREUD Sigmund, *L'interprétation des rêves*, Paris, PUF (1929), éd. 1993.

GAUQUELIN Anne, *La ville la nuit*, Paris, PUF, 1977.

GOFFMAN Erving, *Asiles. Études sur la condition des malades mentaux*, Paris, Les Éditions de Minuit, 1968.

GOMBROWICZ Witold, *Cours de philosophie en six heures un quart*, Paris, Rivages poche, 1995.

GOMBROWICZ Witold, *Cahiers de l'Herne*, n° 14, Paris, Éditions de l'Herne, 1969.

GOMBROWICZ Witold, *Ferdydurke*, Paris, Christian Bourgois, 1973.

GOMBROWICZ Witold, *La pornographie*, Paris, René Julliard, 1962.

GORZ André, *Le traître*, Paris, Le Seuil, 1958.

GORZ André, *Métamorphoses du travail, quête du sens*, Paris, Galilée, 1988.

GRODDECK Georg, *Le livre du ça.*

GUIGOU Jacques et WAJNSZTEJN Jacques, *La valeur sans le travail*, Paris, L'Harmattan, 1999.

ILLICH Ivan, *Némésis médicale. L'expropriation de la santé*, Paris, Le Seuil, 1975.

KNIBIEHLER Yvonne, *Cornettes et blouses blanches*, Paris, Hachette, 1984.

KOHN Ruth Canter, *Les enjeux de l'observation*, Paris, PUF, 1982.

KOHN Ruth Canter, *Démarche clinique et pensée paradoxale en sciences de l'éducation*, dossier en vue d'une habilitation à diriger les recherches, Université Paris VIII, janvier 1992.

KOHN Ruth Canter et NÈGRE Pierre, *Les voies de l'observation*, Paris, Nathan, 1991.

KOHN Ruth Canter, « La recherche par les praticiens : l'implication comme mode de production de connaissances », *Bulletin de psychologie*, XXXIX, 377, 1985, 817-826.

LAING Ronald D., *Nœuds*, Paris, Stock, 1978.

LAPASSADE Georges, *L'entrée dans la vie*, Paris, Les Éditions de Minuit, 1963.

LAPASSADE Georges, *Les états modifiés de conscience*, Paris, PUF, 1987.

LAPLANCHE J., PONTALIS J.-B., *Vocabulaire de la psychanalyse*, Paris, PUF (1967), 1997.

LAPLANTINE François, *L'ethnopsychiatrie*, Paris, PUF, « Que sais-je ? », n° 2384, 1988.

LEFEBVRE Henri, *Qu'est-ce que penser ?*, Paris, Publisud, 1985.

LEGENDRE Pierre, *L'amour du censeur, essai sur l'ordre dogmatique*, Paris, Le Seuil, 1974.

LÉVINAS Emmanuel, *Entre nous. Essais sur le penser-à-l'autre*, Paris, Grasset, 1991.

LÉVINAS Emmanuel, *Éthique et Infini*, Paris, Fayard, 1992.

LOURAU René, *Actes manqués de la recherche*, Paris, PUF, 1994.

LOURAU René, *L'analyse institutionnelle*, Paris, Les Éditions de Minuit, 1970.

LOURAU René, *Le journal de recherche*, Paris, Méridiens Klincksieck, 1988.

LOURAU René, *Implication Transduction*, Paris, Anthropos, 1997.

LOURAU René, *Le lapsus des intellectuels*, Paris, Privat, 1981.

MACKIE Fiona, *The status of everyday life. A sociological excavation of the prevailing framework of perception*, Londres, Routledge & Kegan Paul, 1985.

MICHAUX Henri, *La nuit remue*, Paris, Gallimard, « Poésie » (1967), éd. 1991.

MORDACQ B., *Pourquoi des infirmières*, Paris, Éditions du Centurion, 1972.

MORIN Edgar, *Mes démons*, Paris, Stock, 1994.

MORIN Edgar, *La Méthode. La connaissance de la connaisance*, Paris, Le Seuil, 1986.

MORIN Edgar, *La tête bien faite. Repenser la réforme, réformer la pensée*, Paris, Le Seuil, 1999.

MUCCHIELLI Alex, « Soigner l'hôpital », *Sciences humaines*, n° 44, novembre 1994.

NICOLAS-LE STRAT Pascal, *L'implication, une nouvelle base de l'intervention sociale*, Paris, L'Harmattan, 1996.

NIETZSCHE, *Ainsi parlait Zarathoustra*, Paris, UGE 10/18, 1958.
NIETZSCHE, *Ecce Homo*,
NIETZSCHE, *Généalogie de la morale*, Paris, UGE 10/18, 1974.
NOVALIS, *Les disciples à Saïs, Hymnes à la nuit, Chants religieux*, Paris, Gallimard, 1975.
PAGES *et al.*, *L'emprise de l'organisation*, Paris, PUF (1979), éd. remise à jour, 1992.
PINEAU Gaston, LEGRAND Jean-Louis, *Les histoires de vie*, Paris, PUF, « Que sais-je ? », n° 2760, 1993.
PINEAU Gaston, *Temps et contretemps en formation permanente*, Paris, Éditions universitaires, 1986.
PERRAUT SOLIVERES Anne, sous la direction de Jean Carpentier et Caroline Mangin-Lazarus, *Retrouver la médecine*, Paris, Les Empêcheurs de penser en rond, 1996.
PERRAUT SOLIVERES Anne, sous la direction de J. Feldman et R.C. Kohn, « Contradictions éthiques du praticien-chercheur », *L'éthique dans la pratique des sciences humaines : dilemmes*, p. 79-95, Paris, L'Harmattan, 2000.
PERRAUT SOLIVERES Anne, sous la direction de M. P. Mackiewicz, « Défricher la nuit », *Praticien et chercheur : parcours dans le champ social*, Paris, L'Harmattan, septembre 2001.
PERROS Georges, *Papiers collés 1*, Paris, Gallimard, 1960.
PERROS Georges, *Papiers collés 3*, Paris, Gallimard,
QUIRIN Odile, *L'hôpital, la science et les soins*, Paris, Bayard, 1993.
RICŒUR Paul, *Soi-même comme un autre*, Paris, Le Seuil, 1990.
REVAULT D'ALLONNES *et al.*, *La démarche clinique en sciences humaines*, Paris, Bordas/Dunod, 1989.
ROUSSELET Jean, *L'allergie au travail*, Paris, Le Seuil, 1974.
RUEL Michel, *Le pouvoir à l'hôpital... le malade*, Paris, Savelli, 1977.
SAINT JEAN DE LA CROIX, *La nuit obscure*, Paris, Le Seuil (1929), éd. 1984.
SCHLANGER Jacques, *Gestes de philosophes*, Paris, Aubier, 1994.
SCHÖN Donald A., *Le praticien réflexif*, Québec, Les Éditions logiques, 1994.
SERRES Michel, *Le tiers instruit*, Paris, F. Bourin, 1991.
SIMONDON Gilbert, *L'individuation psychique et collective*, Paris, Aubier, 1989.
SOKAL Alan et BRICMONT Jean, *Impostures intellectuelles*, Paris, Odile Jacob, 1997.
SPINOZA Baruch, *Éthique, textes choisis*, 158 p., SUP, Paris, 1974.
STENGERS Isabelle, *Pour en finir avec la tolérance, Cosmopolitiques*, tome 7, Les Empêcheurs de penser en rond, 1997.
STENGERS Isabelle (sous la direction de), *D'une science à l'autre, des concepts nomades*, Paris, Le Seuil, 1987.
STENGERS Isabelle, *La volonté de faire science*, Paris, Les Empêcheurs de penser en rond, 1992.
WINKLER Martin, *La maladie de Sachs*, Paris, POL, 1998.
ZORN Fritz, *Mars* (1977), Paris, Gallimard, trad. franç., 1979.

AMIEC, « La nuit des infirmières », numéro spécial, Anne Marie Rabiet, Paris, 1980.
AMIEC, « Les soins infirmiers et le corps », n° 5, Paris, 1979.
Autrement, « Le défi bioéthique, la médecine entre l'espoir et la crainte », Paris, mars 1991.
Autrement, « L'éthique corps et âme », Paris, 1987.
Cahiers de l'implication, Revue d'analyse institutionnelle, n° 1, 1997/1998.
Cahiers de l'implication, « Recherche d'écriture », n° 2, 1998/1999.
Communications n° 58, « L'écriture des sciences de l'homme », Paris, Le Seuil, 1994.

Corps écrit, 14, « La nuit », Paris, PUF, 1985.
Empan, « Rencontres avec la nuit », n° 29, mars 1998.
Éthique et social, Centre de recherche de l'université de Caen, 1987.
Perspective soignante, « Pour une pratique porteuse de sens et respectueuse des personnes », Éditions Seli Arslan, n° 4, 1999.
Pratiques de formations, analyses, « Culture d'entreprise et formation », Formation permanente, Paris VIII, 1988.
Sociétés et représentations, « La nuit », Paris, Credhess, n° 4, 1997.

Articles de Anne Perraut-Soliveres parus dans des revues

« Le cœur sans la raison », *Pratiques. Les cahiers de la médecine utopique*, septembre 1996.
« Implication, iatrogénie », *L'éducateur*, Tétouan, janvier 1998.
« Implication, surimplication », *Les cahiers de l'implication*, n° 1, 1998.
« Subjectivité interdite », Recherche d'écriture, *Les cahiers de l'implication*, n° 2, 1998.
« La souffrance sur le toit », La souffrance psychique, *Pratiques. Les cahiers de la médecine utopique*, n° 2, avril 1998.
« La violence en médecine. Journal commenté de Georges Lapassade », Penser la violence, *Pratiques. Les cahiers de la médecine utopique*, n° 3, 1998.
« Urgences », Penser la violence, *Pratiques. Les cahiers de la médecine utopique*, n° 3, 1998.
« Brèves de dégoût », Penser la violence, *Pratiques. Les cahiers de la médecine utopique*, n° 3, 1998.
« Praticien-chercheur, un nouvel espace de connaissance », La recherche infirmière, *Soins. Pédagogie encadrement*, n° 29, 1er trimestre 1999.
« Éloge de la nuit », La santé au travail, *Pratiques. Les cahiers de la médecine utopique*, n° 5, 1999.
« Recette subversive pour les trente-cinq heures », La santé au travail, *Pratiques. Les cahiers de la médecine utopique*, n° 5, 1999.
« Des soins du sexe au sexe du soin », Sexe et médecine, *Pratiques. Les cahiers de la médecine utopique*, n° 6, 1999.
« Demander des comptes », La responsabilité du médecin, *Pratiques. Les cahiers de la médecine utopique*, n° 7, 1999.
« L'accréditation des hôpitaux », La santé n'est pas à vendre, *Pratiques. Les cahiers de la médecine utopique*, n° 8, 1999.
« Saucisson : des tranches plus ou moins fines », L'hôpital en crise, *Pratiques. Les cahiers de la médecine utopique*, n° 9, 1999.
« Des mots pour le dire aux maux pour ne pas le dire » « Quand leur raison de la nôtre s'égare », Folle psychiatrie, *Pratiques. Les cahiers de la médecine utopique*, n° 10, 1999.
« Les soignants et l'accompagnement », Choisir sa vie, choisir sa mort, *Pratiques. Les cahiers de la médecine utopique*, n° 11, 1999.
« L'information et le patient, les illusions de la transparence « De l'opacité à la clarté », *Pratiques. Les cahiers de la médecine utopique*, n° 12, 1999.
La médecine et l'argent, « Le coût de la maîtrise », *Pratiques. Les cahiers de la médecine utopique*, n° 13, avril 2001.
Profession infirmière, l'implosion, « Entre silence et langue de bois, quelle parole pour les infirmières », « La nuit du savoir où les valeurs de l'ombre », « Pouvoir ou ne pas

pouvoir, là est la question », « La révolution à portée de voix des infirmières », *Pratiques. Les cahiers de la médecine utopique*, nos 14-15, septembre 2001.

Dossiers d'habilitation et thèses

BERGIER Bertrand, *Intérêts et limites de la restitution*, habilitation à diriger les recherches en sociologie, Paris VII, 1998.

LE MOIGNE Jacques, *Passage : passerelle, passeur, et figures du passage*, thèse de doctorat en sciences de l'éducation, Paris VIII, 1997.

MOLINIER Pascale, *Psychodynamique du travail et identité sexuelle*, thèse de doctorat en psychologie, Paris, CNAM, 1995.

MONCEAU Gilles, *Le concept de résistance en éducation*, thèse de doctorat en sciences de l'éducation, Paris VIII, 1997.

TOUTON Edmée, *Le seuil et la faille*, thèse de doctorat en sciences de l'éducation, Paris VIII, 1994.

WENNER Micheline, *Comment et pourquoi devient-on infirmière ?* thèse de doctorat, Paris IX.

TABLE DES MATIÈRES

Cet ouvrage a été composé par
I.G.S. - Charente-Photogravure à L'Isle-d'Espagnac (16)
Imprimé en France
Imprimerie des Presses Universitaires de France
73, avenue Ronsard, 41100 Vendôme
Dépôt légal : janvier 2002 — N° 49 043